临床常见病护理精要

马文龙　等/主编

吉林科学技术出版社

图书在版编目（CIP）数据

临床常见病护理精要 / 马文龙等主编. -- 长春 : 吉林科学技术出版社, 2023.3

ISBN 978-7-5744-0279-9

Ⅰ. ①临… Ⅱ. ①马… Ⅲ. ①常见病－护理 Ⅳ. ①R47

中国国家版本馆CIP数据核字(2023)第065302号

临床常见病护理精要

主　　编　马文龙等
出 版 人　宛　霞
责任编辑　张　楠
封面设计　皓麒图书
制　　版　皓麒图书
幅面尺寸　185mm×260mm
开　　本　16
字　　数　310千字
印　　张　13.25
印　　数　1–1500册
版　　次　2023年3月第1版
印　　次　2023年10月第1次印刷

出　　版　吉林科学技术出版社
发　　行　吉林科学技术出版社
地　　址　长春市福祉大路5788号
邮　　编　130118
发行部电话/传真　0431-81629529 81629530 81629531
81629532 81629533 81629534
储运部电话　0431-86059116
编辑部电话　0431-81629518
印　　刷　廊坊市印艺阁数字科技有限公司

书　　号　ISBN 978-7-5744-0279-9
定　　价　90.00元

编　委　会

主　编　马文龙（临沂市人民医院）

于　琛（青岛市市立医院）

唐晓健（潍坊市人民医院）

张　莉（昌乐县人民医院）

刘　敏（山东省立第三医院）

张璐璐（东昌府人民医院）

目　录

第一章　内科护理

第一节　呼吸系统疾病

一、肺炎

（一）肺炎概述

肺炎(pneumonia)是指终末气道、肺泡和肺间质等在内的肺实质的炎症。常见症状为咳嗽、咳痰或原有呼吸道症状加重，并出现脓性痰或血痰，伴或不伴胸痛。大多数患者有发热，早期肺部体征无明显异常，重症者可有呼吸困难、呼吸窘迫。可由病原微生物、理化因素、免疫损伤、过敏及药物所致，其中以感染因素最多见，是呼吸系统多发病、常见病。肺炎可以是原发病，也可以是其他疾病的并发症。老年人、儿童、伴有基础疾病或免疫功能低下者，如COPD、心力衰竭、肿瘤、应用免疫抑制剂、器官移植、久病体衰、糖尿病、尿毒症、艾滋病等并发肺炎时病死率高。

【分类及特点】

1.按病因分类

(1)细菌性肺炎

此病最为常见，致病菌包括：①需氧革兰阳性球菌，如肺炎链球菌、金黄色葡萄球菌、甲型溶血性链球菌等；②需氧革兰阴性杆菌，如肺炎克雷伯杆菌、流感嗜血杆菌、铜绿假单胞菌等；③厌氧杆菌，如梭形杆菌、棒状杆菌等。

(2)病毒性肺炎

如冠状病毒、腺病毒、呼吸道合胞病毒、流感病毒、麻疹病毒、巨细胞病毒等。

(3)非典型病原体所致肺炎

如支原体、衣原体、军团菌等。

(4)真菌性肺炎

如白念珠菌、曲霉菌、放线菌等。

(5)其他病原体所致肺炎

如立克次体(如Q热立克次体)、弓形虫、寄生虫(如肺包虫、肺吸虫、肺血吸虫)、原虫等。

(6)理化因素所致的肺炎

如放射性损伤引起的放射性肺炎;胃酸吸入引起的化学性肺炎;吸入刺激性气体、液体等化学物质引起的化学性肺炎等。

2.按解剖学分类

(1)大叶性(肺泡性)肺炎

病原体先在肺泡引起炎症,经肺泡间孔(Cohn 孔)向其他肺泡扩散,致使部分肺段或整个肺段、肺叶发生炎症改变。典型者表现为肺实质炎症,通常不累及支气管,致病菌以肺炎链球菌最为常见。X 线胸片显示肺叶或肺段的实质阴影。

(2)小叶性(支气管性)肺炎

病变起于支气管或细支气管,继而累及终末细支气管和肺泡。支气管腔内有分泌物,故常可闻及湿啰音,无实变的体征。病原体有肺炎链球菌、葡萄球菌、病毒、肺炎支原体等。X 线显示沿肺纹理分布的不规则斑片阴影,边缘密度浅而模糊,无实变征象。

(3)间质性肺炎

以肺间质炎症为主,累及支气管壁、支气管周围间质组织及肺泡壁。因病变仅在肺间质,故呼吸道症状较轻,异常体征较少。可由细菌、支原体、衣原体、病毒或肺孢子菌等引起。X 线表现为一侧或双侧肺下部的不规则条索状阴影,从肺门向外伸展,可呈网状,其间可有小片肺不张阴影。

3.按患病环境和宿主状态分类　由于病因学分类在临床上应用及实施较为困难,而在不同环境和不同宿主所发生的肺炎病原体分布及临床表现各有不同特点,目前多按肺炎的获得环境分成两类:

(1)社区获得性肺炎(community acquired pneumonia,CAP)

CAP 也称院外肺炎,是指在医院外罹患的感染性肺实质炎症,包括有明确潜伏期的病原体感染而在入院后平均潜伏期内发病的肺炎。肺炎链球菌是 CAP 最主要的病原体,流感嗜血杆菌和卡他莫拉菌也是 CAP 的重要病原体,特别是合并 COPD 基础病者。非典型病原体所占比例增加,与肺炎链球菌合并存在,尤其多见于肺炎衣原体。

(2)医院获得性肺炎(hospital acquired pneumonia,HAP)

HAP 也称医院内肺炎,是指病人在入院时既不存在、也不处于潜伏期,而是在住院 48h 后在医院内(包括老年护理院、康复院等)发生的肺炎,也包括在医院内发生感染而于出院后 48h 内发生的肺炎。多发生在老年、体弱、慢性病或危重症患者,临床症状常不典型、治疗困难,预后差、死亡率高。常见病原体为革兰阴性杆菌,如铜绿假单胞菌、大肠杆菌肺炎、克雷伯杆菌等。

【发病机制】

正常的呼吸道免疫防御机制(支气管内黏液-纤毛运载系统、肺泡巨噬细胞等细胞防御的完整性等)使气管隆凸以下的呼吸道保持无菌。是否发生肺炎决定于两个因素:病原体和宿主因素。

1.病原体的侵入　①吸入,即直接吸入或通过人工气道吸入空气中的致病菌;②误吸,包括上呼吸道定植菌及胃肠道的定植菌误吸(胃食管反流);③血行播散;④邻近感染部位蔓延。

2.机体的防御功能降低　各种因素使宿主呼吸道局部和全身免疫防御系统损害,即可发生肺炎。这些因素通常称为肺炎的易患因素，包括吸烟、酗酒、年老体弱、长期卧床，长期使用糖皮质激素或免疫抑制剂，接受机械通气及胸腹部大手术的患者。

【诊断要点】

1.肺炎的诊断　根据症状和体征、胸部X线检查、血液和病原学等实验室检查来确定肺炎的诊断，见表1-1。

表1-1　常见肺炎的症状、体征和X线特征

病原体	病史、症状和体征	X线征象
肺炎链球菌	起病急、寒战、高热、咳铁锈色痰、胸痛、肺实变体征	肺叶或肺段实变，无空洞，可伴胸腔积液
金黄色葡萄球菌	起病急、寒战、高热、脓血痰、气急、毒血症症状、休克	肺叶或小叶浸润，早期空洞，脓胸，可见液气囊腔
肺炎克雷伯杆菌	起病急、寒战、高热，全身衰竭、咳砖红色胶冻状痰	肺叶或肺段实变，蜂窝状脓肿，叶间隙下坠
铜绿假单胞菌	毒血症状明显，脓痰，可呈蓝绿色	弥漫性支气管炎，早期肺脓肿
大肠埃希菌	原有慢性病，发热、脓痰、呼吸困难	支气管肺炎，脓胸
流感嗜血杆菌	高热、呼吸困难、呼吸衰竭	支气管肺炎、肺叶实变、无空洞
厌氧菌	吸入病史，高热、腥臭痰、毒血症症状明显	支气管肺炎、脓胸、脓气胸、多发性肺脓肿
军团菌	散发或小流行，有供水系统污染史。缓慢起病，反复寒战、高热，常伴腹痛、呕吐、腹泻	下叶斑片浸润，进展迅速，无空洞
支原体	起病缓，可小流行、乏力、肌痛头痛	下叶间质性支气管肺炎或大片浸润
念珠菌	慢性病史，畏寒、高热、黏液痰	双下肺纹理增多，支气管肺炎或大片浸润，可有空洞
曲霉菌	免疫力严重低下，发热、干咳或棕黄色痰、胸痛、咯血、喘息	两肺中下叶纹理增粗，空洞内可有球影，可随体位移动；胸腔为基地的楔形影，内有空洞；晕轮征和新月体征

2.评估严重程度　评价肺炎病情的严重程度对于决定病人在门诊或入院治疗甚至ICU治疗至关重要。肺炎的严重性决定于三个主要因素：局部炎症程度、肺部炎症的播散和全身炎

症反应程度。重症肺炎目前还没有普遍认同的诊断标准，许多国家制定了重症肺炎的诊断标准，虽有所不同，但均注重肺部病变的范围、器官灌注和氧合状态。我国制定的重症肺炎标准为：①意识障碍；②呼吸频率>30次/分钟；③PaO_2<60mmHg、PaO_2/FiO_2<300，需行机械通气治疗；④血压<90/60mmHg；⑤胸片显示双侧或多肺叶受累，或入院48h内病变扩大≥50%；⑥少尿：尿量<20ml/h，或<80ml/4h或急性肾衰竭需要透析治疗。

3.确定病原体　痰标本作涂片镜检和细菌培养可帮助确定致病菌，必要时可同时做血液和胸腔积液细菌培养，以帮助确定病原菌。

【治疗要点】

抗感染治疗是肺炎治疗的最主要环节。一旦怀疑为肺炎应尽早给予首剂抗菌药物，病情稳定后可从静脉途径转为口服治疗。选用抗生素应遵循抗菌药物治疗原则，针对性用药。可根据本地区肺炎病原体的流行病学资料，按社区获得性肺炎或医院感染肺炎选择抗生素进行经验性治疗，再根据病情演变和病原学检查结果进行调整。肺炎抗菌药物治疗至少为5天，大多数患者需要7～10天或更长疗程。如体温正常48～72h，无肺炎任何一项临床不稳定征象可停用抗菌药物。肺炎临床稳定标准为：①T≤37.8℃；②心率≤100次/分钟；③呼吸频率≤24次/分钟；④血压：收缩压≥90mmHg；⑤呼吸室内空气条件下动脉血氧饱和度≥90%或PaO_2≥60mmHg；⑥能够经口进食；⑦精神状态正常。

抗菌药物治疗后48～72h应对病情进行评价，治疗有效表现为体温下降、症状改善、血白细胞逐渐降低或恢复正常，而X线胸片病灶吸收较迟。

【护理评估】

1.病史

(1)患病及治疗经过：询问本病的有关病因，如有无着凉、淋雨、劳累等诱因，有无上呼吸道感染史；有无COPD、糖尿病等慢性病史；是否使用过抗生素、激素、免疫抑制剂等；是否吸烟，吸烟量多少。

(2)目前病情与一般状况：日常活动与休息、饮食、排便是否规律，如是否有食欲减退、恶心、呕吐、腹泻等表现。

2.身体评估

(1)一般状态：意识是否清楚，有无烦躁、嗜睡、反复惊厥、表情淡漠等；有无急性病容，鼻翼扇动；有无生命体征异常，如血压下降、体温升高或下降等。

(2)皮肤、淋巴结：有无面颊绯红、口唇发绀、皮肤黏膜出血、浅表淋巴结肿大。

(3)胸部：有无三凹征；有无呼吸频率、节律异常；胸部压痛、有无叩诊实音或浊音；有无肺泡呼吸音减弱或消失、异常支气管呼吸音、干湿啰音、胸膜摩擦音等。

3.辅助检查

(1)血常规：有无白细胞计数升高、中性粒细胞核左移、淋巴细胞升高。

(2)X线检查：有无肺纹理增粗、炎性浸润影等。

(3)痰培养：有无细菌生长，药敏试验结果如何。

(4)血气分析：是否有PaO_2减低和(或)$PaCO_2$升高。

【主要护理诊断/问题】

(1)体温过高:与肺部感染有关。

(2)清理呼吸道无效:与胸痛、气管、支气管分泌物增多、黏稠及疲乏有关。

(3)气体交换受损:与肺实质炎症,呼吸面积减少有关。

(4)疼痛:胸痛,与肺部炎症累及壁层胸膜有关。

(5)潜在并发症:感染性休克、呼吸衰竭、中毒性肠麻痹。

【护理目标】

(1)病人体温降至正常范围。

(2)有效咳嗽、咳痰后呼吸平稳,呼吸音清。

(3)发生休克时能被及时发现和得到处理,减轻其危害。

【护理措施】

1.体温过高

(1)生活护理:发热病人应卧床休息,高热者绝对卧床休息;躁动、惊厥、抽搐者加床栏,必要时使用约束带,以防坠床。为病人提供安静、整洁、舒适的病房,室温 18～20℃,湿度 50%～60%,保持室内空气新鲜,每天通风 2 次,每次 15～30min。做好口腔护理,每天两次,鼓励病人经常漱口。

(2)饮食护理:提供足够热量、蛋白质和维生素的流质饮食或半流质饮食,以补充高热引起的营养物质消耗,避免油腻、辛辣刺激性食物。轻症且能自行进食者无需静脉补液,鼓励病人多饮水,1～2L/d;失水明显,尤其是食欲差或不能进食者可遵医嘱静脉补液,补充因发热而丢失较多的水和盐,加快毒素排泄和热量散发。心脏病或老年人应注意补液速度,避免过快导致急性肺水肿和心力衰竭。

(3)对症护理:

①高热:可采用酒精擦浴、温水擦浴、冰袋、冰帽等措施物理降温,以逐渐降温为宜,防止虚脱。寒战时注意保暖,适当增加被褥。病人出汗时,应及时补充水分,协助擦汗、更换衣服,避免受凉。有惊厥病史者要预防高热惊厥。慎用阿司匹林或其他解热药,以免大汗脱水和干扰热型的观察。

②咳嗽、咳痰。

③胸痛:可采取病侧卧位,病人胸痛剧烈难以忍受时可遵医嘱使用止痛药。

④发绀:有发绀、低氧血症者协助取半卧位或端坐位,并予以氧疗。

⑤口唇疱疹:可涂液体石蜡或抗病毒软膏,防止继发感染。

(4)病情观察:

①定时测血压、体温、脉搏和呼吸,观察热度及热型,注意咳嗽、咳痰及胸痛的变化。

②重症或老年病人密切观察神志、血压及尿量变化,早期发现休克征象。

③协助医生做好相关检查,并注意观察检查结果报告,如血常规、血气分析等的变化。

(5)用药护理:遵医嘱使用抗生素,观察疗效和不良反应。应用头孢唑啉钠可出现发热、皮疹、胃肠道不适等不良反应,偶见白细胞减少和丙氨酸氨基转移酶增高;喹诺酮类药(氧氟沙星、环丙沙星)偶见皮疹、恶心等;氨基糖苷类抗生素有肾、耳毒性,老年人或肾功能减退者,应特别注意观察是否有耳鸣、头晕、唇舌发麻等不良反应的出现。

2.潜在并发症(感染性休克)

(1)病情监测:

①生命体征:有无心率加快、脉搏细速、血压下降、脉压变小、体温不升或高热、呼吸困难等,必要时进行心电监护。

②精神和意识状态:有无精神萎靡、表情淡漠、烦躁不安、神志模糊等。昏迷者观察瞳孔大小、对光反射情况。

③皮肤、黏膜:有无发绀、肢端湿冷、体表静脉塌陷及皮肤花斑。

④出入量:有无尿量减少,疑有休克应留置导尿管,测量每小时尿量及尿比重。

⑤实验室检查:有无血气分析等指标的异常。

(2)实施抢救:

①体位:病人取仰卧中凹位,抬高头胸 20°、抬高下肢 30°,有利于呼吸和静脉血回流。体温不升时注意保暖。避免不必要的搬动,上护栏,防止病人坠床。

②吸氧:高流量吸氧,必要时使用面罩吸氧,维持 PaO_2>60mmHg。

③保持呼吸道通畅:呼吸困难时,配合医生做好气管插管、气管切开及呼吸机辅助呼吸。

④补充血容量:扩容是抗休克最关键的措施,应快速建立两条静脉通道,遵医嘱给予右旋糖酐或平衡液以维持有效血容量,降低血液黏稠度,防止弥散性血管内凝血。

⑤纠正酸中毒:有明显酸中毒者可应用 5%碳酸氢钠静滴,因其配伍禁忌较多,宜单独输入。

⑥血管活性药物:在补充血容量和纠正酸中毒后,末梢循环仍无改善时可遵医嘱输入多巴胺、间羟胺等血管活性药物,但应根据血压调整滴速,以维持收缩压在 90~100mmHg 为宜,保证重要器官的血液供应,改善微循环。输注过程中要防止药液外渗,避免引起局部组织坏死和影响疗效。

⑦控制感染:联合使用抗菌药控制感染时,应注意按时输注药物,保证抗菌药的血药浓度。

⑧密切观察病情:随时监测病人一般情况、血压、尿量、血细胞比容等;监测中心静脉压,作为调整补液速度的指标,中心静脉压达到 10cmH_2O 时输液应慎重,不宜过快,以免诱发急性心力衰竭。下列证据提示血容量已补足:口唇红润、肢端温暖、收缩压>90mmHg,尿量>30ml/h 以上。如血容量已补足,尿量<400ml/d,比重<1.018,应怀疑急性肾衰竭,需及时报告医生。

【护理评价】

(1)病人体温恢复至正常,无胸痛不适,能进行有效咳嗽,痰容易咳出。

(2)发生休克时能被及时发现和得到处理,减轻其危害。

【健康教育】

1.指导预防疾病

向病人及其家属讲解肺炎的病因及诱因。加强体育锻炼,增强体质,减少危险因素如吸烟、酗酒、受凉、淋雨。注意休息,劳逸结合,避免过度疲劳,感冒流行时少去公共场所,尽早防治上呼吸道感染。对年龄大于 65 岁或不足 65 岁,但有心血管、肺疾病、糖尿病、酗酒、肝硬化和免疫抑制者(如 HIV 感染、肾功能衰竭、器官移植受者等)可注射肺炎疫苗。慢性病、长期卧床、年老体弱者，应注意经常改变体位、翻身、拍背，咳出气道痰液。对吸烟病人说明吸烟的危害性，劝其戒烟。

2.疾病知识指导　遵医嘱按时服药，了解药物的作用、用法、疗程和不良反应，定期随访。出现发热、心率增快、咳嗽、咳痰、胸痛等症状时应及时就诊。患病者给予高营养饮食，鼓励多饮水，病情危重高热者可给予清淡易消化半流质饮食。注意保暖，尽可能卧床休息。

（二）肺炎链球菌肺炎

肺炎链球菌肺炎（streptoccus pneumonia）或称肺炎球菌肺炎（pneummococcal pneumonia），由肺炎链球菌（肺炎球菌）引起，为临床上最常见的肺炎，约占社区获得性肺炎的半数以上。本病以冬季与初春为高发季节，常与呼吸道病毒感染并行。通常急骤起病，以寒战、高热、咳嗽、血痰及胸痛为特征。因抗菌素的广泛应用，发病多不典型。本病一般预后良好，但年老体弱、有慢性病、病变广泛且有严重并发症如感染性休克者，则预后较差。

【病因与发病机制】

肺炎链球菌是革兰阳性双球菌，有荚膜，其毒力大小与荚膜中的多糖结构及含量有关。它在干燥痰中能存活数月，但阳光直射 1 小时，或加热至 52℃，10 分钟即可杀灭，对石炭酸（苯酚）等消毒剂亦甚敏感。肺炎链球菌是上呼吸道的一种正常寄生菌群，机体免疫功能正常时，其带菌率常随年龄、季节及免疫状态的变化而有差异。当机体免疫功能受损时，有毒力的肺炎链球菌入侵下呼吸道而致病。

进入下呼吸道的肺炎链球菌在肺泡内繁殖，首先引起肺泡壁水肿，出现白细胞与红细胞渗出，含菌的渗出液经 Cohn 孔向肺的中央部扩展，甚至累及几个肺段或整个肺叶，因病变开始于肺的外周，故叶间分界清楚。易累及胸膜，引起渗出性胸膜炎。

典型病理改变有充血期、红色肝变期、灰色肝变期及消散期，发展过程为肺组织充血水肿，肺泡内浆液渗出及红、白细胞浸润，白细胞吞噬细菌，继而纤维蛋白渗出溶解、吸收、肺泡重新充气。因早期使用抗菌素治疗，此典型病理分期已很少见。病变后肺组织结构多无损坏，不留纤维瘢痕。极个别患者肺泡内纤维蛋白吸收不完全，甚至有成纤维细胞形成，产生机化性肺炎。

【临床表现】

1.症状　发病前常有受凉、淋雨、疲劳、醉酒、病毒感染史，多有上呼吸道感染的前驱症状。起病多急骤，高热、寒战，全身肌肉酸痛，体温通常在数小时内升至 39～40℃，高峰在下午或傍晚，或呈稽留热。咳嗽，痰少，可带血丝，典型者呈铁锈色，与肺泡内浆液渗出和红细胞、白细胞渗出有关，现已不多见。可有患侧胸痛，放射到肩部或腹部，咳嗽或深呼吸时加剧，患者常取患侧卧位。还可伴有食欲减退，恶心、呕吐、腹痛或腹泻，特别是腹痛明显时易被误诊为急腹症。

2.体征　患者呈急性热病容，面颊绯红，鼻翼扇动，皮肤灼热、干燥，口角及鼻周有单纯疱疹，心率增快，有时心律不齐，病变广泛时可出现发绀。早期肺部体征无明显异常，仅有胸廓呼吸运动幅度减少，叩诊稍浊，听诊可有呼吸音减低及胸膜摩擦音。肺实变时叩诊浊音、触觉语颤增强并可闻及支气管呼吸音。消散期可闻及湿啰音。重症患者有肠胀气，上腹部压痛多与炎症累及膈胸膜有关。重症感染时可伴休克、急性呼吸窘迫综合征及神经精神症状，表现为神志模糊、烦躁、呼吸困难、谵妄、嗜睡、昏迷等。累及脑膜时有颈抵抗及出现病理性反射。

本病自然病程大致1～2周。发病5～10天,体温可自行骤降或逐渐消退。使用有效的抗菌药物后可使体温在1～3天内恢复正常,患者的其他症状与体征亦随之逐渐消失。

3.并发症　近年来已很少见。严重败血症或毒血症患者易发生感染性休克(中毒性肺炎),尤其是老年人,表现为神志模糊、烦躁,血压降低、四肢厥冷、多汗、发绀、心动过速、心律失常等,而高热、胸痛、咳嗽等症状并不突出。其他并发症有胸膜炎、脓胸、心包炎、脑膜炎和关节炎等。

【辅助检查】

1.血常规　白细胞计数升高,可达$(20\sim30)\times10^9/L$,中性粒细胞升高,多在80%以上,并有核左移,细胞内可见中毒颗粒。老年体弱、酗酒、免疫功能低下者的白细胞计数可不增高,但中性粒细胞的百分比仍增高。

2.胸部X线检查　早期仅见肺纹理增粗,或受累的肺段稍模糊。典型表现为与肺叶、肺段分布一致的片状均匀致密阴影。

3.病原学检查　痰涂片、痰培养可找到肺炎球菌。聚合酶链反应(PCR)检测及荧光标记检测可提高病原学诊断率。约10%～20%患者合并菌血症,故重症肺炎可做血培养,血培养应在抗生素治疗前采样。

【治疗要点】

1.抗菌治疗　一经诊断即用抗生素治疗,不必等待细菌培养结果。抗菌药物标准疗程一般为14天,或在热退后3天停药或由静脉用药改为口服,维持数天。首选青霉素G,用药剂量和途径视病情、有无并发症而定。对青霉素过敏者,或耐青霉素菌株感染者,可用红霉素或克林霉素;重症者可改用头孢菌素类抗生素,如头孢噻肟或头孢曲松等,或喹诺酮类药物;多重耐药菌株感染者可用万古霉素、替考拉宁等。

2.支持治疗　卧床休息,避免劳累,补充足够蛋白质、热量及维生素,多饮水,鼓励每天饮水1～2L。

3.对症治疗　剧烈胸痛者,可酌情用少量镇痛药,如可待因。重症患者,$PaO_2<60mmHg$或有发绀,应给氧。有明显麻痹性肠梗阻或胃扩张者,应暂时禁食、禁饮和胃肠减压,直至肠蠕动恢复。烦躁不安、谵妄、失眠者酌情给予小剂量镇静剂,如安定肌注或水合氯醛保留灌肠,禁用抑制呼吸的镇静药。

4.并发症治疗　高热者在抗生素治疗3天后,若体温持续不降或降而复升时,应考虑肺外感染,如脓胸、心包炎或关节炎等,给予相应治疗;有感染性休克者按抗休克治疗。并发胸腔积液者,若治疗不当,约5%并发脓胸,应积极排脓引流。

(三)葡萄球菌肺炎

葡萄球菌肺炎(staphlococcal pneumonia)是由葡萄球菌引起的急性化脓性炎症。在糖尿病、颅脑外伤、ICU住院患者中常见,儿童患流感或麻疹时也易罹患。医院获得性肺炎中葡萄球菌感染比例高,耐甲氧西林金葡菌(MRSA)感染的肺炎治疗更困难,病死率甚高。

【病因与发病机制】

葡萄球菌为革兰阳性球菌,其中金黄色葡萄球菌(简称金葡菌)的致病力最强,是化脓感染的主要原因。其致病物质主要是毒素和酶，具有溶血、坏死、杀白细胞及血管痉挛等作用。凝固酶可在菌体外形成保护膜以抗吞噬细胞的杀灭作用，而各种酶的释放可导致肺组织的坏死和脓肿形成。病变侵及或穿透胸膜则可形成脓胸或脓气胸，并可形成支气管胸膜瘘。病变消散时可形成肺气囊。

【临床表现】

1.症状　急骤起病，寒战、高热，体温多高达39～40℃，胸痛，痰呈脓性或脓血性，量多。毒血症状明显，全身肌肉、关节酸痛，体质衰弱，精神萎靡，病情严重者早期可出现周围循环衰竭。血源性葡萄球菌肺炎常有皮肤伤口、疖痈和中心静脉导管置入等，或静脉吸毒史，咳脓性痰较少见。院内感染者一般起病隐匿，体温逐渐上升，咳少量脓痰。

2.体征　肺部体征早期不明显，常与严重的中毒症状和呼吸道症状不平行，其后可出现两肺散在性湿啰音。病变较大或融合时可有肺实变征，有脓胸或脓气胸者则有相应体征。血源性葡萄球菌肺炎应注意肺外病灶，静脉吸毒者多有皮肤针口和三尖瓣赘生物，可闻及心脏杂音。

【辅助检查】

1.血常规　白细胞计数增高，中性粒细胞比例增加并核左移，有中毒颗粒。

2.胸部X线　显示肺段或肺叶实变，可形成空洞，或呈小叶状浸润，其中有单个或多发的液气囊腔。另一特征是X线阴影的易变性，表现为一处炎性浸润消失而在另一处出现新的病灶，或很小的单一病灶发展为大片阴影。治疗有效时，病变消散，阴影密度逐渐减低，约2～4周后病变完全消失，偶可见遗留少许条索状阴影或肺纹理增多等。

【治疗要点】

治疗原则是早期清除原发病灶，选用敏感的抗菌药物，强有力抗感染治疗，加强支持疗法，预防并发症。本病抗生素治疗总疗程较其他肺炎长，常采取早期、联合、足量、静脉给药，不宜频繁更换抗生素。近年来，金黄色葡萄球菌对青霉素G的耐药率已高达90%左右，因此首选耐药青霉素酶的半合成青霉素或头孢菌素，如苯唑西林钠、头孢呋辛钠、联合氨基糖苷类等，可增强疗效；青霉素过敏者可选用红霉素、林可霉素、氯林可霉素等；MRSA感染宜选用万古霉素或替考拉宁。病人宜卧床休息，饮食补充足够热量、蛋白质，多饮水，有发绀者给予吸氧。对气胸或脓气胸应尽早引流治疗。

(四)其他肺炎

Ⅰ.革兰阴性杆菌肺炎

革兰阴性杆菌肺炎常见于克雷伯杆菌(又称肺炎杆菌)、铜绿假单胞菌、流感嗜血杆菌、大肠杆菌等感染，是医院内获得性肺炎的常见致病菌，其中克雷伯杆菌是医院内获得性肺炎的主要致病菌，且耐药株不断增加，病情危险、病死率高，成为防治中的难点。革兰阴性杆菌肺炎的共同点是肺实变或病变融合，易形成多发性脓肿，双侧肺下叶均可受累。

1.肺炎杆菌肺炎　此病多见于中年以上男性，长期酗酒、久病体弱，尤其有慢性呼吸系统疾病、糖尿病、恶性肿瘤、免疫功能低下或全身衰竭的住院病人。起病急骤，有寒战、高热，体温波动在39℃上下，咳嗽、咳痰，典型痰液为黏稠脓性、痰量多、带血，呈砖红色、胶冻状或灰绿色，无臭味。常伴呼吸困难、发绀，早期可出现全身衰竭。胸部常有肺实变体征。

2.铜绿假单胞菌肺炎　易感人群为有基础疾病或免疫功能低下者，包括COPD、多脏器功能衰竭、白血病、糖尿病、住监护室、接受人工气道或机械通气的病人。中毒症状明显，常有发热、伴有菌血症；咳嗽、咳痰，脓性或绿色；体温波动大，高峰在早晨；心率相对缓慢；有神志模糊等精神症状。病变范围广泛或剧烈炎症反应易导致呼吸衰竭。

3.流感嗜血杆菌肺炎　本病有两个高发年龄组，6个月～5岁的婴幼儿和有基础疾病的成人组。起病前常有上呼吸道感染症状。婴幼儿组发病多急骤，有寒战、高热、咽痛、咳脓痰、呼吸急促、发绀，迅速出现呼吸衰竭和周围循环衰竭，常并发菌血症，以易并发脑膜炎为特点。发生于慢性肺部疾病者，起病缓慢，有发热、咳嗽加剧、咳脓痰或痰中带血，严重者可出现气急、呼吸衰竭。免疫功能低下者起病，临床表现与肺炎链球肺炎相似。

【治疗要点】

在营养支持、补充水分、痰液引流的基础上，早期合理使用抗生素是治愈的关键。给予有效抗生素治疗，采用剂量大、疗程长的联合用药，静滴为主。常见治疗有：①肺炎杆菌肺炎：常用第二、三或四代头孢菌素联合氨基糖苷类，如头孢曲松钠、阿米卡星静滴；或氨基糖苷类和β-内酰胺类合用；也可使用喹诺酮类。②铜绿假单胞菌肺炎：有效抗菌药物是β-内酰胺类、氨基糖苷类和喹诺酮类，或联合使用第3代头孢菌素加阿米卡星。③流感嗜血杆菌肺炎的治疗首选氨苄西林，但耐药菌株较多见，可选择新型大环内酯类抗生素如阿奇霉素、克林霉素等或第二、三、四代头孢菌素。

Ⅱ.肺炎支原体肺炎

肺炎支原体肺炎是由肺炎支原体引起的呼吸道和肺部的急性炎症改变，常同时有咽炎、支气管炎和肺炎。是社区获得性肺炎的重要病原体。全年均可发病，多见于秋冬季节。好发于学龄儿童及青少年。婴儿间质性肺炎亦应考虑本病的可能。

【病因与发病机制】

支原体是大小介于细菌和病毒之间，兼性厌氧、能独立生活的最小微生物。主要通过呼吸道传播，患者的口、鼻分泌物具有传染性，发病前2～3天直至病愈数周，皆可在呼吸道分泌物中发现肺炎支原体。其致病性可能是病原体侵入后的直接组织反应或自身免疫介导的过程。

【临床表现】

潜伏期约2～3周，通常起病较缓慢。主要症状为乏力、咽痛、头痛、咳嗽、发热、食欲不振、腹泻、肌痛、耳痛等。咳嗽多呈阵发性刺激性呛咳，夜间为重，咳少量黏液痰。一般为中等发热，可持续2～3周，体温正常后仍有咳嗽，偶伴有胸骨后疼痛。肺外表现更为常见，如皮炎(斑丘疹和多形红斑)等。胸部体检与肺部病变程度不相称，可无明显体征。偶可见到的体征有咽部和鼓膜充血，颈淋巴结肿大。

【辅助检查】

胸部X线显示肺部多种形态的浸润影，节段性分布，以肺下野多见。病变可于3～4周后自行消散。血白细胞总数正常或略增高，以中性粒细胞为主。发病2周后冷凝集试验多阳性，滴定效价超过1∶32，若滴度逐渐升高，更有诊断价值。血清支原体IgM抗体的测定可进一步确诊。

【治疗要点】

本病有自限性,多数病例不经治疗可自愈。早期使用适当抗菌药物可减轻症状及缩短病程。因肺炎支原体无细胞壁,青霉素或头孢菌素类等抗菌药物无效。首选药物为大环内酯类抗生素,以阿奇霉素和克拉霉素效果较好。氟喹诺酮类如左氧氟沙星、莫昔沙星等,四环素类如多西环素也用于肺炎支原体肺炎的治疗,但儿童不推荐使用。对剧烈呛咳者,应适当给予镇咳药物。家庭中发病应注意呼吸道隔离,避免密切接触。

Ⅲ.肺炎衣原体肺炎

肺炎衣原体肺炎是由肺炎衣原体引起的急性肺部炎症,常累及上下呼吸道,可引起咽炎、喉炎、扁桃体炎,鼻窦炎、支气管炎和肺炎。在社区获得性肺炎中,肺炎衣原体常与其他病原体混合感染。常在聚居场所的人群中流行,如军队、学校、家庭,通常感染所有的家庭成员,但3岁以下的儿童较少患病。

【病因与发病机制】

肺炎衣原体是一种人类致病原,属于人-人传播,可能主要是通过呼吸道的飞沫传染,也可能通过污染物传染。年老体弱、营养不良、COPD、免疫力功能低下者易被感染,感染后免疫力很弱,易于反复。

【临床表现】

起病多隐袭,早期表现为上呼吸道感染症状,如咽痛、声嘶、流涕或咽炎、喉炎、鼻窦炎,其中以咽痛最常见。1～4周后出现发热、咳嗽,以干咳为主。病程较长,可出现持续性咳嗽和不适。体检肺部可闻及干湿啰音,随肺炎病变加重湿啰音可变得明显。肺炎期间可以出现其他肺外症状,如心内膜炎、心肌炎、心包炎、脑膜炎、脑炎等。

【辅助检查】

血白细胞正常或稍高,血沉加快。虽然咽拭子分离出肺炎衣原体是诊断的金标准,但肺炎衣原体培养要求高,因此目前用于诊断的为血清学试验,微量免疫荧光试验双份血清效价4倍升高有确诊意义。原发感染者,早期可检测血清IgM。X线胸片表现以单侧、下叶肺泡渗出为主。可有少到中量的胸腔积液,多在疾病早期出现。肺炎衣原体肺炎常可发展成双侧,表现为肺间质和肺泡渗出混合存在,病变可持续几周。

Ⅳ.病毒性肺炎

病毒性肺炎(viral pneumonia)是由病毒侵犯肺实质而造成的肺部炎症。常由上呼吸道病毒感染向下蔓延所致,亦可由体内潜伏病毒或各种原因如输血、器官移植等引起的病毒血症进而导致肺部病毒感染。多发生于冬春季,散发或爆发流行,免疫低下病人全年均可发病。约占社区获得性肺炎的5%～15%。

【病因与发病机制】

引起肺炎的病毒甚多,常见病毒为甲、乙型流感病毒、副流感病毒、腺病毒、呼吸道合胞病毒和冠状病毒等,亦可为肠道病毒,如柯萨奇病毒、埃可病毒等,以流感病毒导致的病毒性肺炎多见。患者可同时受一种以上病毒感染,并常继发细菌感染,免疫抑制宿主还常继发真菌感染。病毒性肺炎为吸入性感染,病毒可通过飞沫和直接接触传播,传播广泛而迅速。

【临床表现】

各种病毒感染起始症状各异。一般起病缓慢，临床症状通常较轻，病程多在2周左右。绝大多数病人先有鼻塞、流涕、咽痛、发热、头痛、全身肌肉酸痛等上呼吸道感染症状，累及肺部时出现咳嗽、少量痰液、胸痛等。少数可急性起病，肺炎进展迅速。小儿、老年人和存在免疫缺陷的病人病情多较重，有持续性高热、剧烈咳嗽、血痰、心悸、气促、神志异常等，可伴休克、心力衰竭、氮质血症。由于肺泡间质和肺泡内水肿，严重者会发生急性呼吸窘迫综合征。体征一般不明显，偶可闻及下肺湿啰音。重症病毒性肺炎可有呼吸频率加快、发绀、肺部干湿啰音、心动过速等。

【辅助检查】

白细胞计数正常、也可稍高或偏低，继发细菌感染时白细胞总数和中性粒细胞均增高。血沉、C反应蛋白多正常。痰涂片见白细胞，以单核细胞为主。痰培养常无致病菌生长。胸部X线见肺纹理增多，小片状或广泛浸润，病情严重者显示双肺弥漫性结节性浸润，病灶多在两肺的中下2/3肺野。不同病毒所致的肺炎X线征象具有不同的特征。

【治疗要点】

以对症治疗为主，鼓励病人卧床休息，注意保暖，保持室内空气流通，注意消毒隔离，预防交叉感染。提供含足量的维生素及蛋白质的软食，少量多餐、多饮水，必要时给予输液和吸氧。保持病人呼吸道通畅，指导其有效咳嗽咳痰。选用已确认较有效的病毒抑制剂，如利巴韦林、阿昔洛韦、更昔洛韦等。也可辅助具有免疫治疗作用的中医药和生物制剂。对明确继发细菌或真菌感染者，应及时选用敏感抗菌药。

Ⅴ.真菌性肺炎

引起原发性真菌性肺炎的大多是皮炎芽生菌、荚膜组织胞浆菌或粗球孢子菌，其次是申克孢子丝菌、隐球菌、曲菌或毛霉菌等菌属。健康人对真菌有高度的抵抗力，真菌性肺炎多为机会性感染，在抵抗力下降时发病，在此以肺念球菌感染为例。

肺念球菌感染常见的危险因素有：新生儿、老年人、长期住ICU的病人和慢性病致抵抗力下降者；免疫功能低下如粒细胞缺乏、糖尿病、艾滋病、肾功能不全等；长期使用抗生素、糖皮质激素、免疫抑制剂、细胞毒药物；手术或创伤性操作，如长期静脉留置导管、机械通气、腹部大手术等。

肺念球菌病感染途径主要是通过血源性感染，大多见于免疫抑制或全身状况极度衰竭者，常出现念球菌败血症或休克。吸入性（原发）感染多因定植于口腔和上呼吸道的念珠菌在机体防御机制减弱时吸入至下呼吸道和肺泡而发病。

【临床表现】

肺念球菌病的症状、体征、X线检查均缺乏特征性表现，临床表现常为无法解释的持续发热、呼吸道症状，而体征轻微。通常肺念球菌病按感染部位和临床表现分为支气管炎型、支气管-肺炎型及肺炎型。支气管炎型全身情况相对较好，症状较轻，一般不发热，主要表现为剧咳，咳少量白色黏痰或脓痰。体检可发现口咽部、支气管黏膜上被覆散在点状白膜。胸部偶闻及干性啰音。支气管-肺炎型及肺炎型则呈急性肺炎或败血症表现，出现畏寒、发热、咳嗽咳白色黏液胶冻状痰或脓痰，常带血丝或坏死组织，呈酵母臭味，甚至咯血、呼吸困难等。可有肺实变体征，听诊闻及湿啰音。

【治疗要点】

临床上凡易感或高危者出现支气管肺部感染，或原有感染经足量抗生素治疗反见恶化，或一度改善但又加重，以及胸部X线或CT检查的结果不能用细菌性肺炎、病毒性肺炎解释者，都应考虑本病的可能。在积极治疗基础疾病或祛除诱发因素基础上，选用抗真菌药物，如两性霉素对多数肺部真菌感染有效，也可用氟康唑、氟胞嘧啶等药物。

【预防】

(1)严格掌握广谱抗生素、皮质类固醇、细胞毒性药物、免疫抑制药及抗代谢药物的使用指征、时间和剂量。

(2)及时发现和治疗局灶性真菌感染。

(3)对可疑病例作详细的体格检查，必要时可作咽拭子、大小便、血液等的真菌培养。

(4)长期输液、静脉插管、输注高营养液、气管插管等均应严格按无菌操作进行。

(5)免疫功能低下者应加强营养支持治疗。

二、肺结核

肺结核(pulmonary tuberculosis)是结核分枝杆菌引起的肺部慢性传染性疾病。结核分枝杆菌可侵及全身几乎所有器官，但以肺部最为常见，在本世纪仍然是严重危害人类健康的主要传染病。WHO于1993年宣布结核病处于“全球紧急状态”，动员和要求各国政府大力加强结核病的控制工作，并把每年3月24日定为“世界结核病防治日”。

在我国，结核病是成年人十大死亡病因之一，属于重点控制的重大疾病之一。2000年统计显示，曾受到结核分枝杆菌感染的人数达到5.5亿，城市人群的感染率高于农村；现有结核病患者500万，占全球患者的1/4，其中传染性结核病患者达到200万；每年约有13万人死于结核病；耐药结核病比例高达46%。目前，我国将WHO制定和启动的全程督导短程化学治疗策略(directory observed treatment short-course，DOTS)作为国家结核病规划的核心内容。

【病原学】

结核分枝杆菌分为人型、牛型、非洲型和鼠型4类，其中引起人类结核病的主要为人型结核分枝杆菌，少数为牛型和非洲型分枝杆菌。结核分枝杆菌的生物学特性有：

1.多形性　典型的结核分枝杆菌是细长稍弯曲，两端圆形的杆菌，痰标本中的结核分枝杆菌可呈现为T、V、Y字形以及丝状、球状、棒状等多种形态。

2.抗酸性　结核分枝杆菌耐酸染色、呈红色，可抵抗盐酸酒精的脱色作用，故又称抗酸杆菌。一般细菌无抗酸性，因此，抗酸染色是鉴别分枝杆菌和其他细菌的方法之一。

3.菌体成分　结核菌菌体成分复杂，主要是类脂质、蛋白质和多糖类。类脂质与结核病的组织坏死、干酪液化、空洞发生以及结核变态反应有关。菌体蛋白诱发皮肤变态反应，多糖类与血清反应等免疫应答有关。

4.生长缓慢　结核分枝杆菌的增代时间为14～20h，培养时间一般为2～8周。结核分枝杆菌为需氧菌，适宜温度为37℃左右，合适酸碱度为pH 6.8～7.2，5%～10% CO_2 的环境能刺激其生长。

5.抵抗力强　结核分枝杆菌对干燥、酸、碱、冷的抵抗力较强。在干燥环境中存活数月或数年，在室内阴暗潮湿处，结核分枝杆菌能数月不死，低温条件下－40℃仍能存活数年。

6.耐药性　这是结核菌极为重要的生物学特性，与治疗成败关系极大。目前认为结核菌耐药是药物作用的靶位点突变所致。

【灭菌方法】

结核分枝杆菌对紫外线比较敏感，阳光下曝晒2～7h，病房内10W紫外线灯距照射物0.5～1m，照射30分钟具有明显杀菌作用。湿热对结核分枝杆菌杀伤力强，80℃5min、95℃1min或煮沸100℃5min即可杀死。常用杀菌剂中，70％酒精最佳，接触2min即可杀菌。5％石炭酸（苯酚）或1.5％煤酚皂可以杀死痰中结核分枝杆菌，但需时间较长，如5％石炭酸（苯酚）需24h。将痰吐在纸上直接焚烧是最简单的灭菌方法。除污剂或合成洗涤剂对结核分枝杆菌完全不起作用。

【流行病学】

1.流行过程

（1）传染源：开放性肺结核患者的排菌是结核传播的主要来源。由于结核菌主要是随着痰液排出体外而播散，因而痰里查出结核分枝杆菌的患者具有传染性，才是传染源。传染性的大小取决于痰内菌量的多少。直接涂片法查出结核分枝杆菌者属于大量排菌，直接涂片法检查阴性而仅培养出结核分枝杆菌者属于微量排菌。积极化学治疗是减少结核病传染性的关键。接受化学治疗后，痰内结核分枝杆菌不但数量减少，活力也减弱或丧失。结核病传染源中危害最严重的是那些未发现和未给予治疗管理或治疗不合理的涂片阳性患者

（2）传播途径：以呼吸道传播为主。飞沫传播是肺结核最重要的传播途径。患者通过咳嗽、喷嚏、大笑、大声谈话等方式把含有结核分枝杆菌的微滴排到空气中，形成飞沫，小于10μm的痰滴可以较长时间漂浮于空气中，吸入后可进入肺泡腔；或带菌痰滴飘落于地面或其他物品上，干燥后随尘埃被吸入呼吸道引起感染。次要的传播途径是经消化道感染，如频繁地咽下含菌痰液，或饮用消毒不彻底的牛奶，因牛型结核分枝杆菌污染而发生感染，与病人共餐或食用带菌食物也可引起肠道感染。其他经泌尿生殖系统和皮肤等其他途径传播现已罕见。

（3）易感人群：人群普遍易感。婴幼儿细胞免疫系统不完善，老年人、HIV感染者、免疫抑制剂使用者、慢性疾病患者等免疫力低下，都是结核病的高危人群。

2.影响传染性的因素　传染性的大小取决于患者排出结核分枝杆菌量的多少、空间含结核分枝杆菌微滴的密度及通风情况、接触的密切程度和时间长短以及个体免疫力的状况。通风换气减少空间微滴的密度是减少肺结核传播的有效措施。当然，减少空间微滴数量最根本的方法是治愈结核病患者。

【发病机制】

在结核病的发病机制中细菌在细胞内的存在和长期存活引发的宿主免疫反应是影响发病、疾病过程和转归的决定性因素。

1.免疫力　人体对结核菌的免疫力，有非特异性免疫力（先天或自然免疫力）和特异性免

疫力(后天获得性免疫力)两种。后者是通过接种卡介苗或感染结核菌后获得的免疫力,其免疫力强于自然免疫。T 细胞介导的细胞免疫(cell mediated immunity,CMI)是宿主获得性结核免疫力的最主要免疫反应。它包括巨噬细胞吞噬结核菌以及处理与呈递抗原、T 细胞对抗原的特异性识别与结合,然后增殖与分化,释放细胞因子及杀菌等步骤。免疫力对防止结核病的保护作用是相对的。机体免疫力强可防止发病或使病情轻微,而营养不良、婴幼儿、老年人、糖尿病、艾滋病及使用糖皮质激素、免疫抑制剂等使人体免疫功能低下时,容易受结核菌感染而发病,或使原已稳定的病灶重新活动。

2.迟发性变态反应　结核菌侵入人体后 4~8 周,身体组织对结核菌及其代谢产物所发生的敏感反应称为变态反应,为第Ⅳ型(迟发型)变态反应,可通过结核菌素试验来测定。

3.初感染与再感染　在 1890 年 Koch 观察到,将结核菌皮下注射到未感染的豚鼠,10~14 日后注射局部红肿、溃烂,形成深的溃疡乃至局部淋巴结肿大,最后豚鼠因结核菌播散到全身而死亡。结核菌素试验呈阴性反应。但对 3~6 周前受少量结核菌感染、结核菌素试验阳性的豚鼠注射同等量的结核菌,2~3 日后局部出现红肿,形成表浅溃烂,继之较快愈合,无淋巴结肿大,无全身散播和死亡。此即 Koch 现象,解释了机体对结核菌初感染和再感染所表现的不同反应。前者为初次感染,机体无 DTH 和 CMI。后者由于事先致敏,出现剧烈的局部反应,是 DTH 的表现,而病灶趋于局限化无散播,则是获得 CMI 的证据。

【病理】

结核病的基本病理变化有:①炎性渗出为主的病变,表现为充血、水肿和白细胞浸润;②增生为主的病变,表现为结核结节形成,为结核病的特征性病变;③干酪样坏死,为病变恶化的表现,常发生在渗出或增生性病变的基础上,是一种彻底的组织凝固性坏死,可多年不变,既不吸收也不液化,若局部组织变态反应剧烈,干酪样坏死组织液化,经支气管壁排出即形成空洞,其内壁含有大量代谢活跃、生长旺盛的结核菌,成为支气管播散的来源。上述三种病理变化多同时存在,也可以某一种变化为主,且可相互转化。这主要取决于结核分枝杆菌的感染量、毒力大小以及机体的抵抗力和变态反应状态。

【临床表现】

轻症结核病人可无任何表现而仅在 X 线检查时发现。各型肺结核临床表现不尽相同,但有共同之处。

(一)症状

1.全身症状　发热最常见,多为长期午后低热,即体温在下午或傍晚开始升高,翌晨降至正常,可伴有乏力、食欲减退、盗汗和体重减轻等,育龄女性可有月经失调或闭经。有的患者表现为体温不稳定,于轻微劳动后体温略见升高,休息半小时以上体温仍难平复。妇女于月经期前体温升高,月经期后体温仍不能迅速恢复正常。若病灶急剧进展播散时,可有高热,呈稽留热或弛张热。患者虽有持续发热但精神状态相对良好,有别于其他感染如败血症发热患者的极度衰弱或委顿。

2.呼吸系统症状

(1)咳嗽、咳痰:是肺结核最常见症状。浸润性病灶咳嗽较轻,干咳或少量白色黏液痰。有空洞形成时,痰量增多,若合并其他细菌感染,痰呈脓性;并发厌氧菌感染时有大量脓臭痰;合并支气管结核，则咳嗽剧烈，表现为刺激性呛咳，伴局限性哮鸣或喘鸣。

(2)咯血：约1/3～1/2患者有不同程度咯血，多为小量咯血，少数为大咯血。咯血易引起结核播散，特别是中大量咯血时，病人往往出现咯血后持续高热。

(3)胸痛：病变累及壁层胸膜时胸壁有固定性针刺样痛，并随呼吸和咳嗽加重而患侧卧位减轻，为胸膜性胸痛。膈胸膜受累时，疼痛可放射至肩部或上腹部。

(4)呼吸困难：多见于干酪样肺炎和大量胸腔积液患者。

(二)体征

体征取决于病变的性质范围，病变范围较小者多无异常体征；渗出性病变范围较大或干酪样坏死时可有肺实变体征，如触觉语颤增强、叩诊浊音、听诊闻及支气管呼吸音和细湿啰音。当有较大范围的纤维条索形成时，气管向患侧移位，患侧胸廓塌陷、叩诊浊音、听诊呼吸音减弱并可闻及湿啰音。结核性胸膜炎有胸腔积液体征。支气管结核可有局限性哮鸣音。

(三)发病过程和临床类型

1.*原发性肺结核*　指初次感染即发病的肺结核病，含原发综合征和支气管淋巴结结核。多见于儿童，或边远山区、农村初进城市的未受感染的成年人。多有结核病密切接触史，结核菌素试验多呈强阳性。

首次入侵呼吸道的结核菌被肺泡巨噬细胞吞噬并在其内繁殖，达到一定数量后结核菌便从中释放出来并在肺泡内繁殖，这部分肺组织即可出现结核性炎症，称为原发病灶。原发病灶中的结核菌沿着肺内引流淋巴管到达肺门淋巴结，引起淋巴结肿大。原发病灶和肿大的气管支气管淋巴结合称为原发综合征，X线胸片表现为哑铃型阴影。若X线仅显示肺门或纵隔淋巴结肿大，则又称为支气管淋巴结结核。此时机体尚未形成特异性免疫力，病菌沿所属淋巴管到肺门淋巴结，进而入血，可形成早期菌血症。4～6周后免疫力形成，上述病变可迅速被控制，原发灶和肺门淋巴结炎症自行吸收消退或仅遗留钙化灶，播散到身体各脏器的病灶也逐渐愈合。大多数原发性肺结核症状多轻微而短暂，类似感冒，如低热、轻咳、食欲减退等，数周好转。病灶好发于通气良好的肺区如肺上叶下部和下叶上部，很少排菌。但少数原发性肺结核体内仍有少量结核菌未被消灭，可长期处于休眠，成为继发性结核的潜在来源。

若原发感染机体不能建立足够的免疫力或变态反应强烈，则发展为原发性肺结核病。少数严重者肺内原发病灶可发展为干酪样肺炎；淋巴结干酪样坏死破入支气管引起支气管结核和沿支气管的播散；早期菌血症或干酪样病变侵及血管可引起血行播散型肺结核。

2.*血行播散型肺结核*　该型结核多发生在免疫力极度低下者，特别是营养不良、患传染病和长期应用免疫抑制剂导致抵抗力明显下降时。急性血行播散型肺结核多由原发性肺结核发展而来，以儿童多见，因一次性或短期内大量结核菌侵入血循环，侵犯肺实质，形成典型的粟粒大小的结节(急性粟粒型肺结核)。起病急，全身毒血症状重，如持续高热，盗汗、气急、发绀等。临床表现复杂多变，常并发结核性脑膜炎和其他脏器结核。若人体抵抗力较强，少量结核菌分批经血流进入肺部，则形成亚急性、慢性血行播散型肺结核，病变局限于肺的一部分，临床可无明显中毒症状，病情发展也较缓慢。急性血行播散型肺结核X线胸片显示双肺满布粟粒状阴影，大小、密度和分布均匀，结节直径2mm左右。X线胸片显示双上、中肺野对称性分布，大小不均匀、新旧不等病灶，则为亚急性或慢性血行播散型肺结核。

3.继发型肺结核　这是由于原发性结核感染后的潜伏病灶内结核菌重新活动、繁殖和释放而发生的结核病(内源性感染),极少数可以是外源性结核菌的再感染(外源性感染)。可发生于原发感染后的任何年龄,多发生在青春期女性、营养不良、抵抗力弱的群体以及免疫功能受损的患者。此时人体对结核菌有一定的免疫力,病灶多局限于肺内,好发于上叶尖后段和下叶背段。结核菌一般不播散至淋巴结,也很少引起血行播散,但肺内局限病灶处炎症反应剧烈,容易发生干酪样坏死及空洞,排菌较多,有传染性,是防治工作的重点。由于免疫和变态反应的相互关系及治疗措施等因素的影响,继发型肺结核病在病理和X线形态上有多形性,分述如下:

(1)浸润性肺结核:在继发型肺结核中最多见。病变多发生在肺尖和锁骨下。X线胸片显示为小片状或斑点状阴影,可融合形成空洞。渗出性病变易吸收,纤维干酪增殖病变吸收很慢,可长期无变化。

(2)空洞性肺结核:空洞形态不一,多呈虫蚀样空洞。空洞型肺结核多有支气管散播病变,临床表现为发热、咳嗽、咳痰和咯血等,患者痰中经常排菌。应用有效的化学治疗后,出现空洞不闭合,但长期多次查痰阴性,空洞壁由纤维组织或上皮细胞覆盖,诊断为"净化空洞"。但有些患者空洞还残留一些干酪组织,长期多次查痰阴性,临床上诊断为"开放菌阴综合征",仍须随访。

(3)结核球:多由于酪样病变吸收和周边纤维膜包裹或干酪空洞阻塞性愈合而形成。结核球内有钙化灶或液化坏死形成空洞,同时80%以上结核球有卫星灶,直径在2～4cm之间,多小于3cm,可作为诊断和鉴别诊断的参考。

(4)干酪样肺炎:发生在机体免疫力低下、体质衰弱,大量结核分枝杆菌感染的患者,或有淋巴结支气管瘘,淋巴结内大量干酪样物质经支气管进入肺内而发生。大叶性干酪样肺炎症状体征明显,可有高热、盗汗、咳嗽、发绀、气急等。X线呈大叶性密度均匀的磨玻璃状阴影,逐渐出现溶解区,呈虫蚀样空洞,可有播散病灶,痰中能查出结核菌。小叶性干酪样肺炎的症状和体征都比大叶性干酪样肺炎轻,X线呈小斑片播散病灶,多发生在双肺中下部。

(5)纤维空洞性肺结核:肺结核未及时发现或治疗不当,使空洞长期不愈,出现空洞壁增厚和广泛纤维化,随机体免疫力的高低,病灶吸收、修复与恶化交替发生,形成纤维空洞。特点是病程长、反复进展恶化,肺组织破坏重,肺功能严重受损,由于肺组织广泛纤维增生,造成肺门抬高,肺纹理呈垂柳样,纵膈向患侧移位,健侧呈代偿性肺气肿。X线胸片可见一侧或两侧有单个或多个纤维厚壁空洞,多伴有支气管散播病灶和明显的胸膜肥厚。结核菌检查长期阳性且常耐药。常并发慢性支气管炎、肺气肿、支气管扩张,继发肺部感染和肺源性心脏病。若肺组织广泛破坏,纤维组织大量增生,可导致肺叶全肺收缩,称"毁损肺"。初治时给予合理化学治疗,可预防纤维空洞的发生。

(四)其他表现

少数患者可以有类似风湿热样表现,称为结核性风湿症。多见于青少年女性,常累及四肢大关节,在受累关节附近可见结节性红斑或环形红斑,间歇出现。重症或血行播散型肺结核可有贫血、白细胞数减少,甚至三系同时降低,属于骨髓抑制,被称为"骨髓痨"。

【辅助检查】

1.痰结核菌检查 这是确诊肺结核、制订化学治疗方案和考核治疗效果的主要依据。每一个有肺结核可疑症状或肺部有异常阴影的患者都必须查痰。有痰涂片和痰培养。痰菌阳性肯定属活动性肺结核且病人具有传染性。肺结核患者的排菌具有间断性和不均匀性的特点，所以要多次查痰。通常初诊患者要送3份痰标本，包括清晨痰、夜间痰和即时痰，如夜间无痰，宜在留清晨痰后2～3小时再留一份痰标本。复诊患者每次送2份痰标本。

2.影像学检查

(1)胸部X线检查：是肺结核的必备检查，可以早期发现肺结核，判断病变的部位、范围、性质、有无空洞或空洞大小、洞壁厚薄等。胸片上表现为边缘模糊不清的斑片状阴影，可有中心溶解和空洞(除净化空洞外)，或出现散播病灶均为活动性病灶。胸片表现为钙化、硬结或纤维化，痰检查不排菌，无任何症状，为无活动性肺结核。

(2)肺部CT：可发现微小或隐蔽性病灶，于诊断困难病例有重要参考价值。

3.结核菌素(简称结素)皮肤试验 该试验用于检查结核菌感染，不能检出结核病。试验方法是：我国推广国际通用的皮内注射法(Mantoux法)，将纯蛋白衍化物(purified protein derivative，PPD)0.1ml(51U)PPD原液注入左前臂屈侧上中三分之一交界处，使局部形成皮丘，48～96h(一般为72h)观察和记录结果，手指轻摸硬结边缘，测量皮肤硬结的横径和纵径，得出平均直径=(横径+纵径)/2，而不是测量红晕的直径。硬结是特异性变态反应，红晕是非特异性变态反应。硬结直径≤4mm为阴性，5～9mm为弱阳性，10～19mm为阳性，≥20mm或不足20mm但局部有水疱和淋巴管炎为强阳性。

结核菌素试验反应愈强，对结核病的诊断，特别是对婴幼儿的结核病诊断愈重要。TST阳性仅表示曾有结核菌感染，并不一定是现症病人，但在3岁以下婴幼儿按活动性结核病论，应进行治疗。成人强阳性反应提示活动性肺结核病可能，应进一步检查。如果2年内结核菌素反应从<10mm增加至10mm以上，可认为有新近感染。

阴性反应结果的儿童，一般来说，表明没有受过结核菌的感染，可以除外结核病。阴性还可见于：①结核感染后4～8周以内，处于变态反应前期。②免疫力下降或免疫受抑制，如应用糖皮质激素或免疫抑制剂、淋巴细胞免疫系统缺陷、麻疹、百日咳、严重结核病和危重病人。

4.其他检查 活动性肺结核可有血沉增快，血常规白细胞计数可在正常范围或轻度增高。急性粟粒型肺结核时白细胞计数降低或出现类白血病反应。严重病例常有继发性贫血。纤维支气管镜检查对支气管结核的诊断有重要价值。对疑有肺结核而痰标本不易获取的儿童或痰涂阴的肺结核病患者可进行抗原抗体检测。

【诊断要点】

根据结核病的症状和体征、肺结核接触史，结核结核菌素试验、影像学检查、痰结核菌检查和纤维支气管镜检，多可作出诊断。凡咳嗽持续2周以上、咯血、午后低热、乏力、盗汗、女性月经不调或闭经，有开放性肺结核密切接触史，或看结核病的诱因尤其是糖尿病、免疫抑制性疾病、长期接受激素或免疫抑制剂治疗者，应考虑肺结核的可能性，需进行痰结核菌和胸部X线检查。如诊断为肺结核，应进一步明确有无活动性，活动性病变必须给予治疗。明确是否排菌，及时给予隔离治疗。

（一）肺结核病分类标准

按2004年我国实施新的结核病分类标准，肺结核病可分为：原发性肺结核病（Ⅰ型）、血行播散型肺结核病（Ⅱ型）、继发型肺结核病（Ⅲ型）、结核性胸膜炎（Ⅳ型）、其他肺外结核病（Ⅴ型）。肺结核对肺功能的损害，与病变的类型有关。原发型肺结核、血行播散型肺结核、浸润性肺结核，经治疗后对肺功能的影响不大；干酪性肺炎、纤维空洞性肺结核则可导致不同程度的肺功能损害。

（二）菌阴肺结核病

菌阴肺结核为3次痰涂片及1次培养阴性的肺结核，诊断标准为：①典型肺结核临床症状和胸部X线表现；②抗结核治疗有效；③临床可排除其他非结核性肺部疾患；④PPD(5IU)强阳性，血清抗结核抗体阳性；⑤痰结核菌PCR和探针检查呈阳性；⑥肺外组织病理证实结核病变；⑦支气管肺泡灌洗液中检出抗酸分枝杆菌；⑧支气管或肺部组织病理证实结核病变。具备①～⑥中3项或⑦～⑧中任何1项可确诊。

（三）肺结核病的记录方式

按结核病分类、病变部位、范围、痰菌情况、化学治疗史程序书写。可在化学治疗史后顺序书写并发症（如支扩）、并存病（如糖尿病）、手术（如肺切除术后）等。

记录举例：纤维空洞性肺结核双上涂（＋），复治，肺不张糖尿病肺切除术后。

有下列情况之一者为初治：①未开始抗结核治疗的病人；②正进行标准化疗治疗方案用药而未满疗程的患者；③不规则化学治疗未满1个月的患者。

有下列情况之一者为复治：①初治失败的患者；②规则用药满疗程后痰菌又复阳的病人；③不规律化学治疗超过1个月的患者；④慢性排菌患者。

【治疗要点】

（一）化学药物治疗

目标是杀菌、防止耐药菌产生，最终灭菌，杜绝复发。

1.原则　早期、联合、适量、规律和全程。整个治疗方案分强化和巩固两个阶段。

(1)早期：一旦发现和确诊结核后均应立即给予化学治疗。早期化学治疗有利于迅速发挥化学药的杀菌作用，使病变吸收和减少传染性。

(2)联合：根据病情及抗结核药的作用特点，联合使用两种以上抗结核药物，以提高疗效，同时通过交叉杀菌作用减少或防止耐药菌的产生。

(3)适量：严格遵照适当的药物剂量用药，药物剂量过低不能达到有效血浓度，剂量过大易发生药物毒副反应。

(4)规律、全程：用药不规则、未完成疗程是化疗失败的最重要原因之一。病人必须严格遵照医嘱要求规律用药，保证完成规定的治疗期。

2.常用抗结核病药物　根据抗结核药物抗菌作用的强弱，可分为杀菌剂和抑菌剂。血液中（包括巨噬细胞内）药物浓度在常规剂量下，达到试管内最低抑菌浓度的10倍以上时才能起杀菌作用，否则仅有抑菌作用。

(1)异烟肼(INH)和利福平(RFP)：对巨噬细胞内外代谢活跃、持续繁殖或近乎静止的结核菌均有杀菌作用，称全杀菌剂。INH是肼化的异烟酸，能抑制结核菌叶酸合成，可渗透入全身各组织中，为治疗肺结核的基本药物之一。RFP属于利福霉素的衍生物，通过抑制RNA聚合酶，阻止RNA合成发挥杀菌活性。利福霉素其他衍生物利福喷汀(RFT)、利福布汀(RBT)疗效与RFP相似。

(2)链霉素(SM)和吡嗪酰胺(PZA)：SM对巨噬细胞外碱性环境中结核分枝杆菌作用最强，对细胞内结核分枝杆菌作用较小。PZA能杀灭巨噬细胞内酸性环境中的结核分枝杆菌。因此，链霉素和吡嗪酰胺只能作为半杀菌剂。SM属于氨基糖苷类，通过抑制蛋白质合成来杀菌，目前已少用，仅用于怀疑INH初始耐药者。PZA为类似于INH的烟酸衍生物，为结核短程化疗中不可缺少的主要药物。

(3)乙胺丁醇(EMB)和对氨基水杨酸钠(PAS)：为抑菌剂。

为使治疗规范化，提高病人的依从性，近年来有固定剂量复合剂出现，主要有卫非特(INH＋RFP＋PZA)和卫非宁(INH＋RFP)。

3.化学治疗的生物机制

(1)作用：结核菌根据其代谢状态分为A、B、C、D四群。A菌群快速繁殖，多位于巨噬细胞外和空洞干酪液化部分，占结核分枝杆菌的绝大部分。由于细菌数量大，易产生耐药变异菌。B菌群处于半静止状态，多位于巨噬细胞内酸性环境中和空洞壁坏死组织中。C菌群处于半静止状态，可有突然间歇性短暂的生长繁殖。D菌群处于休眠状态，不繁殖，数量很少。随着药物治疗作用的发挥和病变变化，各菌群之间也互相变化。通常大多数抗结核药物可以作用于A菌群，异烟肼和利福平具有早期杀菌作用，在治疗48h内迅速杀菌，使菌群数量明显减少，传染性减少或消失，痰菌阴转。B和C菌群由于处于半静止状态，抗结核药物的作用相对较差，有"顽固菌"之称。杀灭B和C菌群可以防止复发。抗结核药物对D菌群无作用，须依赖机体免疫机制加以消除。

(2)耐药性：耐药性分为先天耐药和继发耐药。先天耐药为结核分枝杆菌在自然繁殖中，由于染色体基因突变而出现的极少量天然耐药菌。单用一种药物可杀死大量敏感菌，但天然耐药菌却不受影响，继续生长繁殖，最终菌群中以天然耐药菌为主，使该抗结核药物治疗失败。继发耐药是药物与结核分枝杆菌接触后，有的细菌发生诱导变异，逐渐能适应在含药环境中继续生存，因此，强调在联合用药的条件下，也不能中断治疗，短程疗法最好应用全程督导化疗。

(3)间歇化学治疗：结核分枝杆菌与不同药物接触后产生不同时间的延缓生长期。如接触异烟肼和利福平24h后分别可有6～9天和2～3天的延缓生长期。在结核分枝杆菌重新生长繁殖前再次投以高剂量药物，可使细菌持续受抑制直至最终被消灭。

(4)顿服：抗结核药物血中高峰浓度的杀菌作用要优于经常性维持较低药物浓度水平的情况。每天剂量1次顿服要比每天2次或3次服用所产生的高峰血药浓度高3倍。

4.化学治疗方案　在全面考虑到化疗方案的疗效、不良反应、治疗费用、患者接受性和药源供应等条件下，执行全程督导短程化学治疗(directly observed treatment short-course，DOTS)管理，有助于提高病人在治疗过程的依从性，达到最高治愈。

（二）对症治疗

1.咯血　咯血是肺结核的常见症状，在活动性和痰涂阳肺结核患者中，咯血症状分别占30%和40%。咯血处置要注意镇静、止血，患侧卧位，预防和抢救因咯血所致的窒息并防止肺结核播散。

2.毒性症状　结核病的毒性症状在合理化疗1～2周内可很快减轻或消失，无需特殊处理。结核毒性症状严重者可考虑在有效抗结核药物治疗的情况下加用糖皮质激素。使用剂量依病情而定，一般用泼尼松口服每日20mg，顿服，1～2周，以后每周递减5mg，用药时间为4～8周。

（三）手术治疗

适应证是经合理化学治疗无效，多重耐药的厚壁空洞、大块干酪灶、结核性脓胸、支气管胸膜瘘和大咯血保守治疗无效者。

肺结核经积极治疗可望临床治愈。愈合的方式因病变性质、范围、类型、治疗是否合理及机体免疫功能等差异而不同，可有吸收（消散）、纤维化、钙化、形成纤维干酪灶、空洞愈合。上述各种形式的愈合使病灶稳定，并停止排菌，结核毒性症状可完全消失，但病灶内仍可能有结核分枝杆菌存活，并有再次活跃、繁殖而播散的可能。若病灶彻底消除，包括完全吸收或手术切除，或在上述愈合方式中确定病灶内已无结核分枝杆菌存活则为痊愈。

【主要护理诊断/问题】

（1）体温过高：与结核分枝杆菌感染有关。

（2）疲乏：与结核病毒性症状有关。

（3）焦虑：与呼吸道隔离或不了解疾病的预后有关。

（4）营养失调：低于机体需要量，与机体消耗增加、食欲减退有关。

（5）知识缺乏：缺乏配合结核病药物治疗的知识。

（6）潜在并发症：大咯血、窒息、胸腔积液、气胸。

【护理措施】

1.休息与活动　结核病毒性症状明显或病灶处于高度活动状态时，或有咯血、大量胸腔积液等，应卧床休息。恢复期可适当增加户外活动，如散步、打太极拳、做保健操等，加强体质锻炼，充分调动人体内在的自身康复能力，增加机体免疫力。轻症病人在坚持化学治疗的同时，可进行正常工作，但应避免劳累和重体力劳动，保证充足的睡眠，做到劳逸结合。

2.饮食护理　肺结核病是慢性消耗性疾病，需指导病人采取高热量、高蛋白（1.5～2.0g/kg）、富含维生素饮食。病人每天应补充鱼、肉、蛋、牛奶、豆制品等含蛋白质食物，以增加机体的抗病能力及修复能力。每天摄入一定量的新鲜蔬菜和水果，以补充维生素。维生素C有减轻血管渗透性的作用，可以促进渗出病灶的吸收；维生素B对神经系统及胃肠神经有调节作用，可促进食欲。鼓励患者多饮水，以弥补发热、盗汗造成的水分丢失。

3.用药护理　结核病化疗的成功取决于遵循正确的化疗原则和合理的选用药物。护士应帮助病人及家属系统了解有关抗结核药物治疗的知识，督促病人遵医嘱规律全程服药。不漏服、不随意停药或自行更改方案，以免产生耐药性造成化疗失败。遵医嘱在用药前及用药疗程中定期检查肝功能和听力、视力情况，观察抗结核药物不良反应。不良反应常在治疗初 2 个月内发生，如出现巩膜黄染、肝区疼痛、胃肠不适、眩晕、耳鸣等不良反应要及时与医生联系，不要自行停药，大部分不良反应经相应处理可以完全消失。

4.心理护理　肺结核病患者常有自卑、焦虑、悲观等负性心理。护士应加强对患者及家属的心理咨询和卫生宣教，告之肺结核的病因明确，有成熟的预防和治疗手段，只要切实执行，本病大部分可获临床治愈或痊愈。消除患者的负性情绪，使其保持良好心态，积极配合治疗。一般来说，痰涂阴性和经有效抗结核治疗 4 周以上的病人，没有传染性或只有极低的传染性，应鼓励病人过正常的家庭和社会生活，有助于减轻肺结核病人的社会隔离感和因患病引起的焦虑情绪。

5.消毒与隔离　①涂阳肺结核病人住院治疗时需进行呼吸道隔离，室内保持良好通风，阳光充足，每天用紫外线消毒。②对病人进行治疗护理时要戴口罩，收集痰液时戴手套，接触痰液后用流水清洗双手。留置于容器中的痰液须经灭菌处理再丢弃。③告诫病人注意个人卫生，严禁随地吐痰，不可面对他人打喷嚏或咳嗽，以防飞沫传播。在咳嗽或打喷嚏时，用双层纸巾遮住口鼻，纸巾焚烧处理。外出时戴口罩。④餐具煮沸消毒或用消毒液浸泡消毒，同桌共餐时使用公筷，以预防传染。⑤被褥、书籍在烈日下暴晒 6h 以上。

【健康教育】

肺结核病程长、易复发和具有传染性，必须长期随访，掌握病人从发病、治疗到治愈的全过程。早期发现病人并登记管理，及时给予合理化学治疗和良好护理，是预防结核病疫情的关键。

(1)疾病知识指导：应对病人和家属进行结核病知识的宣传和教育。一旦有肺结核可疑征象时及早就医，以早期发现结核病、早治疗。教会病人和家属有关消毒和隔离的知识，使病人养成不随地吐痰的卫生习惯，饮食采取分餐制，避免传染他人。居住环境注意保持通风、干燥，有条件尽可能与家人分室、分床就寝，若无条件可分头睡，单独有一套用物。密切接触者应定期到医院进行有关检查，必要时给予预防性治疗。对受结核分枝杆菌感染易发病的高危人群，如 HIV 感染者、硅肺、糖尿病等，可应用预防性化学治疗。儿童及青少年接种卡介苗(活的无毒力牛型结核分枝杆菌疫苗)，使人体产生对结核分枝杆菌的获得性免疫力。卡介苗不能预防感染，但可减轻感染后的发病与病情。

(2)日常生活调理：嘱病人戒烟、戒酒。保证营养的补充。合理安排休息，避免劳累；避免情绪波动及呼吸道感染。以促进身体的康复，增加抵抗疾病的能力。

(3)用药指导：强调坚持规律、全程、合理用药的重要性，取得病人与家属的主动配合，使 DOTS 能得到顺利完成。定期复查胸片、痰结核菌和肝、肾功能，了解治疗效果和病情变化。

三、支气管哮喘

支气管哮喘是由多种细胞(如嗜酸性粒细胞、肥大细胞、T 淋巴细胞、中性粒细胞、气道上皮细胞等)和细胞组分参与的气道慢性炎性疾病。这种慢性炎症与气道高反应性相关，通常出现广泛多变的可逆性气流受限，并引起反复发作性的喘息、气急、胸闷或咳嗽等症状，常在夜间和(或)清晨发作、加剧,多数患者可自行缓解或经治疗缓解。

【病因与发病机制】

1.病因　哮喘的病因还不十分清楚,患者个体过敏体质及外界环境的影响是发病的危险因素。环境因素中主要包括某些激发因素,如尘螨、花粉、真菌、动物毛屑、二氧化硫、氨气等各种特异和非特异性吸入物;感染,如细菌、病毒、原虫、寄生虫等;食物,如鱼、虾、蟹、蛋类、牛奶等;药物,如普萘洛尔(心得安)、阿司匹林等;气候变化、运动、妊娠等都可能是哮喘的激发因素。

2.发病机制　哮喘的发病机制不完全清楚,可概括为免疫-炎症反应、神经机制和气道高反应性及其相互作用。

【临床表现】

1.症状　为发作性伴有哮鸣音的呼气性呼吸困难或发作性胸闷和咳嗽。严重者被迫采取坐位或呈端坐呼吸,干咳或咳大量白色泡沫痰,甚至出现发绀等,有时咳嗽可为唯一的症状(咳嗽变异型哮喘)。哮喘症状可在数分钟内发作,经数小时至数天,用支气管舒张药或自行缓解。某些患者在缓解数小时后可再次发作。在夜间及凌晨发作和加重常是哮喘的特征之一。

2.体征　发作时胸部呈过度充气状态,有广泛的哮鸣音,呼气音延长。但在轻度哮喘或非常严重哮喘发作,哮鸣音可不出现。心率增快、奇脉、胸腹反常运动和发绀常出现在严重哮喘患者中。非发作期体检可无异常。

【辅助检查】

1.痰液检查　涂片在显微镜下可见较多嗜酸性粒细胞。

2.呼吸功能检查

(1)通气功能检测:在哮喘发作时呈阻塞性通气功能改变,呼气流速指标均显著下降,1秒钟用力呼气容积(FEVl)、1秒率[1秒钟用力呼气量占用力肺活量比值(FEV1/FVC%)]以及最高呼气流量(PEF)均减少。肺容量指标可见用力肺活量减少、残气量增加、功能残气量和肺总量增加,残气占肺总量百分比增高。缓解期上述通气功能指标可逐渐恢复。病变迁延、反复发作者,其通气功能可逐渐下降。

(2)支气管激发试验(bronchial provocation test,BPT)用以测定气道反应性。吸入激发剂后其通气功能下降、气道阻力增加。运动亦可诱发气道痉挛,使通气功能下降。一般适用于通气功能在正常预计值的70%以上的患者。如FEV1下降≥20%,可诊断为激发试验阳性。

(3)支气管舒张试验(bronchial dilation test,BDT)用以测定气道可逆性。有效的支气管舒张药可使发作时的气道痉挛得到改善,肺功能指标好转。常用吸入型的支气管舒张药如沙丁胺醇、特布他林及异丙托溴铵等。舒张试验阳性诊断标准:①FEV1,较用药前增加12%或以上,且其绝对值增加200ml或以上;②PEF较治疗前增加每分钟60L或增加≥20%。

(4)呼气峰流速(PEF)及其变异率测定:PEF可反映气道通气功能的变化。哮喘发作时PEF下降。此外,由于哮喘有通气功能时间节律变化的特点,常于夜间或凌晨发作或加重,使其通气功能下降。若24小时内PEF或昼夜PEF波动率≥20%,也符合气道可逆性改变的特点。

3.动脉血气分析　哮喘发作时由于气道阻塞且通气分布不均，通气/血流比值失衡，可致肺泡-动脉血氧分压差($PA-aDO_2$)增大；严重发作时可有缺氧，PaO_2 降低，由于过度通气可使 $PaCO_2$ 下降，pH 上升，表现呼吸性碱中毒。若重症哮喘，病情进一步发展，气道阻塞严重，可有缺氧及 CO_2 潴留，$PaCO_2$ 上升，表现呼吸性酸中毒。若缺氧明显，可合并代谢性酸中毒。

4.胸部 X 线检查　早期在哮喘发作时可见两肺透亮度增加，呈过度通气状态；在缓解期多无明显异常。如并发呼吸道感染，可见肺纹理增加及炎性浸润阴影。同时要注意肺不张、气胸或纵隔气肿等并发症的存在。

5.特异性变应原的检测　哮喘患者大多数伴有过敏体质，对众多的变应原和刺激物敏感。测定变应性指标结合病史有助于对患者的病因诊断和脱离致敏因素的接触。

【治疗原则】

目前尚无特效的治疗方法，但长期规范化治疗可使哮喘症状能得到控制，减少复发乃至不发作。

1.脱离变应原。

2.药物治疗

(1)缓解哮喘发作：此类药物主要作用为舒张支气管，故也称支气管舒张药。

①β_2 肾上腺素受体激动药(简称 β_2 激动药)：β_2 激动药是控制哮喘急性发作的首选药物。常用的短效 β 受体激动药有沙丁胺醇、特布他林和非诺特罗，作用时间为 4～6 小时。长效 β_2 受体激动药有福莫特罗、沙美特罗及丙卡特罗，作用时间为 10～12 小时。

②抗胆碱药：吸入抗胆碱药如异丙托溴胺，为胆碱能受体(M 受体)拮抗药，可以阻断节后迷走神经通路，降低迷走神经兴奋性而起舒张支气管作用，并有减少痰液分泌的作用。与 β_2 受体激动药联合吸入有协同作用，尤其适用于夜间哮喘及多痰的患者。

③茶碱类：是目前治疗哮喘的有效药物。茶碱与糖皮质激素合用具有协同作用。口服给药：包括氨茶碱和控(缓)释茶碱，后者因其昼夜血药浓度平稳，不良反应较少，且可维持较好的治疗浓度，平喘作用可维持 12～24 小时，可用于控制夜间哮喘。最好在用药中监测血浆氨茶碱浓度，其安全有效浓度为 6～15μg/ml。

(2)控制或预防哮喘发作：此类药物主要治疗哮喘的气道炎症，亦称消炎药。由于哮喘的病理基础是慢性非特异性炎症，糖皮质激素是当前控制哮喘发作最有效的药物。可分为吸入、口服和静脉用药。

①吸入治疗是目前推荐长期消炎治疗哮喘的最常用方法。常用吸入药物有倍氯米松、布地奈德、氟替卡松、莫米松等，后两者生物活性更强，作用更持久。吸入治疗药物全身性不良反应少，少数患者可引起口咽念珠菌感染、声音嘶哑或呼吸道不适，吸药后用清水漱口可减轻局部反应和胃肠吸收。

②口服剂：有泼尼松(强的松)、泼尼松龙(强的松龙)。

③静脉用药：重度或严重哮喘发作时应及早应用琥珀酸氢化可的松，注射后 4～6 小时起作用，常用量为每日 100～400mg，或甲泼尼龙(甲基强的松龙，每日 80～160mg)起效时间更短(2～4 小时)。地塞米松因在体内半衰期较长、不良反应较多，宜慎用，一般为每日 10

～30mg。

④LT 调节剂：通过调节 LT 的生物活性而发挥消炎作用，同时具有舒张支气管平滑肌的作用，可以作为轻度哮喘的一种控制药物的选择。常用半胱氨酰 LT 受体拮抗药，如孟鲁司特 10mg。

3.免疫疗法：分为特异性和非特异性两种。采用特异性变应原（如螨、花粉、猫毛等）做定期反复皮下注射，剂量由低至高，以产生免疫耐受性，使患者脱（减）敏。除常规的脱敏疗法外，季节前免疫法对于一些季节性发作的哮喘患者（多为花粉致敏），可在发病季节前 3～4 个月开始治疗。非特异性疗法，如注射卡介苗、转移因子、疫苗等生物制品抑制变应原反应的过程，有一定辅助的疗效。

【护理】

1.评估

(1)病史

①患病及治疗经过：询问病人发病时的症状，如喘息、呼吸困难、胸闷或咳嗽的程度、持续时间、诱发和缓解因素。了解既往和目前的检查结果、治疗经过和病人的病情程度。了解病人对所用药物的名称、剂量、用法、疗效、不良反应等知识的掌握情况，尤其是病人能否掌握药物吸入技术，是否进行长期规律的治疗，是否熟悉哮喘急性发作先兆和正确处理方法，急性发作时有无按医嘱治疗等。评估疾病对病人日常生活和工作的影响程度。

②评估与哮喘有关的病因和诱因：a.有无接触变应原：室内是否密封窗户，是否使用毛毯、尼龙饰品，或使用空调等而造成室内空气流通减少；室内有无尘螨滋生、动物的皮毛和排泄物、花粉等。b.有无主动或被动吸烟，吸入污染空气如臭氧、杀虫剂、油漆和工业废气等。c.有无进食虾蟹、鱼、牛奶、蛋类等食物。d.有无服用普萘洛尔、阿司匹林等药物史。e.有无受凉、气候变化、剧烈运动、妊娠等诱发因素。f.有无易激动、紧张、烦躁不安、焦虑等精神因素。g.有无哮喘家族史。

③心理-社会状况：哮喘是一种气道慢性炎症性疾病，病人对环境多种激发因子易过敏，发作性症状反复出现，严重时可影响睡眠、体力活动。应注意评估病人有无烦躁、焦虑、恐惧等心理反应。由于哮喘需要长期甚至终身防治，可加重病人及家属的精神、经济负担。注意评估病人有无忧郁、悲观情绪，以及是否对疾病失去信心等。评估家属对疾病知识的了解程度、对病人关心程度、经济情况和社区医疗服务状况等。

(2)身体评估

①一般状态：评估病人的生命体征和精神状态；有无失眠，有无嗜睡、意识模糊等意识状态改变，有无痛苦面容。观察呼吸频率和脉率的情况，有无奇脉。

②皮肤和黏膜：观察口唇、面颊、耳郭等皮肤有无发绀，唇舌是否干燥，皮肤弹性是否降低。

③胸部体征：胸部有无过度膨胀，观察有无辅助呼吸肌参与呼吸和三凹征出现。听诊肺部有无哮鸣音、呼吸音延长，有无胸腹反常运动。但应注意轻度哮喘或非常严重哮喘发作时，可不出现哮鸣音。

(3)实验室及其他检查

①血常规：有无嗜酸性粒细胞增高、中性粒细胞增高。

②动脉血气分析：有无 PaO_2 降低，$PaCO_2$ 是否增高，有无呼吸性酸中毒、代谢性碱中毒。

③特异性变异原的检测：特异性 IgE 有无增高。

④痰液检查：涂片有无嗜酸性粒细胞，痰培养有无致病菌。

⑤肺功能检查：有无 FEV1、FEV1/FVC%、VC 等下降，有无残气量、功能残气量、肺总量增加，有无残气/肺总量比值增高。

⑥X 线检查：有无肺透亮度增加。若出现肺纹理增多和炎性浸润阴影，提示并发现感染。注意观察有无气胸、纵隔气肿、肺不张等并发症的征象。

2.护理要点及措施

(1)病情观察：观察病人意识状态，呼吸频率、节律、深度及辅助呼吸肌是否参与呼吸运动等，监测呼吸音、哮鸣音变化，监测动脉血气分析和肺功能情况，了解病情和治疗效果。哮喘严重发作时，如经治疗病情无缓解，做好机械通气准备工作。加强对急性期病人的监护，尤其是夜间和凌晨哮喘易发作，严密观察有无病情变化。

(2)环境与体位：有明确过敏原者，应尽快脱离。提供安静、舒适、温湿度适宜的环境，保持室内清洁、空气流通。根据病情提供舒适体位，如为端坐呼吸者提供床旁桌支撑，以减少体力消耗。病室不宜摆放花草，避免使用皮毛、羽绒或蚕丝织物。

(3)氧疗护理：重症哮喘病人常伴有不同程度的低氧血症，应遵医嘱给予鼻导管或面罩吸氧，吸氧流量为每分钟 1～3L，吸入浓度一般不超过 40%。为避免气道干燥和寒冷气流的刺激而导致气道痉挛，吸入的氧气应尽量温暖湿润。在给氧过程中，检测动脉血气分析。如哮喘严重发作，经一般药物治疗无效，或病人出现神志改变，$PaO_2 < 60mmHg$，$PaCO_2 > 50mmHg$ 时，应准备进行机械通气。

(4)饮食护理：约 20%的成年病人和 50%的患儿可因不适当饮食而诱发或加重哮喘，应提供清淡、易消化、足够热量的饮食，避免进食硬、冷、油煎食物，若能找出与哮喘发作有关的食物，如鱼、虾、蟹、蛋类、牛奶等，应避免食用。某些食物添加剂如酒石黄、亚硝酸盐(制作糖果、糕点中用于漂白或防腐)也可诱发哮喘发作，应当引起注意。戒酒、戒烟。哮喘急性发作时，病人呼吸增快、出汗，常伴脱水、痰液黏稠，形成痰栓阻塞小支气管加重呼吸困难。应鼓励病人每天饮水 2500～3000ml，以补充丢失的水分，稀释痰液。重症者应建立静脉通道，遵医嘱及时、充分补液，纠正水、电解质和酸碱平衡紊乱。

(5)口腔与皮肤护理：哮喘发作时，病人常会大量出汗，应每天以温水擦浴，勤换衣服和床单，保持皮肤的清洁、干燥和舒适，协助并鼓励病人咳嗽后用温水漱口，保持口腔清洁。

(6)用药护理：观察药物疗效和不良反应。

①β_2 受体激动药：指导病人按医嘱用药，不宜长期、规律、单一、大量使用。因为长期应用可引起 β_2 受体功能下降和气道反应性增高，出现耐药性。指导病人正确使用雾化吸入器，以保证药物的疗效。静脉滴注沙丁胺醇时应注意控制滴速(每分钟 2～4μg)。用药过程观察有无心悸、骨骼肌震颤、低血钾等不良反应。

②糖皮质激素：吸入药物治疗，全身性不良反应少，少数病人可出现口腔念珠菌感染、声音嘶哑或呼吸道不适，指导病人喷药后必须立即用清水充分漱口以减轻局部反应和胃肠吸收。口服用药宜饭后服用，以减少对胃肠道黏膜的刺激。气雾吸入糖皮质激素可减少其口服量，当

用吸入剂时，通常需同时使用2周后再逐步减少口服量，指导病人不得自行减量或停药。

③茶碱类：静脉注射时浓度不宜过高、速度不宜过快、注射时间宜在10分钟以上，以防中毒症状发生，其不良反应有恶心、呕吐等胃肠道症状，心律失常、血压降低和兴奋呼吸中枢作用，严重者可致抽搐甚至死亡、用药时监测血药浓度可减少不良反应发生，发热、妊娠、小儿或老年有心、肝、肾功能障碍及甲状腺功能亢进症者不良反应增加。合用西咪替丁(甲氰咪胍)、喹诺酮类、大环内酯类药物等可影响茶碱代谢而使其排泄减慢，应加强观察。茶碱缓(控)释片有控释材料，不能嚼服，必须整片吞服。

④其他：色甘酸钠及尼多酸钠，少数病人吸入后可有咽喉不适、胸闷、偶见皮疹，孕妇慎用。抗胆碱药吸入后，少数病人可有口苦或干感。酮替芬有镇静、头晕、口干、嗜睡等不良反应，对高空作业人员、驾驶员、操控精密仪器者应予以强调。

(7)促进排痰：痰液黏稠者可定时给予蒸汽或氧气雾化吸入。指导病人进行有效咳嗽、协助叩背有利于痰液排出，无效者可用负压吸引器吸痰。

(8)心理护理：缓解紧张情绪：哮喘新近发生和重症发作的病人，通常感到情绪紧张，甚至惊恐不安，应多巡视病人，耐心解释病情和治疗措施，给予心理疏导和安慰，消除过度的紧张状态，对减轻哮喘发作的症状和控制病情有重要意义。

3.健康教育

(1)疾病知识指导：指导病人增加对哮喘的激发因素、发病机制、控制目的和效果的认识，以提高病人在治疗中的依从性。通过教育使病人懂得哮喘虽不能彻底治愈，但只要坚持充分的正规治疗，完全可以有效控制哮喘的发作，即病人可达到没有或仅有轻度症状，能坚持日常工作和学习。

(2)避免诱发因素：针对个体情况，指导病人有效控制可诱发哮喘发作的各种因素，如避免摄入引起过敏的食物；避免强烈的精神刺激和剧烈运动；避免持续的喊叫等过度换气动作；不养宠物；避免接触刺激性气体及预防呼吸道感染；戴围巾或口罩避免冷空气刺激；缓解期应加强体育锻炼、耐寒锻炼及耐力训练，以增强体质。

(3)自我检测病情：指导病人识别哮喘发作的先兆表现和病情加重的征象，学会哮喘发作时进行简单的紧急自我处理方法。学会利用峰流速仪来检测最大呼气峰流速(PEFR)，做好哮喘日记，为疾病预防和治疗提供参考资料。峰流速仪的使用方法：取站立位，尽可能深吸一口气，然后用唇齿部分包住口含器后，以最快的速度，用1次最有力的呼气吹动游标滑动，游标最终停止的刻度，就是此次峰流速值。峰流速测定是发现早期哮喘发作最简便易行的方法，在没有出现症状之前，PEFR下降，提示早期哮喘的发生。临床试验观察证实，每天测量的PEFR与标准的PEFR进行比较，不仅能早期发现哮喘的发作，还能判断哮喘控制的程度和选择治疗措施。如果PEFR经常地、有规律地保持在80%～100%，为安全区，说明哮喘控制理想，如果PEFR为50%～80%，为警告区，说明哮喘加重需要及时调整治疗方案；如果PEFR＜50%，为危险区，说明哮喘严重，需要立即到医院就诊。

(4)用药指导：哮喘病人应了解自己所用各种药物的名称、用法、用量及注意事项，了解药物的主要不良反应及如何采取相应的措施来避免。指导病人或家属掌握正确的药物吸入技术，遵医嘱使用β_2受体激动药和(或)糖皮质激素吸入剂。与病人共同制订长期管理、防止复发的计划。

(5)心理-社会指导:精神-心理因素在哮喘的发生发展过程中起重要作用,培养良好的情绪和战胜疾病的信心是哮喘治疗和护理的重要内容。哮喘病人的心理反应可有抑郁、焦虑、恐惧、性格改变等,应给予心理疏导,使病人保持规律的生活和乐观情绪,积极参加体育锻炼,最大程度保持劳动能力,可有效减轻病人的不良心理反应。此外,病人常有社会适应能力下降(如信心及适应能力下降、交际减少等)的表现,应指导病人充分利用社会支持系统,动员与病人关系密切的家人和朋友参与对哮喘病人的管理,为其身心健康提供各方面的支持。

四、支气管扩张

支气管扩张是支气管慢性异常扩张的疾病,多发于儿童或青年。大多继发于急、慢性呼吸道感染和支气管阻塞后,反复支气管炎症导致支气管管壁结构被破坏,引起支气管管腔的异常和持久扩张。临床特点为慢性咳嗽、咳大量脓痰和(或)反复咯血。

【常见病因】

支气管扩张可分为先天性与继发性两种。继发性支气管扩张的主要发病因素为急、慢性呼吸道感染,支气管阻塞。感染引起支气管管腔黏膜充血水肿,分泌物阻塞管腔,管腔变窄而引流不畅,加重感染,两者互相影响,促进支气管扩张的发生、发展。

【临床表现】

1.症状

(1)慢性咳嗽伴大量脓性痰:痰量与体位改变有关,如晨起或入夜卧床时咳嗽痰量增多,呼吸道感染急性发作时黄绿色脓痰明显增加,一日数百毫升,若有厌氧菌混合感染则有臭味。

(2)反复咯血:大多数患者有反复咯血表现,从小量痰血至大量咯血,咯血量与病情严重程度有时不一致。

(3)继发感染:支气管引流不畅,痰不易咳出,可感到胸闷不适,炎症扩展到病变周围的肺组织,出现高热、食欲缺乏、盗汗、消瘦、贫血等症状。

2.体征　一般在扩张部可听到大小不等的湿性啰音,其特点是持久存在。此外,可伴有阻塞性肺炎、肺不张或肺气肿的体征。在慢性病程的支气管扩张患者,可见杵状指(趾)及全身营养较差的情况。

【辅助检查】

1.病史　过去曾患过百日咳、麻疹、肺炎、肺结核、肺部感染史等及慢性咳嗽、咳大量脓痰和反复咯血及呼吸道感染等症状,痰液静置后分三层,细菌培养可有细菌生长。

2.听诊　肺部有局限性固定的啰音,病程长的有杵状指(趾)。

3.胸部X线检查　常显示肺纹理明显粗乱增多,在增多的纹理中可有管状透明区,为管壁增厚的支气管影,称为轨道征。

4.支气管造影　是诊断支气管扩张的最重要步骤,可明确病变部位、程度和范围。

【治疗原则】

1.治疗基础性疾病　对活动性肺结核伴支气管扩张症应抗结核治疗，低免疫球蛋白血症可用免疫球蛋白代替治疗。

2.控制感染　是支气管扩张急性感染期治疗的主要措施。

3.保持呼吸道通畅

(1)清除呼吸道分泌物：化痰药物，以及震动、拍背和体位引流等有助于清除呼吸道分泌物。

(2)支气管舒张药：可改善气流受限并帮助清除支气管分泌物，对伴有气道高反应性可逆性气道受限的患者常有明显疗效。

【护理】

1.评估

(1)病史。过去是否患过百日咳、麻疹、肺炎、肺结核、肺部感染史等及慢性咳嗽、咳大量脓痰和反复咯血及呼吸道感染等症状。

(2)身体状况。①有无慢性咳嗽伴大量脓性痰、咯血等症状；②观察营养状况及有无杵状指。

(3)辅助检查：听诊肺部是否有啰音，X 线检查有无肺纹理明显粗乱增多，有无轨道征。支气管造影检查有无气管扩张等。

2.护理要点及措施

(1)病情观察：观察痰液的量、颜色、性质及黏稠度，与体位关系，痰液是否有臭味、静置后是否有分层现象。观察发热、消瘦、贫血等全身症状，定时监测生命体征，记录 24 小时痰量。病情严重者注意有无缺氧情况，如气促、发绀等。观察咯血的颜色、量及性质，止血药的作用及不良反应。咯血时密切观察患者有无胸闷、烦躁不安、气急、面色苍白、大汗淋漓等窒息前症状。

(2)一般护理

①心理护理：以尊重、亲切的态度多与患者交谈，了解患者心理状态，解除焦虑情绪，使患者情绪稳定。

②补充营养：给予高热量、高蛋白质、高维生素饮食。发热患者给予高热量流质饮食，多饮水，每日饮水量在 1500～2000ml。做好口腔护理，以除口臭，增进食欲，减少呼吸道感染机会。

(3)专科护理

①指导患者有效咳嗽：患者取舒适体位，先行 5～6 次深呼吸，尔后于深呼气末保持张口状，连续咳嗽数次使痰液到咽部附近再用力将痰排出；或患者取坐位，两腿上置一枕头顶住腹部，咳嗽时身体前倾，头颈屈曲，张口咳痰将痰液排出。应用一次性痰杯，及时倾倒痰液。

②采取不同体位引流：依病变部位不同，采取相应的体位，使病变部位处于高处，引流支气管开口向下。同时辅以叩背，以借助重力作用使痰液流出。每次 15～20 分钟，每日 2～3 次。引流完毕，擦干口周痰液，给予漱口，并记录排出的痰量及性质，必要时送检。引流宜在饭前进行，以免引流致呕吐。痰液黏稠者可先进行雾化吸入以提高引流效果。

③咯血的护理：a.密切观察病情变化。小量咯血时嘱患者安静休息，做好精神护理，解除

紧张心理状态，可以加用小量镇静药。b.大咯血的抢救护理。大量咯血时要安慰病人，保持镇静，配合医护人员积极治疗，防止窒息。首先要准备好抢救物品和药品，如吸引器、粗吸痰管、氧气、气管切开治疗包、止血药等。采取患侧卧位，头偏向一侧，尽量把血咯出，保持气道通畅，必要时可用吸痰管吸引。迅速建立静脉通路，给予垂体后叶素静脉滴入，可使全身小动脉收缩，回心血流减少，肺循环减少，制止肺的出血。静脉输入垂体后叶素应调好输入速度，观察血压的变化，速度过快易发生恶心、呕吐、血压升高、心率增快等，因此高血压、冠心病患者禁用。如果大咯血骤然停止，病人面色发青，表情呆滞，应考虑有窒息的可能，必须立即将患者置于头低足高位，拍背、用粗吸引管吸出气管内血块，必要时行气管插管或气管切开吸引，解除梗阻。同时给予输血、补液等抗休克治疗。

3.健康教育

(1)支气管扩张症的发生与呼吸道感染、支气管阻塞密切相关，因此必须向患者及家属宣传预防呼吸道感染的重要性。指导患者正确认识、对待疾病，积极配合治疗。

(2)及时治疗上呼吸道病灶，避免受凉，减少刺激性气体吸入，吸烟者应戒烟。

(3)注意口腔卫生，既可防止呼吸道感染，又能去除呼吸臭味。

(4)培养患者自我保健意识和能力，学会自我检测病情，掌握体位引流。有肺气肿者，应鼓励和指导其进行适当的呼吸运动锻炼，促进呼吸功能改善，恢复肺功能。

(5)生活起居要有规律，注意劳逸结合，保证适当休息。

(6)加强营养，保证每日所需，以增强机体抵抗力。

五、肺栓塞

肺栓塞是由于内源性或外源性栓子堵塞肺动脉或其他分支引起肺循环障碍的临床综合征。当栓子为血栓时，称为肺血栓栓塞症。栓子的来源通常为血栓，也可以是脂肪、空气或其他外源性物质。

【评估】

1.一般评估　神志，生命体征，皮肤等。

2.专科评估　评估患者咳嗽、咯血、胸痛、气促、呼吸困难，发绀情况，以及动脉血气分析、胸片、超声心动图等实验检查项目。

【护理要点】

1.一般护理

(1)环境：保持室内清洁、整齐、安静、室温 20℃左右，空气相对湿度 70%，紫外线空气消毒，每日 2 次，每次 1 小时，为患者创造良好和谐的环境。

(2)饮食护理：患者进低脂、清淡饮食，保持大便通畅，避免便秘、咳嗽等，以免增加腹腔压力，影响下肢静脉血回流，溶栓术后患者应食用蛋白质、维生素、纤维素含量高的软食，如奶制品、蛋类、豆制品，禁食硬、辣等刺激性的食物，少食用油腻、高胆固醇的食物。鼓励患者在卧床期间多饮水，以防止血液黏稠。应用华法林抗凝药物治疗时，不可多食用对其有影响的食物，如卷心菜、萝卜、咖啡、菠菜等。

(3)休息和体位:下肢深静脉血栓形成的患者,应抬高患肢,保持患肢高于心脏水平面 20～30cm,以利于静脉血液回流,减轻患肢肿胀。急性期患者应绝对卧床休息,严禁挤压、按摩、热敷患肢,防止血栓脱落,造成再次栓塞。

(4)基础护理:保持口腔清洁,做好口腔护理,密切观察患者口腔黏膜及牙龈有无出血情况。保持床单位整洁、舒适,每 2 小时协助患者翻身,预防压疮发生。

(5)保持呼吸道通畅:根据血气分析化验结果,给予氧气吸入。保持呼吸道的通畅,及时吸痰,以防痰液堵塞,有舌后坠时,可口咽通气道解除呼吸困难,必要时协助医生气管插管并使用呼吸机。

给氧原则:①氧分压的正常值 80～100mmHg,二氧化碳分压的正常值 35～45mmHg;②氧分压低于 60mmHg,二氧化碳分压正常,给予高流量吸氧;③氧分压低于 60mmHg,二氧化碳分压高于 50mmHg,给予低流量吸氧。

2.病情观察

(1)密切观察患者的病情变化,如生命体征、神志、四肢皮肤颜色的变化,防止急性大块肺栓塞引起休克、猝死。如患者突然发生呼吸急促、发汗和烦躁不安等,应及时处置并给予高流量吸氧 4～6L/min,以纠正低氧血症,保持呼吸道通畅,观察缺氧状态是否改善,严密监护,监测生命体征,心电图、血气及血氧饱和度(SPO_2)变化。

(2)密切观察右心功能和血压的情况,胸痛时给予患侧卧位,监测呼吸、心率、血压、静脉压及血气的变化。

(3)及时准确记录 24 小时出入量。

(4)观察痰液的性状、颜色及量,及时留取标本。

3.用药护理　密切观察各种药物的效果及不良反应,如抗生素类引起各种反应,溶栓药(尿激酶)、抗凝药物(华法林、低分子肝素)引起出血现象,血管扩张药引起直立性低血压等。

(1)应用尿激酶溶栓的护理

①绝对卧床休息,避免搬动。

②尿激酶不得用酸性液体稀释,应现配现用,在静脉灌注过程中要准确调节输液泵的灌注速度。

③注意观察患者皮肤黏膜、齿龈、胃肠道有无出血,注射部位有无血肿,避免不必要的肌内注射,静脉穿刺时尽量做到一针见血,拔针后按压时间要适当延长。

④要定时测定出凝血时间、凝血酶原时间及大便隐血试验。

⑤做好抗凝期间的自我护理指导。发现出血倾向,要及时报告医师,及时给予处理。溶栓后绝对卧床休息 1 周,1 周后可做床上活动,10 天左右下床做床边活动,勿劳累,软质饮食。

(2)应用抗凝药物的护理

①给予华法林口服,低分子肝素腹壁皮下注射,这两种药物均易引起出血,因此,用药期间应注意观察有无出血倾向,协助医生定期监测出凝血时间,凝血酶原时间一般控制在 18～24 秒,国际化标准比率在 2～3 小时停用低分子肝素,注意严格遵医嘱服药,不要随意增减药物剂量,护士要告知患者预防出血的措施,如不要挖鼻,避免碰撞,不要用锋利剃须刀,保持大便通畅。

②低分子肝素腹壁皮下注射的方法:注射部位在脐左右10cm范围内,注射时一手捏起皮肤,形成皱褶,另一手持针垂直刺入1cm,回抽无回血后方可注射药物,注射后用棉球按压。

4.抢救药品及设备的准备　迅速准备好抢救药品如溶栓、止血、升压、抗心律失常、镇静药等;备好除颤仪及呼吸机等急救设备。

5.心理护理　本病病情急,病程长,易复发,死亡率高。患者有一种恐惧感,加之剧烈胸痛,患者出现情绪低落、烦躁、易怒、焦虑,甚至出现对抗心理。根据患者的心理特点,引导他们正确对待疾病与治疗护理的关系,照顾、体贴、全面了解患者,使他们看到希望,指导如何预防疾病复发,消除患者紧张恐惧心理,使其增强战胜疾病的信心,积极配合治疗。

【健康教育】

1.有高血脂、糖尿病等高血液凝固史的患者应积极治疗原发病。

2.对血栓形成危险性明显的患者,指导患者使用抗凝药,防止血栓形成。

3.抗凝药终身服用,告知患者定期复查,坚持服药。

4.指导患者自我监测病情,一旦出现出血现象及时就诊,不参加易造成外伤的活动。

5.合理膳食,保证饮水量。

第二节　循环系统疾病

一、心力衰竭

心力衰竭(heart failure)是各种心血管疾病的最严重阶段。据国内50家住院病例调查,心力衰竭住院率只占同期心血管病的20%,但病死率却高达40%,根据病变部位可分为左心衰竭、右心衰竭和全心衰竭;根据发病情况可分为急性心力衰竭和慢性心力衰竭。

(一)慢性心力衰竭

慢性心力衰竭是各种心脏结构或功能性疾病导致心室充盈和(或)射血能力受损而引起的一组综合征。由于心室收缩功能下降,射血功能受损,心排血量不能满足机体代谢的需要,器官、组织血液灌注不足,同时出现肺循环和(或)体循环淤血,主要表现是呼吸困难和无力而致体力活动受限和水肿;由于心肌舒张功能障碍左心室充盈压异常增高,使肺静脉回流受阻,而导致肺循环淤血。

【病因与诱发因素】

1.病因

(1)原发性心肌损害:缺血性心肌损害,如冠心病心肌缺血和或心肌梗死,心肌炎和心肌病;心肌代谢障碍性疾病,如糖尿病心肌病,其他维生素B1缺乏及心肌淀粉样变性。

(2)压力负荷过重:左心室压力负荷过重,常见于高血压、主动脉瓣狭窄;右心室压力负荷过重,常见于肺动脉高压、肺动脉瓣狭窄、肺栓塞。

(3)容量负荷过重:如二尖瓣、主动脉瓣关闭不全;先天性心脏病,如房室间隔缺损、动脉导管未闭。此外，伴有全身血容量增多或循环血量增多的疾病有慢性贫血、甲状腺功能亢进症。

2.诱发因素　包括感染、心律失常、生理或心理压力过大、过度疲劳、情绪激动、精神过于紧张、妊娠和分娩、血容量增加，其他原因有疾病治疗不当，如风湿性心脏瓣膜病出现了风湿活动；合并甲状腺功能亢进或贫血；不恰当停用洋地黄制剂。

【临床表现】

1.左心衰竭

(1)症状。①呼吸困难：是左侧心力衰竭的主要症状，可表现为劳力性呼吸困难、夜间阵发性呼吸困难或端坐卧位。②咳嗽、咳痰和咯血：开始常发生于夜间，由于肺泡和支气管黏膜淤血导致咳嗽和咳痰，坐位或立位时可减轻或消失；慢性肺淤血、肺静脉压力升高，导致肺循环和支气管血液循环之间形成侧支，支气管黏膜下形成扩张的血管，一旦破裂可引起大咯血。③疲倦、乏力、头晕、心悸：心排血量减低，器官、组织血液灌注不足以及代偿性心率加快所致。④少尿及肾功能损害症状：可出现少尿，长期慢性肾血流量减少进一步导致血尿素氮、肌酐升高，并可伴有肾功能不全的全身症状。

(2)体征。①肺部湿性啰音：随着病情加重，肺部啰音从局限性肺底部到全肺，双肺底可闻及细湿啰音，并伴有单侧或双侧胸腔积液和双下肢水肿。②心脏体征：心脏扩大、心率快≥100次/分，第一心音减弱心尖部可闻及 S_3 奔马律，肺动脉瓣区第二心音亢进，若有瓣膜病在各听诊区可闻及杂音。

(3)辅助检查。①心电图：窦性心动过速，可见二尖瓣 P 波，V_1 导联反映左心房、左心室肥厚、扩大，可有左、右束支传导阻滞和室内传导阻滞，急性、陈旧性梗死或心肌缺血，以及多种室性或室上性心律失常。②胸部 X 线检查：心影增大，心胸比例增加，左心房、左心室或全心扩大，肺淤血，间质性肺水肿和肺泡性肺水肿，上、下腔静脉影增宽，胸腔积液。③超声心动图：可见左心房、左心室扩大或全心扩大，或有室壁瘤存在；左心室整体或节段性收缩运动严重低下，左室射血分数＜40%，重度心力衰竭时，反映每搏量的主动脉瓣区血流频谱降低；二尖瓣或主动脉瓣严重狭窄或反流，大量心包积液，严重肺动脉高压。④血气分析：低氧血症伴呼吸性碱中毒，少数可伴有呼吸性酸中毒。

2.右心衰竭

(1)症状。①消化道症状：胃肠道及肝淤血引起恶心、呕吐、腹胀、食欲缺乏。②劳力性呼吸困难。

(2)体征。①水肿首先出现在身体最低部位，如卧床病人背骶部、会阴或阴囊部，非卧床病人的足踝部、胫前部，为对称性压陷性水肿；重者可延及全身，出现胸、腹腔积液，同时伴有尿量减少和体重增加。②颈静脉征：颈静脉怒张、充盈，肝颈静脉反流征阳性。③肝脏体征：肝大伴压痛，肝硬化，黄疸，腹水。④心脏体征：右心室显著扩大出现三尖瓣关闭不全的反流性杂音。

(3)检查。①心电图：P 波高尖，电轴右偏、AVR 导联 R 波为主，Vl 导联 R/S＞1，右束支阻滞等右心房、左心室肥厚扩大。②胸部 X 线：右心房、右心室扩大和肺动脉段凸(有肺动脉高压)或凹；上、下腔静脉增宽和胸腔积液症。③超声心动图：右心房、右心室扩大或增厚，肺动脉增宽和高压，二尖瓣和肺动脉狭窄或关闭不全以及心包积液等。

3.全心衰竭

(1)症状。先有左侧心力衰竭症状,随后出现右侧心力衰竭症状,由于右心排血量下降能减轻肺淤血或肺水肿,故左侧心力衰竭症状可随右侧心力衰竭症状出现而减轻。

(2)体征。既有左侧心力衰竭体征又有右侧心力衰竭体征,全心衰竭时,由于右侧心力衰竭的存在,左侧心力衰竭的体征可因肺淤血或水肿的减轻而减轻。

(3)辅助检查。①心电图:反映左心房、左心室肥厚扩大为主,或左、右心房,左、右心室均肥厚扩大及房、室性心律失常,房室传导阻滞、束支传导阻滞和室内阻滞图形,QRS波群低电压。②胸部X线检查:心影增大或以左心房、左心室增大为主;可见肺淤血、肺水肿,上、下腔静脉增宽和胸腔积液。③超声心动图:左、右心房,左、右心室均增大或以左心房、左心室扩大为主,左心室整体和节段收缩功能低下,左室射血分数(LVEF)降低(<40%)。④心导管检查:肺毛细血管楔压(PCWP)和中心静脉压(CVP)均增高,分别大于18mmHg和15cmH_2O。

【常见并发症】

1.心律失常　左心室扩大和左心室射血分数降低的病人常伴有室性心动过速,而所有的快速室性心律失常病人的猝死率很高。

2.急性左心功能不全。

【治疗原则】

提高运动耐量,改善生活质量;阻止或延缓心室重构;防止心肌损害进一步加重;降低病死率。

1.基本病因治疗　控制高血压,使用药物、介入或手术改善冠心病心肌缺血,心瓣膜病换瓣手术以及先天畸形的纠治手术。

2.消除诱因　控制感染;纠正心房颤动,房颤不能及时复律应尽快控制心室率;甲状腺功能亢进症、贫血的病人注意检查并予以纠正。

3.一般治疗　①休息:控制体力活动,避免精神刺激,降低心脏的负荷;②控制钠盐摄入:但应注意在应用强效排钠利尿药时,过分严格限盐可导致低钠血症。

4.药物治疗

(1)利尿药的应用:利尿药是心力衰竭治疗中最常用的药物,常用的利尿药如下。①噻嗪类利尿药:注意补充钾盐,否则可因低血钾导致各种心律失常。②襻利尿药:以呋塞米(速尿)为代表,在排钠的同时也排钾,为强效利尿药。低血钾是这类利尿药的主要不良反应,必须注意补钾。③保钾利尿药:常用的有:螺内酯(安体舒通)、氨苯蝶啶、阿米洛利。

(2)肾素-血管紧张素-醛固酮系统抑制药:有三类。①血管紧张素转化酶抑制药;②血管紧张素受体阻滞药;③醛固酮受体拮抗药。

(3)β受体阻滞药。

(4)正性肌力药:①洋地黄类药物,如地高辛、洋地黄毒苷等;②非洋地黄类正性肌力药,肾上腺素能受体兴奋药。

5.左心室射血分数降低的治疗

(1)药物治疗:常规合用利尿药、血管紧张素转化酶抑制药或血管紧张素受体拮抗药、β受体阻滞药、洋地黄。

(2)运功:运动锻炼可以减少神经激素系统的激活和减慢心室重塑的进程,因此建议锻炼与药物治疗相结合。

(3)心脏再同步化治疗:置入双心腔起搏装置,用同步化方式刺激右心室和左心室,从而治疗心脏的非同步收缩,缓解症状。

(4)室性心律失常与猝死的预防:采用减缓疾病进展的有效治疗方法、β受体阻滞药、醛固酮拮抗药、胺碘酮,可降低猝死和总病死率,致命性的快速心律失常病人应置入心脏复律除颤器。

(5)其他治疗方法:重组人脑利钠肽、置入性血流动力学监测装置和体内心脏支持装置、体外反搏、心肌生长因子、干细胞移植等治疗方法仍在观察和实验阶段。

6.*左心室射血分数正常的治疗*　心力衰竭但是左心室射血分数相对或接近正常的病人多达20%～60%。无瓣膜病时,认为心室顺应性降低是这种综合征的主要原因,主要是控制对心室舒张产生重要影响的生理学因素,如血压、心率、血容量和心肌缺血,通过降低静息和运动状态心脏充盈来减轻症状。

7.*难治性心力衰竭的治疗*　纠正引起难治性心力衰竭的原因,加强治疗措施,严格控制液体入量,给予合理足量的血管扩张药,可考虑静脉应用非洋地黄类正性肌力药物和扩血管药物以减轻症状。

【护理】

1.评估

(1)健康史和相关因素。①一般状况:病人的年龄、性别、职业、婚姻状态、营养状况, 尤其注意与现患疾病相关疾病史和药物使用情况、过敏史、手术史、家族史。②发病特点:患者有无呼吸困难、水肿、尿少,夜间阵发性呼吸困难表现。③相关因素:包括既往史,心力衰竭病因和诱因、病情病程发展、精神状态,初步判断心功能分级以及对生活质量的影响。

(2)身体状况。

①病情:a.体温、心律、心率、有无交替脉、血压的高低、神志、精神、营养、皮肤色泽以及缺氧程度。b.水肿部位及程度。轻度水肿:距小腿关节以下;中度水肿:膝关节以下;重度水肿:膝关节以上,和(或)伴胸腔积液、腹水。c.体位。是否平卧、半卧还是端坐。d.心肺。心脏扩大,心尖冲动的位置和范围,有无心尖部舒张期奔马律,病理性杂音,双肺有无湿啰音或哮鸣音。e.其他。有无颈静脉怒张、肝颈静脉回流征阳性,肝脏大小、质地,有无胸腹水,此外还要特别关注电解质、血气分析。

②病情发展:有无劳力性呼吸困难,有无夜间憋醒、阵发性呼吸困难或端坐卧位,有无咳嗽、咳粉红色泡沫痰,有无疲乏、头晕、失眠等左心衰竭的表现;有无恶心、呕吐、食欲缺乏、腹胀、体重增加、身体低垂部位水肿等右心衰竭表现。

③辅助检查

a.X线检查:心影大小及外形为心脏病的病因诊断提供重要的参考资料。

b.超声心动图;比X线更准确地提供各心腔大小变化及心瓣膜结构及功能情况以及估计心脏功能。

c.放射性核素检查。放射性核素心血池显影,除有助于判断心室腔大小外,以收缩末期和舒张末期的心室影像的差别计算 EF 值。

d.有创性血流动力学检查：对急性重症心力衰竭患者必要时采用漂浮导管，经静脉插管直至肺小动脉，测定各部位的压力及血液含氧量，计算心脏指数(CI)及肺小动脉楔压(PCWP)，直接反映左心功能，正常时每分钟 CI>2.5L/m^2；PCWP<12mmHg。

e.美国(NHYA)心脏病学会心功能分级评估，根据病人自觉症状分级，可大体上反映病情的严重程度。

Ⅰ级：患者患有心脏病，但日常活动量不受限，一般活动后不引起乏力、心悸、呼吸困难和心绞痛。

Ⅱ级：心脏病患者的体力活动受到轻度限制，静息时无不适，但低于日常活动量即感乏力，心悸、气促和心绞痛。

Ⅲ级：心脏病患者的体力活动明显受限，但低于日常活动量即感乏力，心悸、气促和心绞痛。

Ⅳ级：不能进行任何体力活动，休息时可有心力衰竭或心绞痛症状，任何体力活动都加重不适。

f.6 分钟步行运动试验：6 分钟步行距离<150m，表明重度心力衰竭；150～425m 为中度心力衰竭；426～550m 为轻度心力衰竭。其是一项简单易行、安全方便的用以评定慢性心力衰竭病人运动耐力的方法，同时也用来评价心力衰竭治疗的疗效。

2.护理要点及措施

(1)病情观察：①观察生命体征，心率、心律、血压、呼吸频率、节律、氧饱和度。②观察水肿的部位和程度并做好护理记录。③观察有无下肢肿胀、疼痛。④观察电解质平衡状况。⑤观察患者情绪，有无焦虑、抑郁和自杀等异常心理。⑥观察药物反应：地高辛和利尿药。

(2)并发症的观察与护理

①下肢静脉血栓的护理。a.评估发生下肢静脉血栓的危险因素：慢性心功能不全患者长期卧床、全身水肿、活动受限是导致下肢静脉血栓的直接因素。b.协助病人床上翻身，被动活动四肢、抬高下肢。c.原发病无使用抗凝药禁忌证的疾病，可预防性的口服抗凝血药或皮下注射低分子肝素。d.密切观察下肢血液循环，天气寒冷时注意保暖。e.避免在下肢输液。

②洋地黄中毒的治疗护理。a.评估发生洋地黄中毒的危险因素，老年人、心肌缺血缺氧、重度心力衰竭、低钾低镁血症、肾功能减退的病人对洋地黄较敏感。b.洋地黄与奎宁丁、胺碘酮、维拉帕米、阿司匹林等药物合用可增加中毒机会，避免合用。c.地高辛治疗起始和维持剂量是每日 0.125～0.25mg，血浆药物浓度 0.5～1.0ng/ml。d.发药前数脉搏，当心率<60 次/分或节律不规则，应暂停服药，报告医生并注意血压、心电图的变化。e.观察洋地黄中毒的临床表现；常见的胃肠道反应有恶性、呕吐、食欲缺乏；神经系统表现有头痛、倦怠、视物模糊、黄视、绿视和复视。最重要的心电图表现是各类的心律失常，最常见的有室性期前收缩，多呈二联或三联。f.发生洋地黄中毒时应立即停药，低钾病人可口服或静脉补钾，停用利尿药。g.快速纠正心律失常可用利多卡因或苯妥因钠。h.有传导阻滞或缓慢型心律失常患者静脉注射阿托品或安装临时起搏器治疗。

(3)一般护理

①保持室内空气新鲜，温度、湿度适宜，防止感冒受凉加重心力衰竭。

②做好心理护理，鼓励病人表达内心感受，多与患者和家属沟通交流，使患者和家属共同参与治疗护理。

③休息与卧位：卧床休息视病情而定，对呼吸困难、咳嗽、咳痰明显的者采取半卧位，持续或低流量吸氧，护士要督促患者翻身，变换体位。

④准确记录出入量，保持出入量平衡，每日下午观察尿量，如尿量少于 500ml，尽早使用利尿药。

⑤饮食饮水；遵医嘱低盐低脂饮食，给予高维生素、低热量、少盐、少油，富有钾、镁及适量纤维素的食物，宜少量多餐避免刺激性食物，对少尿患者应根据血钾水平决定食物中含钾量，每日钠盐控制在每日 4～5g，水肿和心功能Ⅲ～Ⅳ级的病人饮水量严格控制在 500～600ml。

⑥应用利尿药后注意有无低血钾症状。

⑦保持排便通畅，切忌排便用力，必要时服用缓泻药。

(4)使用利尿药的护理：①利尿药从小剂量开始，然后剂量逐渐增加直至尿量增加，体重减轻，一般每日减轻体重 0.5～1kg。利尿药配合中度限制钠盐摄入(3～4g)。②每日记录患者体重，根据体重增加或减少情况调整用药量。

3.健康教育

(1)用药指导：慢性心功能不全的治疗是一个持久的过程，要向患者及家属讲解诱发心力衰竭的危险因素。遵医嘱按时服用药物，对于服用地高辛药物患者密切观察消化道、神经系统、心脏毒性反应，警惕地高辛中毒的前驱症状。

(2)活动与休息：根据心功能受损的程度决定活动与休息。心功能Ⅰ级的患者应适当休息，保证睡眠，注意劳逸结合；心功能Ⅱ级的患者应增加休息，但能从事日常家务工作；心功能Ⅲ级的患者要限制活动，增加卧床休息时间。心功能Ⅳ级的患者要绝对卧床休息，原则上以不出现症状为限。家人要协助患者沐浴、更衣。

(3)饮食指导：给予高维生素、低热量、少盐、少油，富有钾、镁及适量纤维素的食物，宜少量多餐避免刺激性食物，对少尿患者应根据血钾水平决定食物中含钾量，每日钠盐控制在 4g。

(4)保持出入量平衡：准确记录尿量，每日测量体重，若发现体重有隐匿性增加时，应警惕心力衰竭的复发。

(5)保持排便通畅，多食含纤维素的蔬菜和食物，每日排便 1 次，排便时切勿用力。

(6)重度水肿患者，应定时变换体位，保持床单位整洁、干燥，防止发生压疮。

(7)室内温度和湿度要适宜，空气新鲜，防止受凉感冒。有感染迹象时及时就医。

(二)急性左侧心力衰竭

急性左侧心力衰竭是由于急性心脏病变引起心排血量显著、急骤降低导致的组织器官灌注不足和急性淤血综合征，以急性肺水肿或心源性休克为主要表现。

【病因与发病机制】

导致急性左侧心力衰竭的病因是与冠心病有关的急性广泛前壁心肌梗死、乳头肌梗死断裂、室间隔破裂穿孔，感染性心内膜炎引起的瓣膜穿孔、腱锁断裂所致的瓣膜性急性反流，还有其他高血压心脏病血压急剧增高，原有心脏病的基础上快速心律失常或严重缓慢性心律失常，输液过多、过快，上述各种病因导致心脏解剖或功能的突发异常，使心排血量急剧降低和肺静脉压突然升高均可发生急性左侧心力衰竭。

【临床表现】

根据心脏排血功能减退的程度、速度和持续时间的不同，以及代偿功能的差别有4种不同表现。

1.心源性昏厥　心脏本身排血功能减退，心排血量减少引起脑部缺血、发生短暂的意识丧失，发作持续时间数秒钟时可有四肢抽搐、呼吸暂停、发绀等表现，称为阿斯综合征。

2.休克　由于心排血功能低下，导致心排血量不足而引起的休克。临床上除一般休克的表现外，多伴有心功能不全、颈静脉怒张等表现。

3.急性肺水肿　典型发作是突然、严重气急，伴严重呼吸困难，呼吸频率＞30～40次，端坐呼吸，阵阵咳嗽，口唇青紫、大汗，咳出泡沫样痰，心率增快，血压在起始时增高，以后降至正常或降低，肺啰音和端坐呼吸，血脉氧饱和度＜90％。

4.心搏骤停　严重心功能不全的表现。

【辅助检查】

1.急性肺水肿　典型X线示蝴蝶形状大片阴影由肺门向周围扩散。

2.心电图　帮助确诊急性左侧心力衰竭的病因以及了解心室负荷情况。

3.动脉血气　评估氧合情况、通气情况、酸碱平衡和碱缺失。

4.NT-pro血浆B型利钠钛　其＞300pg/ml和BNP为100pg/ml作为诊断分界线。

【治疗原则】

1.一般治疗

(1)抗感染：有针对性选择抗生素治疗。

(2)控制血糖：根据血糖监测结果控制血糖。

(3)分解代谢产物：保证能量和氮平衡。

(4)保护肾功能：在合理治疗措施的情况下，实时监测肾功能。

2.氧气和通气支持　开放气道，急性左心功能不全伴有低氧血症给予高流量吸氧，将氧饱和度维持在＞95％～98％；无创性通气支持有2种，持续气道正压通气和(或)无创性正压机械通气，在这些措施无效的情况下，予以气管插管。

3.药物治疗

(1)吗啡：静脉注射3～5mg，必要时可重复1次，用药后注意观察有无呼吸抑制。

(2)血管扩张药：使用多功能重症监护设备，严密观察血压、心率、心律变化。

(3)利尿：静脉注射呋塞米后15～30分钟观察尿量。

(4)洋地黄制剂：毛花苷C(西地兰)静脉注射需缓慢。

【护理】

1.评估

(1)健康史和相关因素。①一般情况：病人的年龄、性别、职业、婚姻状态、营养状况，尤其注意与现患疾病相关疾病史和药物使用情况、过敏史、手术史、家族史。②发病特点：患者有无导致急性左侧心力衰竭的病因和诱因，病情严重性以及心功能分级。③相关因素：是否合并其他脏器官功能不全的表现。

(2)身体状况。①生命体征。体温、心律、心率、血压、神志、精神、营养、皮肤色泽、尿量以及缺氧程度。②水肿部位及程度。轻度水肿：距小腿关节以下；中度水肿：膝关节以下；重度水肿：膝关节以上和(或)伴胸腔积液、腹水。③体位：半卧位或端坐卧位，减轻呼吸困难。

2.护理要点及措施

(1)心理护理：由于交感神经系统兴奋性增高，呼吸困难进行性加重，病人易产生恐惧心理。医护人员在抢救病人时应保持镇静、操作熟练、忙而不乱；注意保护性医疗措施，不在患者床旁谈论病情，做好护理记录。

(2)保持环境整洁、安静，室内温度适宜，避免增加感染的可能，限制探视人员出入。

(3)病情观察：患者劳力性或夜间阵发性呼吸困难，心率增快、乏力、尿量减少、心尖部闻及舒张期奔马律时，应及时与医师联系。出现急性肺水肿征兆，应立即救治，协助患者取端坐位，双腿下垂，肺水肿伴严重低氧血症和二氧化碳潴留，药物不能纠正者应考虑气管插管和呼吸机辅助呼吸。

(4)密切观察记录患者神志、面色、心率、心律、呼吸频率、血压、尿量、药物反应情况，检查血电解质、血气分析以及缺氧程度，持续高流量高浓度吸氧，每分钟 6～8L，氧气湿化罐内加入 20%～30%乙醇，病情严重者采用无气管插管通气支持，包括持续气道正压或无创正压机械通气，必要时行气管插管呼吸机辅助呼吸，通过氧疗将氧饱和度维持在 95%～98%。

(5)使用静脉留置针穿刺：迅速建立两条静脉通道，遵医嘱使用药物并观察药物不良反应。①吗啡：静脉注射 3～5mg，用药后注意观察有无呼吸抑制。②快速利尿：静脉注射呋塞米 20～40mg，4 小时后可重复 1 次，用后注意协助患者排尿。③血管扩张药：应用可采用微量输液泵控制药物速度。④洋地黄制剂：用于快速心房颤动的病人或已知有心脏扩大伴左心室收缩功能不全者，毛花苷 C 静脉注射，首次剂量是 0.4～0.8mg。氨茶碱对解除气管痉挛有效，注意缓慢注射。

3.健康教育

(1)应向患者讲解各种诱因，嘱患者避免诱发因素，发生急性肺水肿时不要恐慌，保持情绪稳定极为重要。

(2)饮食指导。控制钠盐的摄入，给予低胆固醇、低动物脂肪、高蛋白质、高热量、富含高维生素、清淡易消化的饮食。

(3)强心药物：最常见洋地黄毒性反应是恶心、呕吐、黄视、心率加快或减慢等。应用洋地黄期间，应严密观察心率、心律、尿量变化及胃肠道症状。

(4)应用血管扩张药：如硝普钠、硝酸酯类等，输液过程中不能突然坐起或站立，以防出现低血压而晕倒。如果出现低血压表现时，应立即平卧，减慢或停止输液。

(5)教会患者控制饮水量，每天保持出入量平衡，切忌暴饮、暴食，以免加重心脏负担，诱发急性心功能不全。静脉输液时，速度不能超过 40 滴/分。

(6)告知患者和家属在静脉注射呋塞米后 15～30 分钟排尿，准确记录尿量。

(7)保持排便通常，必要时服用缓泻药，切忌用力。

二、心律失常

Ⅰ.窦性心律失常

(一)窦性心动过速

成人窦房结冲动形成的速率超过每分钟100次,称为窦性心动过速,速率常在每分钟101～160次。

【常见病因】

窦性心动过速的发生主要与交感神经兴奋及迷走神经张力减低有关。

1.生理因素　正常人的体力活动、情绪激动、饱餐、饮浓茶、饮咖啡、吸烟、饮酒等,使交感神经兴奋、心率加快。

2.病理因素　常见于心力衰竭、甲状腺功能亢进症、急性心肌梗死、休克、急性心肌炎,其他器质性心脏病及贫血、发热、感染、缺氧、自主神经功能紊乱等引发。

【临床表现】

1.症状和体征

(1)心悸或出汗、头晕、眼花、乏力,或有原发疾病的表现。

(2)可诱发其他心律失常或心绞痛。

2.心电图表现

(1)符合窦性心律的特征。

(2)通常突然开始和终止。

(3)心率多为100～150次/分,偶有高达200次/分。

【治疗原则】

1.消除诱因,治疗原发病。

2.对症处理。

(二)窦性心动过缓

成人窦性心律的频率低于60次/分,称为窦性心动过缓。

【病因与发病机制】

窦性心动过缓的发生系由于窦房结起搏细胞4相上升速度减慢、最大舒张期电位负值增大阈电位水平上移等,使窦房结自律性强度降低所致。大多通过神经(主要为迷走神经兴奋)、体液机制经心脏外神经而起作用,或是直接作用于窦房结而引起窦性心动过缓。

1.生理性　在正常睡眠时;运动员白昼可在50次/分左右;夜间个别可低至38次/分左右;体力劳动者也常出现窦性心动过缓。

2.迷走神经中枢兴奋性增高所致。

3.反射性迷走神经兴奋。

4.代谢降低。

5.药物所致。

6.某些传染病的极期或恢复期。

7.电解质紊乱。

8.消化性溃疡合并窦性心动过缓。

9.家族性窦性心动过缓。

【临床表现】

1.症状和体征　多无自觉症状，当心率过缓出现心排血量不足，病人可有胸闷、头晕，甚至晕厥等症状。

2.心电图表现

(1)窦性 P 波，频率＜60 次/分，一般不低于 40 次/分。24 小时动态心电图窦性心搏＜8 万次。

(2)P-R 间期：0.12～0.25 秒钟。

(3)QRS 波：正常。

【治疗原则】

1.窦性心动过缓如心率不低于每分种 50 次，无症状者，无需治疗。

2.如心率低于每分钟 40 次，且出现症状者可用提高心率药物(如阿托品、麻黄碱或异丙肾上腺素)。

3.显著窦性心动过缓伴窦性停搏且出现晕厥者可考虑安装人工心脏起搏器。

4.原发病治疗。

5.对症、支持治疗。

(三)窦性停搏

窦性停搏或窦性静止是指窦房结不能产生冲动。心电图表现为在较正常 P-P 间期显著长的间期内无 P 波发生，或 P 波与 QRS 波群均不出现，长的 P-P 间期与基本的窦性 P-P 间期无倍数关系。长时间的窦性停搏后，下位的潜在起搏点，如房室交界处或心室，可发出单个逸搏或逸搏性心律控制心室。过长时间的窦性停搏，并且无逸搏发生时，患者可出现黑蒙、短暂意识障碍或晕厥。

【常见病因】

迷走神经张力增高或颈动脉窦过敏均可发生窦性停搏。此外，急性心肌梗死、窦房结变性与纤维化、脑血管意外等病变、应用洋地黄类药物、奎尼丁、钾盐、乙酰胆碱等药物亦可引起窦性停搏。

【临床表现】

1.症状和体征　过长时间的窦性停搏可令病人出现晕眩、视蒙或短暂意识障碍，严重者甚至发生抽搐。

2.心电图表现

(1)在正常窦性心律中，突然出现显著的长间歇。

(2)长间歇中无 P-QRS-T 波群出现。

(3)长间歇的 P-P 间歇与正常的窦性 P-P 间期不成倍数。

(4)在长的 P-P 间歇后,可出现逸搏或逸搏心律,以房室交接区性逸搏或逸搏心律较常见,室性或房性逸搏较少见。

(5)凡遇逸搏心律这一单一心律时,应考虑持久性原发性窦性停搏的可能。

【治疗原则】

1.对症治疗　停搏时间较短时可无症状,时间较长时可发生晕厥"心脑综合征"应及时抢救。

2.积极治疗　对晕厥反复发作者可安装人工心脏起搏器。

3.静脉注射钙剂　钙离子有助于恢复细胞膜的兴奋性,尤其是对心电图 P 波消失 QRS 波增宽者效果显著。

4.应用异丙肾上腺素　其作用于心脏 β 受体,提高窦房结的自律性,对抗高钾血症对窦房结的抑制作用。

(四)病态窦房结综合征

病态窦房结综合征(sick sinus syndrome,SSS)是由窦房结病变导致功能减退,产生多种心律失常的综合表现。

【常见病因】

多种病变过程,如淀粉样变性、甲状腺功能减退、某些感染(布氏杆菌病、伤寒)、纤维化与脂肪浸润、硬化与退行性变等,均可损害窦房结,导致窦房结起搏与窦房传导功能障碍;窦房结周围神经和心房肌的病变,窦房结动脉供血减少亦是 SSS 的病因。

【临床表现】

1.症状与体征　出现与心动过缓有关的心、脑等脏器供血不足的症状,如发作性头晕、黑嚎、乏力等,严重者可发生晕厥。如有心动过速发作,则可出现心悸、心绞痛等症状。

2.心电图表现

(1)严重的窦性心动过缓,每分钟少于 50 次。

(2)窦性停搏和(或)窦房阻滞。

(3)心动过缓与心动过速交替出现。心动过缓为窦性心动过缓,心动过速为室上性心动过速,心房颤动或扑动。

(4)慢性心房颤动在电复律后不能转为窦性心律。

(5)持久的缓慢的房室交界区性逸搏节律,部分患者可合并房室传导阻滞和束支传导阻滞。

【治疗原则】

1.无心动过缓有关症状者,不必治疗,仅定期随访观察。

2.心动过缓的治疗:通过阿托品、异丙肾上腺素药物治疗提高基础心率,预防阿斯综合征的发生。

3.安装人工心脏起搏器。

Ⅱ.房性心律失常

(一)房性期前收缩

房性期前收缩,起源于窦房结以外心房的任何部位。各种器质性心脏病患者均可发生房性期前收缩,并经常是快速性房性心律失常出现的先兆。

【临床表现】

1.症状与体征　可有不同程度的头晕、心悸、乏力。

2.心电图表现

(1)期前出现的房性异位P波,其形态与窦性P波不同。

(2)P-R间期在正常范围(>0.10秒钟)或有干扰性P-R间期延长。

(3)异位P波之后的QRS波与窦性QRS波相同,如发生差异性传导,则QRS波形态有变异,如异位P波发生过早房室交界区尚处于绝对不应期,则P波之后无QRS波称为未下传的房性期前收缩。

(4)代偿间歇多为不完全性。

【治疗原则】

通常无需治疗。当症状明显或因房性期前收缩触发室上性心动过速时,应给予治疗。吸烟、饮酒与咖啡因可诱发。治疗药物包括镇静药、β受体阻滞药等,亦可选用洋地黄或钙通道阻滞药。

(二)房性心动过速

大多数伴有房室传导阻滞的阵发性房性心动过速因自律性增高引起。

【常见病因】

心肌梗死、慢性肺部疾病、大量饮酒以及各种代谢障碍均可为致病原因。洋地黄中毒特别在低血清钾时易发生这种心律失常。

【临床表现】

1.症状和体征　发作呈短暂、间歇或持续发生。当房室传导比率发生变动时,听诊心律不恒定,第一心音强度变化。颈静脉见到a波数目超过听诊心搏次数。

2.心电图表现

(1)心动过速的P波形态和心房激动顺序不同于窦性心律。

(2)心房刺激不能诱发、拖带和终止心动过速,但(不总是)可被超速起搏所抑制。

(3)心动过速发作与终止时可出现温醒(Warm-up)与冷却(Cool-down)现象;异常自律性房性心动过速。

(4)房内传导或房室结传导延缓,甚至房室结传导阻滞不影响心动过速的存在。

(5)刺激迷走神经和静脉注射腺苷不能终止心动过速。

【治疗原则】

1.洋地黄引起

(1)立即停用洋地黄。

(2)如血清钾不升高,首选氯化钾口服或静脉滴注氯化钾,同时进行心电图监测,以避免出现高血钾。

(3)已有高血钾或不因氯化钾者,可选用普萘洛尔、苯妥英钠、普鲁卡因胺与奎尼丁。心室率不快者,仅需停用洋地黄。

2.非洋地黄引起者

(1)口服或静脉注射洋地黄。

(2)如未能转复窦性心律,可应用奎尼丁、丙吡胺、普鲁卡因胺、普罗帕酮或胺碘酮。

(三)心房扑动

心房扑动(atrial flutter,AF)是指快速、规则的心房电活动。在心电图上表现为大小相等、频率快而规则(心房率一般在240～340次/分)、无等电位线的心房扑动波。心房扑动的发生常提示合并有器质性心脏病。

【常见病因】

1.绝大多数发生在有器质性心脏病的患者,其中以风湿性二尖瓣病变、冠心病和风湿性心脏病最为常见。

2.亦可见于原发性心肌病、甲状腺功能亢进、慢性缩窄性心包炎和其他病因的心脏病。

3.低温麻醉、胸腔和心脏手术后、急性感染及脑血管意外也可引起。

【发病机制】

1.异常自律性　心房内一个异位起搏点以高频率反复发出冲动,发出的冲动如有规律,即形成心房扑动;如发出的冲动不规则,或心房内多个异位起搏点同时活动,互相竞争,则形成心房颤动。

2.环行运动或多处微型折返学说　由于生理或病理原因使心房肌不应期长短差别显著时,冲动在房内传导可呈规则或不规则的微型环形折返,分别引起心房扑动和心房颤动。

【临床表现】

1.症状和体征

(1)轻者可无明显不适,或仅有心悸、心慌、乏力。

(2)严重者头晕、晕厥、心绞痛或心功能不全,少数患者可因心房内血栓形成脱落而引起脑栓塞。

(3)心室率规则,140～160次/分,伴不规则房室传导阻滞时,心室率可较慢,且不规则。

2.心电图表现

(1)心房活动呈现规律的锯齿状扑动波,扑动波之间的等电线消失,在Ⅱ、Ⅲ、aVF或V1导联最为明显,常呈倒置。典型心房扑动的心房率通常为250～350次/分;

(2)心室率规则或不规则,取决于房室传导比率是否恒定。当心房率为300次/分,未经药物治疗时,心室率通常为150次/分(2∶1房室传导)。心房率减慢至200次/分以下,房室传导比率可恢复1∶1,导致心室率显著加速。预激综合征、甲状腺功能亢进症等并发之房扑,房室传导可达1∶1,产生极快的心室率。不规则的心室率系由于传导比率发生变化,例如2∶1与4∶1传导交替所致。

(3)QRS波群形态正常,当出现室内差异传导或原先有束支传导阻滞时,QRS波群增宽、形态异常。

【治疗原则】

1.病因治疗。

2.控制心室率 有器质性心脏病，尤其合并心功能不全者，首选洋地黄制剂。

3.转复心律 方法有药物复律和同步直流电复律，后者效果好。药物复律常用奎尼丁或胺碘酮。

4.经电生理检查选择的病人可做射频消融治疗。

5.预防复发 常用奎尼丁、胺碘酮等。

6.预防血栓栓塞 持续心房扑动，伴心功能不全或和二尖瓣病变、心肌病者，宜长期服华法林、阿司匹林等抗凝药物预防血栓形成。

（四）心房颤动

心房颤动是指心房异位起搏点的频率＞350 次/分，且不规则。

【常见病因】

短阵发作可见于无结构性心脏病，持续发作大多数发生在有器质性心脏病的患者，其中以风湿性二尖瓣病变、冠心病最为常见。亦可见于原发性心肌病、甲状腺功能亢进症、慢性缩窄性心包炎和其他病因的心脏病。

【发病机制】

1.异常自律性 心房内一个异位起搏点以高频率反复发出冲动，发出的冲动如有规律，即形成心房扑动；如发出的冲动不规则，或心房内多个异位起搏点同时活动，互相竞争，则形成心房颤动。

2.环行运动或多处微型折返学说 由于生理或病理原因使心房肌不应期长短差别显著时，冲动在房内传导可呈规则或不规则的微型环形折返，分别引起心房扑动和心房颤动。

【临床表现】

1.症状 可有心悸、胸闷与惊慌。心室率接近正常且无器质性心脏病的患者，可无明显症状。但发生在有器质性心脏病的患者，尤其是心室率快而心功能较差时，可使心搏量明显降低、冠状循环及脑部血供减少，导致急性心力衰竭、休克、晕厥或心绞痛发作。风湿性心脏病二尖瓣狭窄患者，大多在并发心房扑动或心房颤动后，劳动耐量明显降低，并发生心力衰竭，严重者可引起急性肺水肿。心房扑动或心房颤动发生后还易引起房内血栓形成，部分血栓脱落可引起体循环动脉栓塞，临床上以脑栓塞最为常见，常导致死亡或病残。

2.体征 心房颤动主要是心律完全不规则，心音强弱不等；心室率多快速，120～180 次/分。当心室率低于 90 次/分或高于 150 次/分时，节律不规则可不明显。排血量少的心搏不能引起桡动脉搏动，因而产生脉搏短绌（脉搏次数少于心搏次数），心率愈快则脉短绌愈明显。

3.心电图表现

（1）P 波消失，代之以连续、规则的房扑波或连续、不规则的房颤波。

（2）心房冲动接连多次在房室交界处组织内隐匿性传导使心室律绝对不规则，心室率在 120～180 次/分钟。

（3）QRS 波群大多与窦性心律时的相同；伴频率依赖性心室内传导改变时，QRS 波群畸形。

【治疗原则】

除病因和诱因治疗外，应考虑心律失常发作时心室率的控制和心律失常的转复以及预防复发的措施。

1.控制心室率。

2.转复心律。

3.预防复发。

4.预防血栓栓塞。

Ⅲ.室性心律失常

室性心律失常指起源于心室的心律失常，包括室性期前收缩（室早）、室性心动过速（室速）、心室颤动（室颤）等。

（一）室性期前收缩

室性期前收缩（ventricular extrasystole）指在窦性激动尚未到达之前，自心室中某一起搏点提前发生激动，引起心室除极，为最常见的心律失常之一。

【常见病因】

1.自主神经功能因素　此系室性期前收缩最常见的原因之一。当自主神经功能失调时，不论是迷走神经兴奋，还是交感神经兴奋，均可使心肌的快、慢纤维的兴奋性失去均衡可使不应期和传导速度发生改变，引发折返性室性期前收缩。

2.器质性心脏病

（1）心肌炎：室性期前收缩发生率为34.3%～81.3%

（2）扩张性心肌病：室性心律失常的发生率高达83%～100%，尤其是当EF＜0.40时易诱发室性心律失常。

（3）急性心肌梗死：以起病最初数小时发生率最高。急性心肌梗死在监护期中室性期前收缩的检出率为63.2%。R-on-T型室性期前收缩是诱发快速性室性心动过速及心室颤动的“先兆”。

（4）高血压左心室肥厚：在无心功能不全时，室性期前收缩和短阵室性心动过速的发生率为2%～10%；如有心功能不全，发生率可明显增高。

（5）甲状腺功能亢进性心脏病：室性心律失常的发生率约为14%，以室性期前收缩多见。

（6）心力衰竭：常合并各种心律失常以室性心律失常最多见。

3.电解质平衡失调　低血钾、低血镁。

4.抗心律失常药　可致心律失常最常见的是洋地黄。室性期前收缩在洋地黄中毒性心律失常中最多见，亦最早出现，发生率为50%～60%。可呈频发、二联律、三联律多源性等心房颤动伴室性期前收缩二联律、三联律是洋地黄中毒的特征性表现；双向性室性期前收缩亦是洋地黄中毒的特征。多源性或多形性室性期前收缩的出现常提示为重度洋地黄中毒。

【临床表现】

1.症状　室性期前收缩最常见的症状是心悸、心脏“停搏”感，也有无症状者。可有胸闷心前区不适、头晕、乏力，摸脉有间歇。偶发室性期前收缩，通常很少影响每分钟心排血量，当出现二联律，三联律、多源性室性期前收缩或短阵室性心动过速时，心排血量就会受到明显影响症状。

2.心电图特征

(1)提前发生的QRS波群，时限通常超过0.12秒钟，宽大畸形，ST段随T波移位，T波的方向与QRS波群主波方向相反。

(2)室性期前收缩与其前面的窦性搏动之间期(称为配对间期)恒定。

(3)室性期前收缩后出现完全性代偿间歇。

(4)室性期前收缩的类型：室性期前收缩可孤立或规律出现。二联律是指每个窦性搏动后跟随一个室性期前收缩；三联律是每两个正常搏动后出现一个室性期前收缩；如此类推。连续发生2个室性期前收缩称为连发室性期前收缩；连续3个或以上室性期前收缩称室性心动过速。

(5)室性并行心律：心室的异位起搏点规律地自行发放冲动，并能防止窦房结冲动入侵。其心电图表现为：①异位室性搏动与窦性搏动的配对间期不恒定；②长的两个异位搏动之间距，是最短的两个异位搏动间期的整倍数；③当主导心律的冲动下传与心室异位起搏点的冲动几乎同时抵达心室，可产生室性融合波，其形态介于以上两种QRS波群形态之间。

【治疗】

1.室性期前收缩治疗对策

(1)无器质性心脏病、无明显症状者不必用药，应向患者解释清楚。

(2)无器质性心脏病有症状而影响工作和生活者，可先用镇静药，无效时可选用美西律、普罗帕酮；心率偏快、血压偏高者可用β受体阻滞药。

(3)有器质性心脏病伴轻度心功能不全者：原则上只处理基础心脏病。

(4)有器质性心脏病并有较重的心功能不全：尤其是成对或成串的室性期前收缩患者宜选用胺碘酮、利多卡因、美西律(慢心律)等药。

(5)急性心肌梗死早期出现的室性期前收缩：宜静脉使用胺碘酮、利多卡因。

(6)室性期前收缩伴发于心力衰竭低血钾、洋地黄中毒、感染肺心病等情况时，应先治疗上述病因。

(7)曾有室性心动过速心室颤动发作史或在室性心动过速发作间歇期时的室性期前收缩(大多为R-on-T型室性期前收缩)，应选用曾对室性心动过速有效的药物来治疗室性期前收缩。

2.治疗室性期前收缩用药方法

(1)紧急处理

①胺碘酮：降低心源性猝死的发生率。

②利多卡因。

③β受体阻滞药：对没有血流动力学改变和房室传导阻滞的急性心肌梗死病人，常规使用β受体阻滞药可降低早期心室颤动的发生率，可用普萘洛尔、阿替洛尔、美托洛尔(美多心安)、

纳多洛尔等。

④维拉帕米(异搏定):对特发性室性心动过速及极短联律间期型室性心动过速有显著效果,并对间歇期出现的室性期前收缩尤其是极短联律间期型室性期前收缩也有明显的疗效,并可明显减少其猝死发生率。

⑤其他药物:a.普罗帕酮.b.普鲁卡因胺;c.苯妥英钠:主要用于洋地黄中毒时的心律失常。本药属强碱性,对静脉有刺激切勿外漏。d.硫酸镁:在有心功能不全或有房室传导阻滞不便使用上述药物时可选用本药。

(2)非紧急处理(缓解症状的药物治疗)。①β受体阻滞药:普萘洛尔、阿替洛尔(氨酰心安)、美托洛尔,可使心率减慢。如心率<55 次/分应减量至停药。长期使用β受体阻滞药时不应突然停药,以免产生停药综合征。②钙拮抗药:维拉帕米(异搏定)。③美西律(慢心律)。④普罗帕酮(心律平)。⑤胺碘酮。

(3)射频消融治疗:对药物治疗无效的顽固性室性期前收缩症状明显者可考虑。适应证:①无器质性心脏病;②急性心肌缺血;③慢性心脏病变。

(二)室性心动过速

室性心动过速是指起源于希氏束分叉处以下的 3~5 个以上宽大畸形 QRS 波组成的心动过速。与阵发性室上形式上心动过速相似,但症状比较严重。小儿烦躁不安、苍白、呼吸急促;年长儿可诉心悸、心前区疼痛,严重病例可有晕厥、休克、充血性心力衰竭者等。发作持续 24 小时以上者,则可发生显著的血流动力学改变。体检发现心率增快,常在 150 次/分以上,节律整齐,心音可有强弱不等现象。

【常见病因】

室性心动过速常发生于各种器质性心脏病患者,最常见为冠心病。可由心脏手术、心导管检查、严重心肌炎、先天性心脏病、感染、缺氧、电解质紊乱等原因引起。

【临床表现】

1.症状

(1)轻者可无自觉症状或仅有心悸、胸闷、乏力、头晕、出汗。

(2)重者发绀、气促、晕厥、低血压、休克、急性心力衰竭、心绞痛,甚至衍变为心室颤动而猝死。

(3)快而略不规则的心律,心率多在 120~200 次/分,心尖区第一心音强度不等,可有第一心音分裂,颈静脉搏动与心搏可不一致,偶可见“大炮波”。

2.心电图表现

(1)心室率常在 150~250 次/分,QRS 波宽大畸形,时限增宽。

(2)T 波方向与 QRS 主波相反,P 波与 QRS 波之间无固定关系。

(3)Q-T 间期多正常,可伴有 Q-T 间期延长,多见于多形室速。

(4)心电图特征:①3 个或以上的室性期前收缩连续出现。②QRS 波群形态畸形,时限超过 0.12 秒,ST-T 波方向与 QRS 波群主方向相反。③心室率通常为 100~250 次/分,心律规律,但亦可不规律。④心房独立活动与 QRS 波群无固定关系,形成室房分离,偶尔个别或者所有心室激动逆传夺获心房。⑤通常发作突然开始。⑥心室夺获与室性融合波:室速发作时少数室上性冲动可下传心室,产生心室夺获,表现为在P波之后,突前发生一次正常的QRS波群。

【治疗原则】

1.利多卡因0.5～1.0mg/kg,经静脉滴注或缓慢推注。必要时可每隔10～30分钟重复,总量不超过5mg/kg。此药能控制心动过速,但作用时间很短,剂量过大能引起惊厥、传导阻滞等毒性反应。

2.伴有血压下降或心力衰竭者首选同步直流电击复律(每秒钟1～2J/kg),转复后再用利多卡因维持。预防复发可用口服普罗帕酮、美西律、莫雷西嗪(乙吗噻嗪)。

3.对多型性室速伴Q-T间期延长,如为先天性因素,则首选β受体阻滞药,禁忌Ⅰa、Ⅰc及Ⅲ类药物和异丙基肾上腺素。而后天性因素所致者,可选用异丙肾上腺素,必要时可试用利多卡因。

4.预防复发的首要步骤为去除病因,如治疗心肌缺血,纠正水、电解质平衡紊乱,治疗低血压、低血钾,治疗充血性心力衰竭等有助于减少室速发作的次数。

(三)心室扑动与心室颤动

心室扑动(ventricular flutter)和心室颤动(ventricular fibrillation,)分别为心室肌快而微弱的收缩或不协调的快速乱颤,其结果是心脏无排血,心音和脉搏消失,心、脑等器官和周围组织血液灌注停止,阿-斯综合征发作和猝死。

心室颤动是导致心源性猝死的严重心律失常,也是临终前循环衰竭的心律改变;而心室扑动则为心室颤动的前奏。

【常见病因】

1.冠心病,尤其是发生不稳定型心绞痛、急性心肌梗死、心功能不全和(或)室壁瘤以及急性心肌梗死后6个月内的患者。

2.原发性扩张型和肥厚型心肌病。

3.瓣膜病,尤其是主动脉瓣狭窄或关闭不全合并心绞痛或心功能不全的患者。

4.洋地黄药物过量等。

【临床表现】

临终前心室颤动一般难以逆转,突然意外地发生于无循环衰竭基础的原发性心室颤动,可呈短阵或持久发作,给药及时且治疗恰当的,有长期存活的可能。心电图示P-QRS-T波群消失,代之以150～250次/分振幅较大而规则的心室扑动波,或500次/分振幅大小不一且不规则的心室颤动波(图7-10)。

【治疗】

1.防治其病因。

2.用24小时动态心电图监测室性心律失常,或以心电图运动负荷试验或临床电生理技术诱发室性快速心律失常,以识别有发生原发性室颤的高危险的患者。

3.应用抗心律失常药物消除室速、减少复杂性室性期前收缩(如室性期前收缩连发、多源性室性期前收缩、R在T上型的室性期前收缩)。以动态心电图、心电图运动负荷试验、临床电生理技术或血药浓度评价疗效。

4.用起搏器或手术治疗慢性反复发作的持久性室速或预激综合征伴心室率快速的房颤、房扑患者。

5.做冠状动脉旁路移植术,或经皮冠状动脉球囊扩张术、旋切术、旋磨术、激光消融术、支架放置术等以改善心肌供血;室壁膨胀瘤及其边缘部内膜下组织切除以切断室性心律失常的折返途径。

6.急性心肌梗死后长期应用β受体阻滞药。

Ⅳ.心脏传导阻滞

房室传导阻滞(atrioventricular block)是指房室交界区脱离了生理不应期后,心房冲动传导延迟或不能传导心室。房室阻滞可以发生在房室结、希氏束以及束支等不同的部位。

【常见病因】

1.与迷走神经张力增高有关,常发生于夜间。

2.导致房室阻滞的病变有:急性心肌梗死、病毒性心肌炎、心内膜炎、心肌病、电解质紊乱、药物中毒等。

3.心脏纤维支架的钙化与硬化与传导系统本身的原发性硬化变性疾病可能是成人孤立性慢性心脏传导阻滞最常见的病因。

【临床表现】

1.症状

(1)一度房室阻滞患者通常无症状。

(2)二度房室阻滞可引起心搏脱漏,可有心悸症状,也可无症状。

(3)三度房室阻滞的症状取决于心室率的快慢与伴随病变,症状包括疲倦、乏力、头晕、晕厥、心绞痛、心力衰竭。如合并室性心律失常,患者可感到心悸不适。当一度、二度房室阻滞突然进展为完全性房室阻滞,因心室率过慢导致脑缺血,患者可出现暂时性意识丧失,甚至抽搐,称为 Adams-Strokes 综合征,严重者可致猝死。

2.体征

(1)一度房室阻滞听诊时,因 P-R 间期延长,第一心音强度减弱。第二度Ⅰ型房室阻滞的第一心音强度逐渐减弱并有心搏脱漏。

(2)二度Ⅱ型房室阻滞亦有间歇性心搏脱漏,但第一心音强度恒定。

(3)三度房室阻滞的第一心音强度经常变化。第二心音可呈正常或反常分裂。间或听到响亮亢进的第一心音。凡遇心房与心室收缩同时发生,颈静脉出现巨大的 a 波(大炮波)。

3.心电图表现

(1)一度房室传导阻滞:每个心房冲动都能传导至心室,但 P-R 间期超过 0.20 秒。

(2)二度房室传导阻滞:通常将二度房室阻滞分为Ⅰ型和Ⅱ型。莫氏Ⅰ型又称文氏阻滞,特征为 P-R 间期逐次延长直至 P 波不能下传,R-R 间期逐次缩短直至心脱漏。莫氏Ⅱ型的特征为心室脱漏前 P-R 间期固定。

(3)三度房室传导阻滞:特征为 P-R 和 R-R 间距基本规则,P 波与 QRS 波群之间无固定关系。

【治疗原则】

1.应针对不同的病因进行治疗。一度房室阻滞与二度Ⅰ型房室阻滞心室率不太慢者,无需特殊治疗。二度Ⅱ型与三度房室阻滞如心室率显著缓慢,伴有明显症状或血流动力学障碍,甚至 Adams-Strokes 综合征发作者,应给予起搏治疗。

2.阿托品(0.5～2.0mg,静脉注射)可提高房室阻滞的心率,适用于阻滞位于房室结的患者。异丙肾上腺素(每分钟 1～4g 静脉滴注)适用于任何部位的房室传导阻滞。

Ⅴ.心律失常的介入治疗及护理

心脏电复律

心脏电复律指在严重快速型心律失常时,用外加的高能量脉冲电流通过心脏,使全部或大部分心肌细胞在瞬间同时除极,造成心脏短暂的电活动停止,然后由最高自律性的起搏点(通常为窦房结)重新主导心脏节律的治疗过程。在心室颤动时的电复律治疗也常被称为电击除颤。

1.电复律分类

(1)同步电复律:同步触发装置能利用病人心电图中 R 波来触发放电,使电流仅在心动周期的绝对不应期中发放,避免诱发心室颤动,可用于转复心室颤动以外的各类异位性快速心律失常,称为同步电复律。

(2)非同步电复律:非同步触发装置则可在任何时间放电,用于转复心室颤动,称为非同步电复律。仅用于心室颤动,此时病人神志多已丧失。立即将电极板涂布导电糊或垫以生理盐水浸湿的纱布分置于胸骨右缘第 2～3 肋间和左背或胸前部心尖区,充电到功率达 300J 左右,将电极板导线接在电复律器的输出端,非同步放电,此时病人身躯和四肢抽动一下,通过心电示波器观察病人的心律是否转为窦性。

2.电复律并发症

(1)心律失常:电击后有时可再现频发性期前收缩,甚至心室颤动,此时应立即加以处理,前者可用利多卡因,后者即行直流电非同步除颤。

(2)电击后,偶可出现肺循环及大循环的栓塞。

(3)约有 3%的病人于电击后出现心肌损伤,甚至再现心肌梗死之图形,可持续数月,特别在使用高能量电击时,最易发生此现象。

(4)偶可发生心脏停搏。

三、冠心病

(一)心绞痛

心绞痛是冠状动脉供血不足,导致心肌急剧的、暂时的缺血与缺氧所引起的临床综合征。其特点为阵发性的前胸压榨性疼痛感觉,主要位于胸骨后部,可放射至心前区和左上肢,常发生于劳动或情绪激动时,持续数分钟,休息或用硝酸酯制剂后消失。

【评估】

1.一般评估　神志,生命体征,生活方式等。

2.专科评估　心前区疼痛的部位及性质，持续时间，发作诱因及发作时间。

【护理要点】

1.一般护理

(1)吸氧：给予氧气吸入每分钟 2～4L，增加血液中的氧含量，利于缓解心绞痛。

(2)休息和活动：心绞痛发作时立即停止活动，卧床休息。指导患者适当活动，活动的强度以不诱发心绞痛的发作为限度。

(3)饮食护理：低盐、低脂、低胆固醇饮食。忌饱餐和刺激性食物，以免诱发心绞痛。

2.病情观察

(1)疼痛部位：常见于胸骨中段或上段之后，其次为心前区，有手掌大小范围，界限不是很清楚，可放射至颈、咽部、左肩与左臂内侧。

(2)疼痛性质：突发的胸痛，常呈压榨、紧缩感、窒息感，常使患者停止原有动作。

(3)疼痛持续时间：疼痛出现后常逐渐加重 3～5 分钟逐渐消失，可数天或数周发作一次，也可一天内多次发作。

(4)诱发因素：多发于体力劳动、情绪激动、饱餐、受寒冷刺激等情况下。

(5)缓解方式：休息或含服硝酸甘油后可缓解。

3.用药护理

(1)硝酸酯类：应用硝酸酯类药物可出现面部潮红、头部胀痛、头晕、心悸等症状，服用时宜坐位或卧位，以免引起直立性低血压。

(2)β受体拮抗药：服用时监测心率和脉率的变化，若小于每分钟 50 次时应立即停用。

(3)钙通道阻滞药：需严密观察药物不良反应，如下肢水肿、头晕、头痛、失眠等。

硝酸甘油：①含服时，外出可随身携带，避光保存，开瓶后有效期为 6 个月。胸痛发作时每隔 5 分钟舌下含服 0.5mg，如疼痛持续 15～30 分钟仍未缓解(或连续含服 3 片后)，应警惕急性心肌梗死的发生。含服后最好平卧位，必要时吸氧。②静脉滴注时，监测患者心率、血压的变化，掌握好用药浓度和输液速度，防止低血压的发生。青光眼、低血压时忌用。

4.心理护理　心绞痛发作时安慰患者，解除紧张不安情绪，以减少心肌耗氧量。发作时应专人守护，给予心理安慰，增加患者的安全感。必要时可遵医嘱给予镇静药。

【健康教育】

1.禁食烟、酒、浓茶。

2.保持大便通畅，避免用力排便，多食水果及高纤维性食物。

3.避免寒冷刺激，注意保暖。

4.保持情绪稳定，避免各种诱发因素如情绪激动、剧烈活动、暴饮暴食等。

5.指导患者合理用药，外出时随身携带硝酸甘油。

(二)心肌梗死

心肌梗死是指在冠状动脉病变的基础上，供应心肌某一节段的冠状动脉血流急剧减少或中断，而引起相应心肌的缺血性坏死。临床表现为持续而剧烈的胸痛、特征性心电图动态演变、心肌酶增高，可发生心律失常、心力衰竭或心源性休克。

【评估】

1.一般评估　神志,生命体征等。

2.专科评估　疼痛的部位及性质,面色苍白、皮肤发冷或出汗,发作诱因及发作时间等。

【护理要点】

1.一般护理

(1)吸氧:给予间断或持续性吸氧每分钟2～4L,以增加心肌氧的供应。

(2)休息与活动:发病24小时内绝对卧床休息,第1周生命体征平稳可协助患者进行床上洗漱,使用床边便椅,在床上进行轻微的四肢活动,第2～3周可在病区内缓慢行走,独立上厕所。

(3)饮食护理:发作时应禁食,缓解时给予低热量、低脂、低盐、低胆固醇、少产气的食物,少食多餐,避免过饱。

2.病情观察

(1)先兆症状:患者在发病前数日有乏力、胸部不适,活动时心悸、气急、心绞痛等前驱症状。

(2)疼痛:为最早出现的症状,疼痛部位和性质与心绞痛相似,但常发生在安静或睡眠时,疼痛程度更重,范围更广,持续时间较长,休息和含服硝酸甘油多不能缓解。

(3)急性期的护理:患者入住监护病房连续心电监护,严密监测生命体征的变化,详细记录患者监护情况,随时监测心肌酶谱及电解质的变化,备抢救车和除颤器于患者床旁。

(4)并发症:心脏破裂、心律失常、栓塞、心室壁瘤等。

3.用药护理

(1)溶栓药物:溶栓药物的共同不良反应为易造成组织或器官出血,使用前应详细询问患者有无出血病史及近期有无出血倾向或潜在的出血危险。如常用的尿激酶(UK),应用时需保证药物在30分钟内滴完。

(2)抗凝药物:有肝素或低分子肝素、阿司匹林、华法林等,用药期间均应密切观察患者的出血情况,如牙龈出血、血尿等。

4.心理护理　急性心肌梗死患者病情危急,疼痛剧烈,伴有濒死感,常存在紧张、恐惧心理,护士在配合医生抢救的同时,应做好患者及家属的安慰工作,关心体贴患者,并重视患者及家属的感受,允许他们表达自己的感受。保持周围环境安静,避免不良刺激加重患者的心理负担。不要在患者面前讨论其病情,用积极的态度和语言开导患者,帮助其树立战胜疾病的信心。

【健康教育】

1.调整生活方式,缓解压力,克服不良情绪,养成良好的生活习惯。

2.合理饮食,预防便秘。减烟、酒,控制体重,积极防治危险因素,如高血压、高血脂、糖尿病等。

3.日常生活中避免过度疲劳,避免剧烈运动或观看刺激性的电影、球赛,洗澡时间不宜过长,卫生间不宜上锁。

四、原发性高血压

原发性高血压(primary hypertension)是以血压升高为主要临床表现伴或不伴有多种血管危险因素的综合征,通常简称为高血压病。原发性高血压是临床最常见的心血管疾病之一,也是多种心、脑血管疾病的重要危险因素,长期高血压状态可影响重要脏器如心、脑、肾的结构与功能,最终导致这些器官的功能衰竭。原发性高血压应与继发性高血压相区别,后者约占5%,其血压升高只是某些疾病的临床表现之一,如能及时治疗原发病,血压可恢复正常。

【流行病学】

高血压患病率有地域、年龄、种族的差别,总体上发达国家高于发展中国家。我国流行病学调查显示,高血压患病率呈明显上升趋势,估计我国每年新增高血压病病人1000万。城市高于农村,北方高于南方。男、女患病率差别不大,女性更年期以前略低于男性,更年期以后高于男性,两性原发性高血压患病率均与年龄呈正比。近年来,我国高血压人群的知晓率、治疗率、控制率虽略有提高,但仍处于较低水平,尤其是城市与农村存在较大差别。

【病因与发病机制】

原发性高血压为多因素疾病,是在一定的遗传易感性基础上,多种后天环境因素综合作用的结果。一般认为遗传因素占40%,环境因素约占60%。

(一)病因

1.遗传因素　本病有较明显的家族聚集性,约60%高血压患者可询问到有高血压家族史。双亲均有高血压的正常血压子女,成年后发生高血压的比例增高。这些均提示本病是一种多基因遗传病,有遗传学基础或伴有遗传生化异常。

2.环境因素

(1)饮食:人群中钠盐(氯化钠)摄入量与血压水平和高血压患病率呈正相关,而钾盐摄入量与血压水平呈负相关。高钠、低钾膳食是我国大多数高血压患者发病的主要危险因素。但改变钠盐摄入并不能影响所有病人的血压水平,摄盐过多导致血压升高主要见于对盐敏感的人群中。低钙、高蛋白质摄入、饮食中饱和脂肪酸或饱和脂肪酸与不饱和脂肪酸比值较高也属于升压饮食。吸烟、过量饮酒或长期少量饮酒也与血压水平线性相关。

(2)超重与肥胖:超重与肥胖是血压升高的另一重要危险因素。身体脂肪含量、体重指数(BMI)与血压水平呈正相关。BMI≥24kg/m^2者发生高血压的风险是正常体重指数者的3~4倍。身体脂肪的分布与高血压发生也相关,腹部脂肪聚集越多,血压水平就越高。腰围男性≥90cm,女性≥85cm,发生高血压的危险比正常腰围者大4倍以上。

(3)精神应激:人在长期精神紧张、压力、焦虑或长期环境噪声、视觉刺激下也可引起高血压,因此,城市脑力劳动者高血压患病率超过体力劳动者,从事精神紧张度高的职业和长期噪声环境中工作者患高血压较多。

3.其他因素　服用避孕药、阻塞性睡眠呼吸暂停综合征(SAHS)也与高血压的发生有关。口服避孕药引起的高血压一般为轻度,并且停药后可逆转。SAHS患者50%有高血压。

（二）发病机制

高血压的发病机制，即遗传与环境通过什么途径和环节升高血压，至今还没有一个完整统一的认识。高血压的血流动力学特征主要是总外周阻力相对或绝对增高。从总外周血管阻力增高出发，目前高血压的发病机制较集中在以下几个环节。

1.交感神经系统亢进　长期反复的精神应激使大脑皮质兴奋、抑制平衡的功能失调，导致交感神经系统活性亢进，血浆儿茶酚胺浓度升高，从而使小动脉收缩，周围血管阻力增强，血压上升。

2.肾性水钠潴留　各种原因引起肾性水钠潴留，机体为避免心排血量增高使器官组织过度灌注，则通过血流自身调节机制使全身阻力小动脉收缩增强，而致总外周血管阻力和血压升高。也可能通过排钠激素分泌释放增加，例如内源性类洋地黄物质，在排泄水钠同时使外周血管阻力增高。

3.肾素-血管紧张素-醛固酮系统（RAAS）激活　肾脏球旁细胞分泌的肾素可激活肝脏合成的血管紧张素原（AGT）转变为血管紧张素Ⅰ（ATⅠ），后者经过肺、肾等组织时在血管紧张素转换酶（ACE，又称激肽酶Ⅱ）的活化作用下转化成血管紧张素Ⅱ（ATⅡ）。后者还可在酶的作用下转化成 ATⅢ。此外，脑、心脏、肾、肾上腺、动脉等多种器官组织可局部合成 ATⅡ、醛固酮，成为组织 RAAS 系统。ATⅡ是 RAAS 的主要效应物质，它作用于血管紧张素Ⅱ受体（AT_1），使小动脉平滑肌收缩；可刺激肾上腺皮质球状带分泌醛固酮，引起水钠潴留；通过交感神经末梢突触前膜的正反馈使去甲肾上腺素分泌增加而升高血压。总之，RAAS 过度激活将导致高血压的产生。

4.细胞膜离子转运异常　血管平滑肌细胞有许多特异性的离子通道、载体和酶，组成细胞膜离子转运系统，维持细胞内外钠、钾、钙离子浓度的动态平衡。遗传性或获得性细胞离子转运异常，可导致细胞内钠、钙离子浓度升高，膜电位降低，激活平滑肌细胞兴奋-收缩耦联，使血管收缩反应性增强和平滑肌细胞增生与肥大，血管阻力增高。

5.胰岛素抵抗　大多数高血压病人空腹胰岛素水平增高，而糖耐量有不同程度降低，提示有胰岛素抵抗现象。胰岛素抵抗致血压升高的机制可能是胰岛素水平增高使：①肾小管对钠的重吸收增加；②增强交感神经活动；③使细胞内钠、钙浓度增加；④刺激血管壁增生肥厚。

【病理】

小动脉病变是本病最重要的病理改变，早期是全身小动脉痉挛，长期反复的痉挛最终导致血管壁的重构，即管壁纤维化，变硬，管腔狭窄，导致重要靶器官如心、脑、肾、视网膜组织缺血损伤。高血压后期可促进动脉粥样硬化的形成及发展，该病变主要累及体循环大、中动脉而致主动脉夹层或冠心病。全身小动脉管腔狭窄导致外周血管阻力持续上升引起的心脏结构改变主要是左心室肥厚和扩大。

【临床表现】

根据起病和病情进展的缓急及病程的长短，原发性高血压可分为两型：缓进型和急进性。前者又称良性高血压，绝大部分患者属于此型，后者又称恶性高血压，仅占患病率的 1%～5%。

（一）缓进型（或良性）高血压

1.临床特点 缓进型高血压多在中年以后起病，有家族史者发病可较早。起病多数隐匿，病情发展慢，病程长。早期患者血压波动，血压时高时正常，在劳累、精神紧张、情绪波动时易有血压升高。休息、去除上述因素后，血压常可降至正常。随着病情的发展，血压可趋向持续性升高或波动幅度变小。患者的主观症状和血压升高的程度可不一致，约半数患者无明显症状，只是在体检或因其他疾病就医时才发现有高血压，少数患者则在发生心、脑、肾等器官的并发症时才明确高血压的诊断。

2.症状 早期患者由于血压波动幅度大，可有较多症状。而在长期高血压后即使在血压水平较高时也可无明显症状。因此，无论有无症状，都应定期检测患者的血压。

(1)神经精神系统表现：头痛、头晕和头胀是高血压常见的神经系统症状，也可有头枕部或颈项扳紧感。高血压直接引起的头痛多发生在早晨，位于前额、枕部或颞部。经降压药物治疗后头痛可减轻。高血压引起的头晕可为暂时性或持续性，伴有眩晕者较少，与内耳迷路血管障碍有关，经降压药物治疗后症状可减轻。但要注意有时血压下降得过快过多也可引起头晕。部分患者有乏力、失眠、工作能力下降等。

(2)靶器官受损的并发症：

脑血管病：包括缺血性脑梗死、脑出血。

心脏：出现高血压性心脏病（左心室肥厚、扩张）、冠心病、心力衰竭。

肾脏：长期高血压致肾小动脉硬化，肾功能减退，称为高血压肾病，晚期出现肾功能衰竭。

其他：主动脉夹层、眼底损害。

3.体征 听诊可闻及主动脉瓣区第二心音亢进、主动脉瓣区收缩期杂音（主动脉扩张致相对主动脉瓣狭窄）。长期高血压可有左心室肥厚，体检心界向左下扩大。左心室扩大致相对二尖瓣关闭不全时心尖区可闻及杂音及第四心音。

（二）急进型（或恶性）高血压

此型多见于年轻人，起病急骤，进展迅速，典型表现为血压显著升高，舒张压持续≥130mmHg。头痛且较剧烈、头晕、视力模糊、心悸、气促等。肾损害最为突出，有持续蛋白尿、血尿与管型尿。眼底检查有出血、渗出和乳头水肿。如不及时有效降压治疗，预后很差，常死于肾衰竭，少数因脑卒中或心力衰竭死亡。

（三）高血压危象

因紧张、疲劳、寒冷、嗜铬细胞瘤发作、突然停服降压药等诱因下，全身小动脉发生暂时性强烈痉挛，周围血管阻力明显增加，血压急剧上升，累及靶器官缺血而产生一系列急诊临床症状，称为高血压危象(hypertensive crisis)。在高血压早期与晚期均可发生。临床表现血压显著升高，以收缩压突然升高为主，舒张压也可升高。心率增快，可大于110次/min。患者出现头痛、烦躁、多汗、尿频、眩晕、耳鸣、恶心、呕吐、心悸、气急及视力模糊等症状。每次发作历时短暂，持续几分钟至数小时，偶可达数日，祛除诱因或及时降压，症状可逆转，但易复发。

（四）高血压脑病

产生的机制可能是由于过高的血压突破了脑血流自动调节范围，导致脑部小动脉由收缩转为被动性扩张，脑组织血流灌注过多引起脑水肿。临床表现除血压升高外，有脑水肿和颅内高压表现，表现为弥漫性剧烈头痛、呕吐、继而烦躁不安、视力模糊、黑蒙、心动过缓、嗜睡甚至昏迷。如发生局限性脑实质损害，可出现定位体征，如失语、偏瘫和病理反射等。眼底检查视乳头水肿、渗出和出血。颅部 CT 检查无出血灶或梗死灶。经积极降压治疗后临床症状和体征消失，一般不会遗留脑损害的后遗症。

【辅助检查】

1.实验室检查　检查血常规、尿常规、肾功能、血糖、血脂分析、血尿酸等，可发现高血压对靶器官损害情况。

2.心电图　可见左心室肥大、劳损。

3.X 线检查　可见主动脉弓迂曲延长，左室增大，出现心力衰竭时肺野可有相应的变化。

4.超声心动图　了解心室壁厚度、心腔大小、心脏收缩和舒张功能、瓣膜情况等。

5.眼底检查　有助于对高血压严重程度的了解，目前采用 Keith-Wagener 分级法，其分级标准如下：Ⅰ级：视网膜动脉变细，反光增强；Ⅱ级：视网膜动脉狭窄，动静脉交叉压迫；Ⅲ级：眼底出血或棉絮状渗出；Ⅳ级：视神经盘水肿。

6.24h 动态血压监测　有助于判断高血压的严重程度，了解其血压变异性和血压昼夜节律；指导降压治疗和评价降压药物疗效。

【诊断要点】

1.高血压诊断　主要依据诊室血压，采用经核准的水银柱或电子血压计，测量安静休息坐位时上臂肱动脉部位血压。在未使用降压药的情况下，非同日（一般间隔 2 周）3 次测量血压，收缩压≥140mmHg 和（或）舒张压≥90mmHg 即诊断为高血压。收缩压≥140mmHg 和舒张压＜90mmHg 为单纯收缩期高血压。患者既往有高血压病史，目前正在使用降压药，血压虽然低于 140/90mmHg，也诊断为高血压。根据血压升高的水平，可进一步分为高血压 1、2、3 级（见表 1-2）。排除继发性高血压。

表 1-2　血压水平的定义和分类

类别	收缩压（mmHg）	关系	舒张压（mmHg）
正常血压	＜120	和	＜80
正常高值	120～139	和（或）	80～89
高血压	≥140	和（或）	≥90
1 级高血压（轻度）	140～159	和（或）	90～99
2 级高血压（中度）	160～179	和（或）	100～109
3 级高血压（重度）	≥180	和（或）	≥110
单纯收缩期高血压	≥140	和	＜90

注：以上分类适用于男、女性和 18 岁以上的成人。当收缩压与舒张压分属于不同级别时，则以较高的作为定级标准。单纯收缩期高血压也可按照收缩压水平分为 1、2、3 级。

2.高血压的危险分层　高血压病的严重程度并不单纯与血压的高度成正比，必须结合患者所具有的心血管疾病危险因素、靶器官的损害及并存的临床情况作出全面的评价（见表1-3）。

表1-3 中国高血压防治指南对高血压患者的危险分层

其他危险因素和病史	血压（mmHg）		
	1级（收缩压140～159或舒张压90～99）	2级（收缩压160～179或舒张压100～109）	3级（收缩压≥180或舒张压≥110）
Ⅰ无其他危险因素	低危	中危	高危
Ⅱ1～2个其他危险因素	中危	中危	极高危
Ⅲ≥3个危险因素或靶器官损害	高危	高危	极高危
Ⅳ并存临床情况	极高危	极高危	极高危

(1)心血管疾病危险因素：①高血压1～3级；②吸烟；③男性＞55岁，女性＞65岁；④糖耐量异常和（或）空腹血糖升高；⑤血脂异常；⑥早发心血管疾病家族史（一级亲属发病年龄女性＜50岁）；⑦腹型肥胖（腰围：男性≥90cm，女性≥85cm）或肥胖（BMI≥28kg/m^2）。

(2)靶器官损害：①左心室肥厚（心电图或超声心动图）；②蛋白尿和（或）血肌酐轻度升高（106～177umol/L）；③超声或X线证实有动脉粥样硬化斑块（颈、髂、股或主动脉）；④视网膜动脉局灶或广泛狭窄；⑤颈、股动脉脉搏波速度＞12m/s（选择使用）；⑥踝/臂血压指数＜0.9（选择使用）。

(3)并存临床情况：

①心脏疾病：心肌梗死、心绞痛、冠状动脉血运重建术后、心力衰竭。②脑血管疾病：脑出血、缺血性脑卒中、短暂性脑缺血发作。③肾脏疾病：糖尿病肾病、肾功能受损（血肌酐：男性＞133umol/L，女性＞124umol/L；蛋白尿＞300mg/24h。③血管疾病：主动脉夹层、外周血管病。⑤视网膜病变：出血或渗出、视乳头水肿。⑥糖尿病：空腹血糖≥7.0mmol/L；餐后血糖≥11.1mmol/L。

【治疗要点】

1.*治疗目的* 高血压治疗的最终目的是降低高血压水平，减少高血压患者心、脑血管病的发病率和死亡率。

2.*血压控制目标* 采取综合治疗措施（干预患者存在的危险因素或并存的临床情况），将血压降到患者能耐受的水平，目前主张一般高血压患者血压控制目标值至140/90mmHg以下，血压达标时间4～12周。65岁或以上的老年人单纯收缩期高血压的降压目标水平是收缩压（SBP）140～150mmHg，舒张压（DBP）＜90mmHg但不低于65～70mmHg。老年人对药物耐受性差，血压达标时间可适当延长。伴有糖尿病、慢性肾脏病、病情稳定的冠心病或脑血管疾病的高血压患者，治疗更应个体化，一般血压控制目标值＜130/80mmHg。

3.治疗内容　包括非药物治疗和药物治疗两大类。

(1)非药物治疗:即改变不良的生活方式,是治疗高血压的首要和基本措施,对全部高血压病患者均适用。

(2)药物治疗:凡高血压2级或以上病人;高血压合并糖尿病,或者已有心、脑、肾靶器官损害和并发症的病人;血压持续升高6个月以上,非药物治疗手段仍不能有效控制血压者,必须使用降压药物治疗。

①常用降压药:目前常用降压药物可归纳为5类,即利尿剂、β受体阻滞剂、钙通道阻滞剂、血管紧张素转换酶抑制剂及血管紧张素Ⅱ受体拮抗剂。α受体阻滞剂或其他中枢性降压药有时亦可用于某些高血压患者。

②用药原则:概括为"小剂量开始,联合用药,优先选用长效降压药,个体化降压,降压达标,长期维持"。

小剂量:选用的降压药应从小剂量开始,逐步递增剂量,达到满意血压水平所需药物的种类与剂量后进行长期维持降压治疗。

推荐应用长效制剂:可以有效控制夜间血压和晨峰血压,减少血压的波动,降低主要心血管事件的发生危险和防治靶器官损害,并提高用药的依从性。

联合用药:以增强降压疗效又减少不良反应,在低剂量单药降压效果不理想时,可以采用两种或多种药物联合治疗。

个体化:根据患者具体情况和耐受性及个人意愿或长期经济承受能力,选择适合患者的降压药。

③常见药物组合:目前优先推荐的2种降压药物联合治疗方案是二氢吡啶类钙通道阻滞剂(D-CCB)与ARB/ACEI;ARB/ACEI/D-CCB与噻嗪类利尿剂;D-CCB与β受体阻滞剂。3种降压药物合理的联合治疗方案除有禁忌证外必须包含利尿剂。

④有合并症和并发症的降压治疗(见表1-4)。

表1-4　高血压有合并症和并发症的降压治疗

合并症、并发症	降压药物
合并脑血管病	ARB、长效钙通道阻滞剂、ACEI或利尿剂
合并心肌梗死	β受体阻滞剂和ACEI
合并稳定型心绞痛	β受体阻滞剂和钙通道阻滞剂
并发心力衰竭	ACEI或ARB、B受体阻滞剂和利尿剂
并发慢性肾衰竭	3种或3种以上降压药
合并糖尿病	ACEI或用ARB,必要时用钙通道阻滞剂和小剂量利尿剂。

(3)高血压急症的治疗:高血压急症是指短时期内(数小时或数天)血压急骤升高,收缩压＞200mmHg和(或)舒张压＞130mmHg,同时伴有心、脑、肾、视网膜等重要的靶器官功能损害的一种严重危及生命的临床综合征,其发生率占高血压患者的5%左右。

1)一般处理:见高血压急症的护理措施内容

2)迅速降压:静脉给予适宜有效的降压药物,并加强血压监测。

3)控制性降压:短时间血压骤降,可能造成重要器官的血流灌注明显减少,应采取逐步控制性降压的方式,即开始的24h内血压降低20%～25%,再将血压逐步降到适宜水平,48h内血压不低于160/100mmHg。

4)降压药物选择:①硝普钠:首选药物,适用于大多数高血压急症。为动脉和静脉扩张剂,可即刻起效,静滴停止后作用持续时间1～2分钟。剂量0.25～10μg/(kg·min)②其他:硝酸甘油、尼卡地平、地尔硫䓬、拉贝洛尔、乌拉地尔、肼屈嗪、酚妥拉明可根据病情选择使用。

5)降低颅内压:有高血压脑病时宜给予脱水剂,如甘露醇;或选择快速利尿剂如呋塞米静注。

6)镇静止痉:伴烦躁、抽搐者应用地西泮、巴比妥类药物肌注或水合氯醛灌肠。

【主要护理诊断/问题】

(1)疼痛:头痛与血压升高有关。

(2)有受伤的危险与头晕、视力模糊、意识改变或发生直立性低血压有关。

(3)潜在并发症:高血压急症。

(4)营养失调:高于机体需要量与摄入过多、缺少运动有关。

(5)焦虑:与血压控制不满意、已发生并发症有关。

(6)知识缺乏:缺乏疾病预防、保健知识和高血压用药知识。

【护理措施】

1.*休息与活动* 高血压初期可不限制一般的体力活动,但应避免重体力劳动,保证充足的睡眠。血压较高、症状频繁或有并发症的患者应多卧床休息,避免体力或脑力过度兴奋。

2.*病情观察* 观察患者头痛情况,如疼痛程度、持续时间,是否伴有头晕、耳鸣、恶心、呕吐等症状。一旦发现血压急剧升高、剧烈头痛、呕吐、大汗、视力模糊、面色及神志改变、肢体运动障碍等症状,立即通知医生。

3.*对症护理*

(1)头痛:及时进行头痛原因解释,指导使用放松方法,如听柔和音乐法、缓慢呼吸等。协助病人卧床休息,抬高床头,改变体位的动作应缓慢。保持病室安静,减少声光刺激,限制探视人员。遵医嘱使用降压药,并半小时后监测血压。症状缓解后告知病人平时避免劳累、情绪激动、精神紧张、环境嘈杂等不良因素;教会患者及家属采取肩颈部按摩及放松等技巧,以改善头痛。

(2)视力模糊:保证病人安全,应清除活动范围内的障碍物,保持地面干燥、室内光线良好。外出时有人陪伴。

(3)体位性低血压:又称直立性低血压,是由于体位的改变,如从平卧位突然转为直立,或长时间站立发生的脑供血不足引起的低血压。通常认为,在改变体位为直立位的3分钟内,收缩压下降>20mmHg或舒张压下降>10mmHg,同时伴有肢软乏力、头晕目眩、站立不稳、视物模糊、心悸、出汗、恶心、呕吐等,即为体位性低血压。措施:①告知患者直立性低血压的表现。应特别注意在联合用药、服首剂药物或加量时容易发生体位性低血压,服药后不要突然站起,最好静卧1～2h再缓慢起床活动。②指导患者预防体位性低血压的方法:避免长时间站立,尤其在服药后最初几个小时;改变姿势,特别是从卧、坐位起立时,动作宜缓慢;服药时间可选在平静休息时,服药后继续休息片刻再活动;如有睡前服药,夜间起床排尿时应注意体位性低血压的发生；大量出汗、热水浴或蒸汽浴、饮酒等都是发生体位性低血压的诱因，应该注意避免。③发生体位性低血压时可平卧并抬高下肢，以促进下肢血液回流。

(4)高血压急症：①患者绝对卧床休息，抬高床头，避免一切不良刺激和不必要的活动，协助生活护理。②保持呼吸道通畅：有抽搐者用牙垫置于上下磨牙间防止舌咬伤；呕吐时头偏向一侧，以防止误吸；呼吸道分泌物较多但患者无法自行排出时，应及时用吸引器吸出。③吸氧4～5Umin，连接床边心电监护仪，实时监测心电、血压、呼吸。④安定患者情绪，必要时用镇静剂。⑤迅速建立静脉通路，遵医嘱应用降压药物，尽早将血压降至安全范围。⑥严密观察病情：定时观察并记录生命体征、神志、瞳孔、尿量，特别注意避免出现血压骤降；观察患者头痛、烦躁等症状有无减轻，有无肢体麻木、活动不灵、语言不清、嗜睡等情况。⑦硝普钠使用注意事项：本药对光敏感，溶液稳定性较差，滴注溶液应现配现用并注意避光。新配溶液为淡棕色，如变为暗棕色、橙色或蓝色应弃去重新配制。溶液内不宜加入其他药品，应单独使用一条静脉通路，以微量泵控制注入滴速，若静脉滴注已达10μg/(kg · min)，经10分钟降压仍不满意，应通知医生考虑停用本药，更换降压药。持续静脉滴注一般不超过72h，以免发生氰化物中毒。

4.用药护理　遵医嘱应用降压药物，测量血压的变化以判断疗效，观察药物不良反应。

【健康教育】

高血压病病程很长，发展也不平衡，为了使患者血压控制在适当水平，应教育患者严格遵循自我护理计划，从而延缓或逆转高血压所造成的靶器官损害。具体如下：

(1)改变生活方式：合理膳食、限盐少脂、戒烟限酒；适量运动、控制体重；心理平衡(表1-5)。

表1-5　高血压治疗中生活方式的改善措施及成效

措施	推荐方法	相当的收缩压降低范围
减轻体重	保持正常体重	5～10mmHg/减轻10kg体重
采用DASH饮食计划	选用富含水果、蔬菜、低脂肪(低饱和脂肪酸和总脂肪含量)饮食	8～14mmHg
低钠饮食	减少每日钠摄入量不超过2.4g钠或6g氯化钠水平	2～8mmHg
体育锻炼	规律的有氧体育运动，如慢跑(每天至少30分钟，每周不少于3次)	4～9mmHg
限酒	男性每日饮酒不超过2杯(白酒小于1两、葡萄酒小于2两、啤酒小于5两)，女性和体重较轻者每日饮酒不超过1杯	2～4mmHg

①食物的选择建议：以控制总热量为原则。①主食：提倡三餐中有两餐吃未精制的全谷类，如糙米饭、全麦面包、全麦馒头等。豆类和根茎淀粉类食物可搭配食用，如红豆粥、绿豆粥、地瓜、马铃薯等。少吃葡萄糖、果糖及蔗糖，这类糖属于单糖，易引起血脂升高。②钠盐：尽量减少烹调用盐，建议使用可定量的盐勺，每日食盐量以不超过6g为宜。减少味精、酱油等含钠

盐的调味品。少食或不食含钠盐较高的加工食品，如各种腌制品或各类炒货。肾功能良好者可使用含钾的烹饪盐。③蔬菜水果、奶类：可保证充足的钾、钙摄入。每天吃新鲜蔬菜、水果可预防便秘，以免用力排便使血压上升，诱发脑血管破裂。奶类以低脂或脱脂奶及乳制品为好，可单独饮用或搭配其他食物，如蔬菜、果汁食用。油菜、芹菜、蘑菇、木耳、虾皮、紫菜等食物含钙量较高，可适度选食。④脂肪：烹调时选用植物油，如橄榄油、麻油、花生油、茶油等，动物油、奶油尽量不用。尽量不吃油炸食物，有条件者可吃深海鱼油，其含有较多的亚油酸，对增加微血管的弹性，防止血管破裂，防止高血压并发症有一定的作用。⑤蛋白质：以豆制品、鱼、不带皮的家禽为主，少吃红肉(即家畜类)。鱼以外的海产品、动物内脏、蛋类胆固醇含量高，尽量避免食用或少食。

②控制体重：适当降低升高的体重，减少体内脂肪含量，可显著降低血压。最有效的减重措施是控制能量摄入和增加体力活动。减重的速度因人而异，体重以每周减重 0.5～1.0kg 为宜。重度肥胖者还可在医生指导下选用减肥药降低体重。

③合理运动：根据年龄和血压水平选择适宜的运动方式，对中老年人应包括有氧、伸展及增强肌力 3 类运动，具体项目可选择步行、慢跑、太极拳、气功等。运动强度因人而异，常用的运动强度指标为运动时最大心率＝170－年龄，如 50 岁的人运动心率为 120 次/分钟，运动频率一般每周 3～5 次，每次持续 30～60min。注意劳逸结合，运动强度、时间和频度以不出现不适反应为度，避免竞技性和力量型运动。

④心理平衡：情绪激动、精神紧张、精神创伤等可使交感神经兴奋，血压上升，故应指导患者减轻精神压力，保持心态平和。工作时保持轻松愉快的情绪，避免过度紧张，在工作 1 小时后最好能休息 5～10 分钟，可做操、散步等调节自己的神经。心情郁怒时，要学会转移注意力，通过轻松愉快的方式来松弛自己的情绪。忌情绪激动、暴怒，防止发生脑溢血。生活环境应安静，避免噪音刺激和引起精神过度兴奋的活动。

(2)自我病情监测

①定时测量血压：家庭测量血压多用上臂式全自动或半自动电子血压计，应教会患者和家属正确的测量血压方法及测压时注意事项。家庭血压值一般低于诊室血压值，高血压的诊断标准为≥135/85mmHg，与诊室血压的 140/90mmHg 相对应。建议每天早晨和晚上测量血压，每次 2～3 遍，取平均值。血压控制平稳者，可每周测量 1 次。详细记录每次测量的日期、时间及血压读数，每次就诊携带记录，作为医生调整药量或选择用药的依据。对于精神高度焦虑的患者，不建议自测血压。

②测量血压时的注意事项：①血压计要定期检查，以保持其准确性，并应放置平稳，切勿倒置或震荡。②应尽量做到四定：定时间、定部位、定体位、定血压计。③对偏瘫病人，应在健侧手臂上测量。④选择合适的测压环境，应在安静、温度适当的环境里休息 5～10 分钟后进行血压测量，避免在应激状态下如膀胱充盈或吸烟、受寒、喝咖啡后测压。

(3)用药指导：①合理降压：尽量将血压降至目标血压水平，但应注意温和降压，而非越快越好。②坚持服药：强调长期药物治疗的重要性，用降压药物使血压降至理想水平后，应继续服用维持量，以保持血压相对稳定，对无症状者更应强调。告知有关降压药物的名称、剂量、用法、作用及不良反应，并提供书面材料。③遵医嘱服药：指导患者必须遵医嘱按时按量服药，不要随意增减药物、漏服或频繁更换降压药，更不能擅自突然停药，以免引起血压波动，诱发高血压危象。高血压伴有冠心病的患者若突然停用β受体阻滞剂还可诱发心绞痛、心肌梗死。④长期用药要注意药物不良反应的观察。

（4）定期复诊：根据病人的总危险分层及血压水平决定复诊时间。危险分层属低危或中危者，可安排病人每 1～3 个月随诊 1 次；若为高危者，则应至少每 1 个月随诊 1 次。

五、心脏瓣膜病

心脏瓣膜病（valvular heart disease）是心脏瓣膜及其附属结构（如瓣叶、瓣环、腱索及乳头肌等）因各种原因造成的以瓣膜增厚、黏连、纤维化、缩短为主要病理改变，以单个或多个瓣膜狭窄和（或）关闭不全为主要临床表现的一组心脏病。若瓣膜互相黏连、增厚、变硬、畸形致瓣膜开放受到限制，从而阻碍血液流通，称瓣膜狭窄；若瓣膜因增厚、缩短，以致不能完全闭合，导致部分血液返流，则称瓣膜关闭不全。二尖瓣最常受累，其次为主动脉瓣；若两个或两个以上瓣膜同时累及，临床上称为多瓣膜病。

引起本病的病因有炎症、黏液瘤样变性、退行性改变、先天性畸形、缺血性坏死、结缔组织疾病及创伤等。其中风湿性心脏病（theumatic heart disease）（简称风心病）是我国常见的心脏瓣膜病之一，它是由反复风湿热发生所造成的心脏瓣膜损害。风湿热是一种自身免疫性结缔组织疾病，主要累及心脏和关节，也可侵犯皮下组织、脑、浆膜及小血管等，与甲族乙型溶血性链球菌感染密切相关，患者多有反复链球菌扁桃体炎或咽峡炎病史。多发于冬春季节，寒冷潮湿环境下及医疗较差的地区。主要累及 40 岁以下人群，女性居多。最常累及的瓣膜是二尖瓣。急性风湿热后，至少需 2 年始形成明显二尖瓣狭窄。目前随着风湿热的减少，其发生率有所降低，而非风湿性的瓣膜病，如瓣膜黏液样变性和老年人的瓣膜钙化，日益增多。

（一）二尖瓣狭窄

【病理生理】

二尖瓣狭窄主要累及左心房和右心室。正常人的二尖瓣口面积为 4～6cm^2，当瓣口面积减少-半即出现狭窄的相应表现。瓣口面积 1.5cm^2 以上为轻度狭窄、1～1.5cm^2 为中度狭窄、小于 1cm^2 为重度狭窄。其病理演变经历 3 个阶段：

1.*左房代偿期*　瓣口面积减至 2cm^2 以下，左房压升高，左房代偿性扩大、肥厚以加强收缩，此时病人多无症状。

2.*左房失代偿期*　瓣口面积小于 1.5cm^2 时，左房扩大超过代偿极限，左房内压力持续升高，使肺静脉和肺毛细血管压力相继增高，导致肺顺应性减低，临床出现劳力性呼吸困难。

3.*右心受累期*　左房压和肺静脉压升高，引起肺小动脉反应性收缩，最终导致肺小动脉硬化，肺血管阻力增高，肺动脉压力升高，可引起右心室肥厚、扩张，直至右心衰竭。

【临床表现】

1.*症状*　轻度二尖瓣狭窄和二尖瓣关闭不全者，可无明显症状。当二尖瓣中度瓣狭窄（瓣口面积小于 1.5cm^2）时始有症状出现。

（1）呼吸困难：为最常见的早期症状。最先为劳力性呼吸困难，常因运动、精神紧张、性交、感染、妊娠或心房颤动而诱发。随着狭窄加重，出现静息时呼吸困难、阵发性夜间呼吸困难和端坐呼吸，严重狭窄者可反复发生急性肺水肿。

(2)咯血：可表现为痰中带血伴有夜间阵发性呼吸困难。突然咯出大量鲜血，通常见于严重二尖瓣狭窄，可为首发症状。它主要是薄而扩张的支气管静脉破裂所致，常由于左房压力突然升高引起。急性肺水肿时咳粉红色泡沫痰。肺梗死伴咯血为晚期伴有心衰时少见的并发症。

(3)咳嗽：常见，尤其在冬季明显，有的患者在平卧时干咳，可能与支气管黏膜淤血水肿易引起支气管炎，或左心房增大压迫左主支气管有关。

(4)声嘶：较少见，由于扩大的左心房和肺动脉压迫左喉返神经所致。

(5)右心受累症状可表现为食欲下降，恶心、呕吐，腹胀，少尿，水肿等。

2.体征　重度二尖瓣狭窄常有“二尖瓣面容”，双颧多呈紫红色，口唇轻度紫绀。

(1)心脏体征：心尖搏动正常或不明显。心浊音界在胸骨左缘第3肋间向左扩大，心腰消失，形成“梨形心”。心尖区有低调的隆隆样舒张中晚期杂音，局限，不传导，常伴舒张期震颤，为二尖瓣狭窄的特征性体征。心尖区可闻第一心音亢进和开瓣音，提示前叶柔顺、活动度好；如瓣叶钙化僵硬，则第一心音减弱，开瓣音消失。

(2)肺动脉高压和右心室扩大的体征：肺动脉高压时肺动脉瓣区第二心音亢进或伴分裂。当肺动脉扩张引起相对性肺动脉瓣关闭不全时，可在胸骨左缘第二肋间闻及舒张早期吹风样杂音，称 Graham Steell 杂音。右心室扩大伴相对性三尖瓣关闭不全时，在三尖瓣区闻及全收缩期吹风样杂音，吸气时增强。

【并发症】

(1)心房颤动：为相对早期的常见并发症。心房颤动可使心排血量减少20%，可为首次呼吸困难发作的诱因或患者活动受限的开始。突发快速房颤常为心力衰竭甚至急性肺水肿的主要诱因。

(2)急性肺水肿：为重度二尖瓣狭窄的严重并发症，如不及时救治，可能致死。

(3)右心衰竭：是晚期常见并发症。临床表现为右心衰竭的症状和体征。

(4)血栓栓塞：20%的患者发生体循环栓塞，以脑动脉栓塞最多见，其余依次为外周动脉和内脏(脾、肾和肠系膜)动脉栓塞。心房颤动、大左心房(直径>55mm)、栓塞史或心排出量明显降低为体循环栓塞的危险因素。

(5)肺部感染：常见，可诱发或加重心力衰竭。

(6)感染性心内膜炎：较少见。

(二)二尖瓣关闭不全

【病理生理】

二尖瓣关闭不全常与二尖瓣狭窄同时存在，也可单独存在。此病变主要累及左心房左心室，最终影响右心。

二尖瓣关闭不全时，左心室收缩期部分血液返流回左心房，加上肺静脉回流的血液，使左心房压力升高和容量增加，引起左心房扩大；左心室舒张期过多的左房血液流入左心室，使左心室因负荷过大而代偿性扩张、肥大。在代偿期，左心室可维持正常心搏量，使左心房压和左心室舒张末期压力不致明显上升，故不出现肺淤血。但持续严重的过度容量负荷终致左心衰竭，左心房压和左心室舒张末压明显上升，出现肺淤血，最终导致肺动脉高压和右心衰竭发生。故单纯二尖瓣关闭不全发生心力衰竭较迟，但一旦发生，病情进展迅速。

【临床表现】

1.症状　轻度二尖瓣关闭不全可终生无症状。严重返流时有心排出量减少，患者最突出的主诉是疲乏无力。肺淤血的症状如呼吸困难等出现较晚。

2.体征　心尖搏动明显，左心室增大时向左下移位，呈抬举性搏动。第一心音减弱。心尖区可闻及全收缩期吹风样高调一贯型杂音，向左腋下和左肩胛下区传导，常伴震颤，为二尖瓣关闭不全的特征性体征。

【并发症】

与二尖瓣狭窄相似。体循环栓塞较二尖瓣狭窄少见，而感染性心内膜炎较二尖瓣狭窄多见。心力衰竭仅在晚期出现。

（三）主动脉瓣狭窄

【病理生理】

主动脉瓣狭窄主要累及左心室和左心房。成人主动脉瓣口≥3.0cm^2。当瓣口面积减少一半时，收缩期仍无明显跨瓣压差。瓣口≤1.0cm^2 时，左心室收缩压明显升高，跨瓣压差显著增大。主动脉瓣狭窄导致左心室射血受阻，左心室发生代偿性向心性肥厚，以维持正常收缩期室壁应力和左心排出量。肥厚的左心室顺应性降低，引起左心室舒张末压进行性升高，因而使左心房的后负荷增加，左心房代偿性肥厚。左心室射血受阻致心室收缩压升高和射血时间延长，加之左心室肥厚、舒张期心腔内压力增高，压迫心内膜下冠状动脉可引起冠状动脉血流减少，引起心肌缺血。最终由于室壁应力增高、心肌缺血和纤维化等导致左心衰竭。

【临床表现】

1.症状　由于左心室代偿能力较强，症状出现较晚，有的在50～70岁才产生症状。典型的症状是呼吸困难、心绞痛和运动时晕厥三大主症。

(1)呼吸困难：劳力性呼吸困难为晚期肺淤血引起的首发症状，见于90%的有症状患者。进而可发生夜间阵发性呼吸困难和端坐呼吸，甚或急性肺水肿。

(2)心绞痛：常见，随年龄增长，发作更频繁，由运动或体力劳动所诱发，休息缓解，主要由心肌缺血所致。

(3)晕厥：见于1/3有症状的患者。常在直立、体力活动中或之后立即发生。由急性脑缺血引起。

2.体征　心尖搏动相对局限、持续有力，如左心室扩大，可向左下移位。主动脉瓣区可闻及粗糙而响亮的收缩期喷射性杂音，向颈动脉、胸骨左下缘及心尖区传导，常伴震颤，为特异性体征。第一心音正常，第二心音减弱或消失。动脉脉搏上升缓慢、细小而持续(细迟脉)。严重主动脉瓣狭窄时心排血量降低，收缩压和脉压均下降。

【并发症】

(1)心脏性猝死：占10%～20%。猝死前常有晕厥、心绞痛或心力衰竭史，也可发生于无任何症状者。

(2)心律失常:约10%患者并发心房颤动。主动脉瓣钙化侵及传导系统可致房室传导阻滞。左心室肥厚、心内膜下心肌缺血或冠状动脉栓塞可致室性心律失常。心律失常是导致晕厥甚至猝死的主因。

(3)心力衰竭:多数死于左心衰竭。患者左心衰后,自然病程明显缩短,故终末期右心衰竭少见。

(4)其他:感染性心内膜炎和体循环栓塞,较少见。

(四)主动脉瓣关闭不全

【病理生理】

此病变可导致主动脉内血流在舒张期返流入左心室,左心室在舒张期要同时接受左心房流入的血液和主动脉返流的血液,左心室舒张末容量增加,因此收缩期心搏出量增加,导致左心室代偿性肥厚与扩张,后期可发生左心衰竭。由于心脏收缩时射血增多,故收缩压升高,而舒张早期主动脉瓣口的返流导致舒张压降低,出现脉压增大和周围血管征。若返流量大,可引起外周动脉灌注不足,导致重要脏器灌注不足而出现相应的临床表现。

【临床表现】

1.症状 轻度者可多年无症状,甚至可耐受运动。一旦心功能失代偿,则病情常迅速恶化。最先的主诉为心排血量增加和心脏收缩力增强而发生心悸、心尖搏动增强、左胸不适、颈部和头部动脉强烈搏动感等。晚期出现左心衰竭表现。

2.体征

(1)心脏体征:心尖搏动向左下移位,呈抬举性搏动。第一心音减弱,第二心音减弱或缺如。胸骨左缘第3、4肋间可闻及与第二心音同时开始的高调叹气样递减型舒张早期杂音,向心尖部传导,坐位并前倾和深呼气时易听到,为特征性体征。轻度反流时,杂音限于舒张早期,音调高;中或重度反流时,杂音粗糙,为全舒张期隆隆样杂音(Austin Flint杂音)。杂音为音乐性(鸽叫声)时,提示瓣叶脱垂、撕裂或穿孔。

(2)血管:收缩压升高,舒张压降低,脉压增大。严重主动脉瓣关闭不全时可出现周围血管征:随心脏搏动的点头征、颈动脉和桡动脉扪及水冲脉、股动脉枪击音及毛细血管搏动征。主动脉根部扩大者,在胸骨右缘第2、3肋间可扪及收缩期搏动。

【并发症】

(1)感染性心内膜炎:较常见,常导致瓣膜穿孔和断裂而加重主动脉瓣返流,加重心力衰竭的发生。

(2)室性心律失常:较常见,但少见心脏性猝死。

(3)心力衰竭:在急性者出现早,慢性者于晚期始出现。

(五)心脏瓣膜病的辅助检查及治疗要点

【辅助检查】

1.X线检查

(1)二尖瓣狭窄:轻度狭窄心影可正常;中重度狭窄时,心影呈梨形(二尖瓣型),因肺动脉总干、左心耳和右心室扩大所致。

(2)二尖瓣关闭不全:慢性且重度返流者常见左心房和左心室增大。

(3)主动脉瓣狭窄:心影正常或左心室左心房轻度增大,升主动脉根部常见狭窄后扩张。在侧位透视下可见主动脉瓣钙化。

(4)主动脉瓣关闭不全:慢性者左房、左室扩大,心影呈靴形(主动脉型),升主动脉扩张较明显。

(5)肺部改变:左心衰竭时,可见肺淤血或肺水肿征。

2.心电图

(1)重度二尖瓣狭窄可有"二尖瓣型 P 波",P 波宽度>0.12 秒,伴切迹。QRS 波群示电轴右偏和右心室肥厚。可有各类心律失常,以心房颤动为最常见。

(2)慢性重度二尖瓣关闭不全主要为左心房增大,部分有左室肥厚和非特异性 ST-T 改变,少数有右室肥厚征,心房颤动常见。

(3)重度主动脉瓣狭窄者有左心室肥厚伴 ST-T 继发性改变和左心房大。

(4)慢性者主动脉瓣关闭不全常见左心肥厚劳损。

3.超声心动图　超声心动图为明确和量化诊断各瓣膜病变的可靠方法。二尖瓣狭窄时 M 型超声示二尖瓣"城墙样"改变(二尖瓣前叶活动曲线 EF 斜率降低,双峰消失,前后叶同向运动)。二维超声心动图探测主动脉瓣异常十分敏感,有助于确定狭窄的病因。彩色多普勒血流显像于左室流出道内探及全舒张期返流束,为最敏感的确定主动脉瓣返流方法,并可判断其严重程度。

4.其他　心导管检查、放射性核素心室造影、主动脉造影、核磁共振成像等可选择性进行。

【治疗要点】

1.内科治疗

(1)一般治疗:无症状、心功能正常者无需特殊治疗,但应避免剧烈体力活动,定期随访。无症状的轻度瓣膜狭窄或关闭不全患者每 1～2 年复查一次;无症状的中度和重度瓣膜狭窄或关闭不全的患者每 6～12 个月复查 1 次。出现症状或发现心脏扩大时,应及时治疗。积极预防上呼吸道感染及感染性心内膜炎。

(2)抗风湿治疗:有风湿活动者应给予抗风湿治疗,特别重要的是预防风湿热复发,一般应坚持至患者 40 岁甚至终生应用苄星青霉素。

(3)并发症治疗:

①心力衰竭:呼吸困难者应减少体力活动,限制钠盐摄入,使用利尿剂,但主动脉瓣狭窄者应慎用利尿剂,避免强效利尿剂及血管扩张剂,以免左心室舒张末压下降和心排血量减少,发生直立性低血压。

②咯血:大量咯血应取坐位,用镇静剂,静脉注射利尿剂,以降低肺静脉压。

③心绞痛:主动脉瓣狭窄者出现心绞痛可试用硝酸酯类和钙拮抗剂治疗。

④心房颤动:治疗目的为满意控制心室率,争取恢复和保持窦性心律;服用阿司匹林或华法林预防血栓栓塞。主动脉狭窄患者不能耐受心房颤动,一旦出现,应及时转复为窦性心律。

⑤急性肺水肿:避免和控制诱发急性肺水肿的因素,其处理原则与急性左心衰竭所致的肺水肿相似。但应注意:①避免使用以扩张小动脉为主、减轻心脏后负荷的血管扩张药物,应选用扩张静脉系统、减轻心脏前负荷为主的硝酸酯类药物;②正性肌力药物对二尖瓣狭窄的肺水

肿无益，仅在心房颤动伴快速心室率时可静注毛花甙丙，以减慢心室率。

⑥栓塞：慢性心房颤动、有栓塞史或超声检查有左房血栓者，如无禁忌证，均应长期进行抗凝治疗。

2.介入治疗　包括经皮球囊导管二尖瓣成形术、经皮球囊导管主动脉瓣成形术。前者为缓解单纯二尖瓣狭窄的首选方法。在瓣叶(尤其是前叶)活动度好，无明显钙化，瓣下结构无明显增厚的患者效果更好。

3.外科手术治疗　有闭式分离术、直视分离术、瓣膜修补术、人工瓣膜置换术。对于二尖瓣关闭不全的患者，手术为恢复二尖瓣瓣膜关闭完整性的根本措施，应在发生不可逆的左心室功能不全之前施行，可选择瓣膜修补术或人工瓣膜置换术。人工瓣膜置换术也是治疗成人主动脉狭窄和严重主动脉瓣关闭不全的主要方法。

(六)心脏瓣膜病的护理

1.一般护理

(1)休息与活动：按心功能分级安排活动量，如心功能Ⅰ级主要避免重体力活动；心功能Ⅱ级中度限制体力活动；心功能Ⅲ级严格限制体力活动；心功能Ⅳ级应该绝对卧床休息。有风湿活动易并发急性心衰者，需卧床休息，以减少机体消耗。待风湿活动征象消失，血沉正常后再逐渐增加活动。

(2)饮食：指导病人合理进食摄入清淡、高热量、富含维生素及蛋白质的食物。少量多餐、晚餐宜少，避免引起腹部胀气的食物。适当进食蔬菜、水果及高纤维饮食，防止便秘，以免用力排便增加心脏负担。有心衰者给低盐饮食。

(3)预防感染：保持皮肤清洁，做好口腔护理。出汗多的病人勤换衣裤、被褥，防止受凉感冒。

2.病情观察

(1)定时测量并记录生命体征，注意心脏大小、杂音情况以及房颤发生时有无脉搏短绌的变化。

(2)观察有无风湿热活动，如发热、皮肤环形红斑、皮下结节、关节红肿及疼痛不适等。

(3)加强并发症的观察。本病最易出现的并发症是心力衰竭，护士应注意评估患者是否出现呼吸困难、乏力、食欲减退、腹胀不适、尿少等症状，检查有无肺部湿性啰音、颈静脉怒张、肝脏肿大、下肢水肿等体征。对于心电图示有心房颤动及超声心动图报告有附壁血栓者，应注意有无体循环栓塞的表现。本病患者还可合并感染性心内膜炎，除了加强体温的监测外，还需特别注意检查皮肤黏膜有无出血点、手掌和足底是否存在无痛性出血性红斑等。

3.对症护理

(1)发热：定时测量并记录体温，体温超过38.5℃时给予物理降温，半小时后测量体温并记录降温效果。

(2)关节肿痛：肿痛关节垫软枕，避免受压、碰撞，进行局部制动、热敷等。

(3)呼吸困难：协助患者半卧位休息并给予氧气吸入(3～4L/min)，以保证心、脑的血氧供应，改善呼吸困难。

(4)栓塞：遵医嘱给予抗血小板聚集药物，预防血栓形成。左房内有巨大附壁血栓者应限制活动，静卧休息，避免用力咳嗽、用力排便及情绪激动，以免引起血栓脱落造成体循环栓塞。卧床期间，应协助患者翻身、做肢体的被动运动、按摩及温水泡足，防止下肢深静脉血栓形成。密切观察患者有无胸痛、咯血、头痛、肢体活动及感觉障碍、腰痛、血尿等肺、脑、肾栓塞表现。一旦发生，应配合医生给予溶栓、抗凝治疗。

4.用药护理　遵医嘱正确使用苄星青霉素（苄星青霉素 120 万 U，每 4 周肌注 1 次）、阿司匹林、华法林、地高辛、呋塞米、氢氯噻嗪等药物，注意疗效及副作用。

5.心理护理　向患者介绍疾病的相关知识，使患者能正确认识自己的病情，树立战胜疾病的信心，积极配合治疗；鼓励家属探视，缓解紧张、焦虑、恐惧心理；对高度焦虑、情绪波动大的病人可遵医嘱给予少量镇静药物。

6.健康教育　本病各类瓣膜病病程长短不一，有的可长期处于代偿期而无明显症状，有的则病情发展迅速。最常见的死亡原因是心力衰竭。手术治疗可显著提高病人的生活质量和存活率。出院后需注意：

(1)坚持服药，定期复查，了解病情进展。有手术适应证者建议尽早择期手术以提高生活质量。

(2)避免诱因：日常生活中根据心功能情况适当活动，避免重体力劳动、剧烈运动和情绪激动。育龄妇女根据心功能情况在医生指导下选择妊娠与分娩时机，如心功能Ⅰ级～Ⅱ级可以妊娠，Ⅲ级～Ⅳ级则不宜妊娠。

(3)预防感染：改善居住环境中潮湿、阴暗等不良条件，保持室内空气流通、温暖、干燥，阳光充足，以防止风湿热活动。注意防寒保暖，避免呼吸道感染。一旦发生感染，应立即就诊治疗，不拖延。有扁桃体反复发炎时在风湿活动控制后 2～4 个月手术摘除扁桃体。

(4)加强营养：进易消化、多维生素类饮食，适当限制食盐的摄入量，不宜过饱，保持大便通畅。

(5)避免医源性因素：在拔牙、内镜检查、导尿术、分娩、人工流产等手术前，应告知医生以上病史，以便预防性使用抗生素。

(6)不适随诊：当出现明显的乏力、胸闷、心悸等症状，休息后不能好转；或出现腹胀、纳差、下肢水肿；或风湿热活动，如发热、关节肿痛、皮肤环形红斑时，应及时就诊。

第三节　消化系统疾病

一、胃炎

胃炎是指不同病因所致的胃黏膜炎症。胃黏膜对损伤的反应包括上皮损伤、黏膜炎症、上皮再生三个过程。按临床发病的急缓，一般分为急性和慢性胃炎两大类型。急性胃炎是指由多种病因引起的急性胃黏膜炎症，表现为上腹部症状。急性胃炎主要包括：①急性腐蚀性胃炎；②急性化脓性胃炎；③急性糜烂性出血性胃炎。慢性胃炎是由多种原因引起的胃黏膜慢性炎症病变。

【评估】

1.一般评估　神志，生命体征等。

2.专科评估　上腹部疼痛发生的时间、部位、性质、程度，及其是否发热、腹泻、呕吐等，呕吐物的性状、气味、颜色、量及呕吐次数。

【护理要点】

1.一般护理

(1)环境：病室温度为18～22℃，空气相对湿度为50%～60%，环境应安静、舒适，保持空气流通、新鲜。

(2)休息与活动：患者应适当休息，减少活动。对急性应激所致或伴有消化道出血者应卧床休息，同时做好患者的心理疏导，减轻或解除其紧张情绪，保证身、心两方面得以充分的休息。病情缓解时，进行适当的锻炼，以增强机体抵抗力。

(3)饮食护理：饮食应定时、有规律，少量多餐，避免辛辣、生硬刺激食物，不可暴饮暴食、饮酒等。一般进食营养丰富的温凉半流质饮食。若有少量出血者可给牛奶、米汤等流食以中和胃酸，以利于胃黏膜的修复。急性大出血或呕吐频繁时应暂禁食。

(4)皮肤护理：患者出现呕吐、呕血时，应用温水及时清理呕吐物及血渍，保持皮肤清洁，无异味，协助患者漱口，保持口腔清洁。发热出汗时以温水擦浴，勤换衣服和床单，保持皮肤清洁、干燥。

2.病情观察

(1)上腹痛患者，观察其发生的时间、部位、性质、程度及其是否发热、腹泻、呕吐等伴随症状和体征。诊断明确后可给予局部热敷或遵医嘱给予解痉止痛药。

(2)恶心、呕吐患者，观察呕吐物的性状、气味、颜色、量，以及呕吐次数。严重呕吐患者密切观察和及时纠正水、电解质平衡紊乱。

(3)高热患者物理降温，可头部置冰袋或用冰水冷敷、乙醇或温水擦浴。畏寒患者要注意保暖。

(4)急性糜烂性出血时注意观察胃管引流液的颜色、量，判断是否继续出血，遵医嘱经胃管给予止血药物；观察呕血或黑粪的量、性状、次数、颜色及时间；测血压、脉搏、呼吸，每小时测1次，密切观察尿量、末梢循环、肢体温度、皮肤弹性等；详细记录24小时出入液量；迅速建立静脉通道，快速输液，以补充血容量，遵医嘱测血型，交叉配血，必要时输血；准备好一切急救药品和用物；大出血时，及时清理血迹，倾倒床旁呕吐物或引流物，避免不良刺激，以消除恐惧气氛；安慰患者，让其放松心情。

3.用药护理

(1)禁用或慎用阿司匹林、吲哚美辛、泼尼松等对胃黏膜有刺激性的药物。

(2)应用抗生素阿莫西林时应询问患者有无青霉素过敏史，应用过程中注意有无迟发性过敏反应，如皮疹。甲硝唑可引起恶心、呕吐等胃肠道反应。

(3)胃黏膜保护药如硫糖铝、磷酸铝凝胶宜在饭前 30 分钟服用。

(4)抗酸药如氢氧化铝应在饭后 1 小时和睡前服用。服用片剂时应嚼服，避免与奶制品同时服用。

(5)服用奥美拉唑可引起头晕，应嘱咐患者用药期间避免开车或做其他高度集中注意力的工作。

4.心理护理　耐心解答患者及家属提出的相关问题，加强有关疾病知识宣教，让患者了解和掌握疾病的机制、治疗、休养中的注意事项，以及精神因素对疾病的影响。消除紧张、恐惧心理，安慰鼓励患者增强对生活的信心。加强巡视患者，增加其安全感。

【健康教育】

1.向患者及家属讲解疾病有关知识，指导患者避免诱发因素。

2.生活有规律，应保持愉快心情，避免过度劳累。

3.加强饮食卫生和营养，养成有规律的饮食习惯，避免过热、过冷、辛辣刺激食物及咖啡、浓茶等刺激性饮料；嗜酒者应戒酒，防止乙醇损伤胃黏膜。

4.避免使用对胃黏膜有刺激的药物，按医嘱正确服药。

5.告知患者若出现呕血、黑粪等消化道出血征象时，及时就诊。

二、消化性溃疡

消化性溃疡指胃肠道黏膜在某些情况下被胃酸/胃蛋白酶消化而造成的溃疡，可发生于食管、胃、十二指肠，也可发生于胃-空肠吻合口附近。因为胃溃疡和十二指肠溃疡最常见，故一般所谓的消化性溃疡，指胃溃疡和十二指肠溃疡(表 1-6)。溃疡的发生是由于对胃、十二指肠黏膜有损伤的侵袭因素与黏膜自身防御修复因素之间失去平衡的结果。其中幽门螺杆菌(Hp)感染、服用非甾体抗炎药(NSAID)是主要病因。消化性溃疡的并发症有出血、穿孔、幽门梗阻、癌变。

表 1-6　消化性溃疡疼痛特点

	胃溃疡	十二指肠溃疡
疼痛时间	进食后 30～60 分钟，至下次进餐前消失。较少发生在夜间	进食后 3～4 小时，至下餐后缓解，午夜长痛醒
疼痛部位	剑突下正中或偏左	上腹正中或偏右
疼痛性质	烧灼、痉挛感	饥饿感、烧灼感
一般规律	进食-疼痛-缓解	进食-缓解-疼痛

【评估】

1.一般评估　神志，生命体征等。

2.专科评估　上腹疼痛发生的时间、部位、性质、程度、有无规律变化。

【护理要点】

1.一般护理

(1)环境:病室温度为18~22℃,空气相对湿度为50%~60%,环境安静、舒适,保持空气流通、新鲜。

(2)休息与活动:溃疡活动期且症状较重或者有并发症时,应卧床休息,可使疼痛缓解。病情较轻者应鼓励其适当活动,分散注意力。生活有规律,注意劳逸结合,避免过度劳累。

(3)饮食护理:选择易消化、营养丰富的食物。

①若并发急性大出血伴恶心、呕吐者应禁食。少量出血无呕吐者,可进温凉、清淡流食。症状较重者以面食为主,面食好消化,且含碱能有效中和胃酸。不习惯面食者可用米粥或软米饭替代。

②禁食酸辣、油炸、过冷、过热的食物,禁止浓茶、咖啡、饮酒等以减少胃酸分泌,保护胃黏膜。牛乳和豆浆能稀释胃酸,但其含钙和蛋白质能刺激胃酸分解,故不宜多饮。

③进食规律、少量多餐、定时定量,每餐不宜过饱,以免胃窦部过度扩展而刺激胃酸分泌。

④食物不宜过甜,避免刺激胃黏膜引起反酸,最好隔3~4小时进食1次,使胃中经常有少量食物用以中和胃酸。

2.病情观察　随时观察腹痛程度、性质、时间及诱发因素,并注意与饮食、服药的关系。观察大便的色、质、量。观察有无溃疡出血征象,如面色苍白、出冷汗、四肢冰凉或呕血等。

3.用药护理

(1)抗酸药:如氢氧化铝凝胶,应在饭后1小时和睡前服用。

(2)H2受体阻滞药:如西咪替丁应在餐中或餐后即刻服用,也可在睡前服用。

(3)质子泵抑制药:如奥美拉唑应在餐前服用。

(4)胃黏膜保护药:磷酸铝凝胶宜餐前30分钟服用,服药后不宜喝水。

(5)抗幽门螺杆菌药:应饭后30分钟服用。服用阿莫西林前应询问患者有无青霉素过敏史,使用过程中注意有无迟发性过敏反应,如皮疹等。甲硝唑可引起恶心、呕吐等胃肠道反应。

观察用药后可能出现的不良反应,如视物模糊、头痛、腹泻、便秘、腹痛、恶心或呕吐、乏力、皮疹等,一般停药后可恢复正常。嘱患者按医嘱服药,不可漏服。询问服药后症状改善情况。

4.心理护理　本病的发生和心理因素有很大关系。因此心理护理十分重要。向患者介绍本病病因、机制及疼痛的规律及治疗效果。告知患者紧张、焦虑的心理可增加胃酸分泌,诱发疼痛加重或溃疡复发,平时生活中应保持身心放松,以促进溃疡愈合。经常巡视病房,与患者多交流,鼓励其说出心中的顾虑与疑问,帮助他们了解病情,增加其安全感。

5.疼痛的护理　帮助患者认识和去除病因,向患者解释疼痛的病因、机制,指导其尽量减少或去除加重和诱发疼痛的因素,如少服用非甾体药物、避免进食刺激性食物和暴饮暴食、戒除烟酒。指导患者缓解疼痛的方法,如十二指肠溃疡常空腹痛和午夜痛,疼痛时可进食苏打饼干或服用抗酸药。也可采用局部热敷、针灸止痛等。

6.并发症的护理

(1)出血:溃疡侵蚀血管可引起出血。出血是消化性溃疡最常见的并发症,也是上消化道大出血最常见的病因。出血时按上消化道大出血进行护理。

(2)穿孔：溃疡穿透浆膜层则并发穿孔。溃疡穿孔临床上可分为急性、亚急性和慢性三种类型，以第一种常见。穿孔后密切观察患者的临床表现，及时发现外科手术指征。立即给予禁食、胃肠减压、建立静脉通路输液、备血等术前准备。及时手术治疗。

(3)幽门梗阻：主要是由十二指肠溃疡(DU)或幽门管溃疡引起。溃疡急性发作时可因炎症水肿和幽门部痉挛而引起暂时性梗阻，可随炎症的好转而缓解；慢性梗阻主要由于瘢痕收缩而呈持久性。轻者可进食流质饮食，重者禁食，胃肠减压、补液，准确记录出入液量，监测电解质结果。经胃肠减压、纠正水电解质紊乱、抗溃疡治疗无缓解者应做好手术准备。

(4)癌变：少数(1%以下)胃溃疡(GU)可发生癌变，癌变发生于溃疡边缘。一般发生在有长期慢性GU病史、年龄在45岁以上、溃疡顽固不愈的患者。按癌症患者护理常规护理。

【健康教育】

1.保持平稳、乐观的情绪，少数睡眠不好的患者可在医生的指导下适当服用镇静药。

2.保持规律的作息时间，适当休息，注意劳逸结合，避免劳累，在秋冬或冬春气候变化时要注意保暖。

3.合理安排饮食，注意定时进食，每天进餐4～5次，病情平稳后改为一日三餐。睡前不进食，避免过饥过饱，避免食物过冷、过热和粗糙，进食要咀嚼，戒烟酒。

4.按照医生的要求用药，不要频繁换药，坚持按疗程服药。慎用损害胃黏膜的药物。

5.定期复查，向家属进一步讲解发病的病因和诱发因素，如有疼痛持续不缓解、规律消失、排黑粪立即到门诊复查。

三、肠易激综合征

肠易激综合征(irritable bowel syndrome，IBS)是一种以腹痛或腹部不适伴排便习惯改变为特征的功能性肠病，经检查排除可引起这些症状的器质性疾病。本病是最常见的一种功能性肠道疾病，患者以中青年居多，50岁以后首次发病少见。男女比例约1∶2。

【常见病因】

本病病因尚不清楚，与多种因素有关。目前认为，IBS的病理生理学基础主要是胃肠动力学异常和内脏感觉异常，而造成这些变化的机制则尚未阐明。肠道感染后和精神心理障碍是IBS发病的重要因素。

【临床表现】

起病隐匿，症状反复发作或慢性迁延，病程可长达数年至数十年，但全身健康状况却不受影响。精神、饮食等因素常诱使症状复发或加重。最主要的临床表现是腹痛与排便习惯和粪便性状的改变。

1.症状

(1)腹痛：以下腹和左下腹多见，多于排便或排气后缓解，睡眠中痛醒者极少。

(2)腹泻：一般每日3～5次，少数严重发作期可达十数次。大便多呈稀糊状，也可为成形软便或稀水样，多带有黏液；部分患者粪质少而黏液量很多，但绝无脓血。排便不干扰睡眠。

部分患者腹泻与便秘交替发生。

(3)便秘:排便困难,粪便干结、量少,呈羊粪状或细杆状,表面可附黏液。

(4)其他消化道症状:多伴腹胀感,可有排便不净感、排便窘迫感。部分患者同时有消化不良症状。

(5)全身症状:相当部分患者可有失眠、焦虑、抑郁、头晕、头痛等精神症状。

2.体征　无明显体征,可在相应部位有轻压痛,部分患者可触及腊肠样肠管,直肠指检可感到肛门痉挛、张力较高,可有触痛。

【治疗原则】

主要是积极寻找并去除促发因素和对症治疗,强调综合治疗和个体化的治疗原则。

1.一般治疗　详细询问病史以求发现促发因素,并设法予以去除。告知患者 IBS 的诊断并详细解释疾病的性质,以解除患者顾虑和提高对治疗的信心,是治疗最重要的一步。教育患者建立良好的生活习惯。饮食上避免诱发症状的食物,一般而言宜避免产气的食物如乳制品、大豆等。高纤维食物有助改善便秘。对失眠、焦虑者可适当给予镇静药。

2.针对主要症状的药物治疗

(1)胃肠解痉药抗胆碱药物可作为缓解腹痛的短期对症治疗。

(2)止泻药洛哌丁胺或地芬诺酯止泻效果好,适用于腹泻症状较重者,但不宜长期使用。

(3)对便秘型患者酌情使用泻药,宜使用作用温和的轻泻剂以减少不良反应和药物依赖性。

(4)抗抑郁药对腹痛症状重,上述治疗无效且精神症状明显者可适用。

(5)其他肠道菌群调节药如双歧杆菌、乳酸杆菌、酪酸菌等制剂,可纠正肠道菌群失调,据报道对腹泻、腹胀有一定疗效,但确切临床疗效尚待证实。

3.心理和行为疗法　症状严重而顽固,经一般治疗和药物治疗无效者应考虑予以心理行为治疗,包括心理治疗、认知疗法、催眠疗法和生物反馈疗法等。

【护理】

1.评估

(1)一般情况:病人的年龄、性别、职业、婚姻状况、健康史、心理、既往史,饮食习惯等。

(2)身体状况:主要是评估腹部不适的部位、性状、时间等;了解腹泻的次数、性状、量、色、诱因及便秘的情况。

2.护理要点及措施

(1)饮食的护理:IBS 不论哪种类型都或多或少与饮食有关,腹泻为主型 IBS 病人 80%的症状发作与饮食有密切的相关性。因此,应避免食用诱发症状的食物,因个人而异,通常应避免产气的食物,如牛奶、大豆等。早期应尽量低纤维素饮食,但便秘型病人可进高纤维素饮食,以改善便秘症状。

(2)排便及肛周皮肤护理:可以通过人为干预,尽量改变排便习惯。对于腹泻型病人,观察粪便的量、性状、排便次数并记录。多卧床休息,少活动。避免受凉,注意腹部及下肢保暖。做好肛门及周围皮肤护理,便后及时用温水清洗,勤换内裤,保持局部清洁、干燥。如肛周皮肤有淹红、糜烂,可使用抗生素软膏涂擦,或行紫外线理疗。对于便秘型病人可遵医嘱给予开塞露等通便药物。

(3)心理护理:IBS多发生于中青年,尤以女性居多。多数病人由于工作、家庭、生活等引起长期而过度的精神紧张,因此应该给予患者更多的关怀,自入院始尽可能给予他们方便,使他们对新的环境产生信任感和归属感。在明确诊断后更要耐心细致的给他们讲解病情,使他们对所患疾病有深刻的认识,避免对疾病产生恐惧,消除紧张情绪。耐心细致的讲解,也会使病人产生信任感和依赖感,有利于病情缓解。

3.健康教育

(1)指导患者应保持良好的精神状态,注意休息,适当运动(如散步、慢跑等),以增强体质,保持心情舒畅。

(2)纠正不良的饮食及生活习惯,戒除烟酒,作息规律,保证足够的睡眠时间,睡前温水泡足,不饮咖啡、茶等兴奋性的饮料。

(3)如再次复发时应首先通过心理、饮食调整。效果不佳者应到医院就诊治疗。

四、急性胰腺炎

急性胰腺炎(acute pancreatitis,AP)是多种病因导致胰酶在胰腺内被激活后引起胰腺组织自身消化、水肿、出血,甚至坏死的炎症反应。病变程度轻重不等,轻者以胰腺水肿为主,临床多见,病情常呈自限性,预后良好,又称为轻症急性胰腺炎(mild acute pancreatitis,MAP)。少数重者的胰腺出血坏死,常继发感染、腹膜炎和休克等多种并发症,病死率高,称为重症急性胰腺炎(severe acute pancreatitis,SAP)。

【常见病因与发病机制】

临床上常见的病因有胆石症、酗酒,占病因的80%,其他还有如创伤、暴饮暴食、代谢异常、感染、药物等。

发病机制迄今未完全明确,正常情况下,胰腺腺泡细胞内酶蛋白的形成与分泌过程处于与细胞质隔绝状态,胰腺各种蛋白酶进入十二指肠前,均处于无活性或微活性的酶原状态,上述各种病因导致胰胆管梗阻,十二指肠液反流,胰胆管内压力增高,均可在胰腺内激活各种胰酶原形成急性胰腺炎。当激活的胰酶进入全身血液循环时,引起远处脏器和全身酶系统损伤,产生大量炎症介质和细胞因子,引起全身炎症反应综合征。

【临床表现】

AP的临床表现的轻重与其病因、病情的严重程度、治疗是否及时等因素有关。

1.症状

(1)腹痛:95%的患者有腹痛,多呈突然发作,与饱餐和酗酒有关,为持续性刀割样痛,疼痛部位多在上腹,可向左背部放射,疼痛时蜷屈体位和前倾体位可使疼痛缓解。

(2)发热:多为中度发热,持续3～5天。若发热不退或逐日升高,尤其持续发热2～3周上者以,要警惕胰腺脓肿可能。

(3)恶心、呕吐:多在起病后出现,呕吐物为胃内容物,重者混有胆汁,呕吐后病人无舒适感。

(4)黄疸:病情较轻的可无黄疸。不同原因的黄疸持续时间也不一样。

2.体征

(1)轻症急性胰腺炎病人有腹部的深压痛,重症急性胰腺炎病人可出现腹肌紧张、压痛、反跳痛等腹膜刺激征三联征。

(2)腹块:常为急性胰腺假囊肿或胰腺脓肿,一般见于起病后4周或4周以上。

(3)皮下瘀斑:是血性液体渗透至皮下形成,出现在两肋部者,称Grey-Tuner征;出现在脐部者称Cullen征。

(4)其他:如手足搐搦、气急,胸腔积液及腹水等。

【并发症】

1.局部并发症　急性液体积聚、胰腺坏死、胰腺假囊肿、胰腺脓肿。

2.全身并发症　低血压及休克、消化道出血、细菌及真菌感染、糖尿病、代谢异常、心肾呼吸功能不全或衰竭、胰性脑病等,通常见于重症急性胰腺炎。

【辅助检查】

1.血清淀粉酶、血清脂肪酶测定　AP起病6小时后,血清淀粉酶超过>500U/L,血清脂肪酶在AP早期就有升高,在诊断AP时,其敏感性和特异性均可达100%。

2.血常规　白细胞总数及分类均增高。

3.血钙　血钙值的明显下降提示胰腺有广泛的脂肪坏死,当<1.75mmol/L时提示病人预后不良。

4.C反应蛋白(CRP)　CRP是组织损伤和炎症的非特异性标志物,有助于评估与监测急性胰腺炎的严重性,在胰腺坏死时CRP明显升高。

5.影像学检查

(1)X线:胸、腹部X线片对有无胸腔积液、肠梗阻有帮助。

(2)腹部B超:可用于有无胆道结石和胰腺水肿、坏死的判断。

(3)腹部CT:增强CT扫描能确切地显示胰腺的解剖结构,可确定急性胰腺炎是否存在及其严重程度以及有无局部并发症,鉴别囊性或实质性病变,判断有无出血坏死,评价炎症浸润的范围。

(4)MRI:对胰腺炎的诊断相似于CT,还可通过MRCP判断有无胆胰管梗阻。

【治疗原则】

1.MAP　以内科治疗为主。

(1)抑制胰液分泌:①禁食及胃肠减压,可减少胰腺分泌;②胆碱能受体阻滞药,山莨菪碱为最常用;③质子泵抑制药,抑制胃酸以保护胃黏膜及减少胰腺分泌;④生长抑素及类似物:具有多种内分泌活性,在AP早期,能迅速控制病情、缓解临床症状,使血淀粉酶快速下降并减少并发症,提高治愈率。

(2)抑制胰酶活性,减少胰酶合成:乌司他丁为一种蛋白酶抑制药,可以抑制各种胰酶,此外,还可抑制炎性介质的释放。

(3)镇痛:腹痛时遵医嘱给予山莨菪碱或哌替啶注射液,一般不用吗啡。

(4)抗生素的应用:可选氨基糖苷类、喹诺酮类、头孢菌素类药物。

2.SAP

(1)内科治疗

①禁食及胃肠减压:可减少胰腺分泌,减少胃酸的刺激及减轻肠胀气和肠麻痹,在 SAP 中,禁食至少 2 周,过早进食会导致胰腺假性囊肿的发生。

②肠内营养:是将鼻饲营养管放置在屈氏韧带以下的空肠给予要素饮食。对于不能耐受肠内营养的患者应考虑使用胃肠外营养。

③应用广谱高效抗生素:SAP 患者的死亡原因 80%为感染,应及早应用抗生素治疗且至少维持 14 天。

④生长抑素及类似物:应注意出现高血糖等不良反应。

⑤抗休克:应及时补足血液循环量,纠正水、电解质及酸碱平衡紊乱。

⑥中药

(2)手术:胆道梗阻且病程<3 天、胰腺脓肿或假囊肿、疑有穿孔或肠坏死等适应证。

(3)内镜治疗:对疑有胆源性胰腺炎的患者实行早期(发病后 24～72 小时)ERCP 检查及治疗。

(4)其他脏器衰竭处理。

【护理】

1.评估

(1)一般情况。病人的年龄、性别、职业、婚姻状况、健康史、既往史、心理、自理能力等。

(2)身体评估:①消化系统症状:腹痛、腹胀、恶心、呕吐、排气排便等情况;②全身情况:生命体征,神志、精神状态,有无发热、呼吸困难、呼吸窘迫等情况。

2.护理要点及措施

(1)腹痛护理:耐心倾听患者对疼痛的主诉,评估患者的疼痛部位、性质、伴随症状,协助患者变换卧位,可弯曲膝盖靠近胸部,以缓解疼痛。必要时遵医嘱合理、反复使用盐酸哌替啶等镇痛药、抗胰酶药物。

(2)引流管的护理:因各种引流管较多,应贴上标签,以便区分每根导管的名称、位置和作用。正确连接相应引流装置,防止引流管滑脱、扭曲、受压和堵塞,保持引流通畅。分别记录各种引流液的颜色、性质和量。

(3)防治并发症:密切观察生命体征、神志、皮肤黏膜温度和色泽。准确记录 24 小时出入量和水、电解质平衡状况。早期要迅速补充液体和电解质,根据脱水程度、心功能、年龄调节输液速度。建立留置针或大静脉置管。

(4)控制感染,降低体温:观察体温和血白细胞变化,遵医嘱给予抗生素治疗,并评估效果。协助和鼓励病人多翻身、深呼吸、有效咳嗽和排痰,预防肺部感染。加强口腔和尿道口护理,预防发生口腔和尿道口感染。发热时给予补充适量液体、物理降温等措施,必要时给予药物降温;出汗多时及时擦干汗液,更衣保暖。

(5)饮食营养:①急性期要保证病人处于绝对禁食状态,这样可以减少胰腺的分泌,有利于降低胰管内的压力,要对患者强调禁食的重要性,等病情进一步好转后,可由纯糖流质渐过渡到纯素饮食，少量多餐。②疾病恢复期时要严格禁食肉、鸡、奶类等高脂肪的食物，绝对禁酒，注意饮食的循序渐进，防止病情反复。

(6)做好心理支持：与患者建立互相信赖的护患关系，做好患者和家属的解释和安慰工作，稳定患者情绪，允许家属陪护以给予亲情支持。收集患者的相关信息，观察患者的情绪反应，了解患者对急性胰腺炎的恐惧程度，给予患者同情、理解和关心，积极地影响患者的心理活动。向患者和家属讲解有关急性胰腺炎的理论知识、手术和药物治疗大致过程，使其了解急性胰腺炎的预后，稳定情绪，主动配合治疗和护理。

3.健康指导

(1)向患者及家属讲解饮食管理的重要性，近期进食低脂饮食，少量多餐，严格限制烹调油及食肉量；烹调方法多选蒸、煮、烩、炖等。

(2)避免暴饮暴食及饱食，饮食要适量，有规律，绝对禁酒、戒烟。

(3)遵医嘱服用药物及按时复查。

(4)积极治疗胆道疾病，降血脂。

(5)家属积极配合，预防胰腺炎反复发作。

(6)随访：定期复查胰腺 CT，门诊随诊。

五、胰腺癌

胰腺癌(carcinoma of pancreas)主要指胰外分泌腺腺癌，是胰腺恶性肿瘤中最常见的一种。发病率近年来明显上升，恶性程度高、发展较快、预后较差。临床上主要表现为腹痛、食欲缺乏、消瘦和黄疸等。发病年龄以 45～65 岁最多见，男女之比为 1.58∶1。

【常见病因】

发病原因尚未完全阐明。流行病学调查资料提示胰腺癌可能与长期吸烟、高热量、高饱和脂肪酸高胆固醇饮食、饮酒、饮咖啡、糖尿病、肥胖、某些职业暴露、家族性恶性肿瘤综合征和遗传性胰腺炎等因素相关。一般认为可能是由于基因和环境多种因素共同作用的结果。

【临床表现】

取决于癌肿的部位、病程早晚、胰腺破坏的程度、有无转移以及邻近器官累及的情况。其临床特点是整个病程短、病情发展快和迅速恶化。

1.症状

(1)腹痛：多数患者有腹痛并常为首发症状，早期腹痛较轻或部位不清，以后逐渐加重。腹痛位于中上腹深处，常为持续性进行性加剧的钝痛或钻痛，可有阵发性绞痛，餐后加剧，弯腰坐位或蜷膝侧卧位可使腹痛减轻，腹痛剧烈者常有持续腰背部剧痛。

(2)体重减轻：90%的患者有迅速而明显的体重减轻，晚期常呈恶病质状态。

(3)黄疸：是胰头部癌的突出症状，大多数是因胰头癌压迫或浸润胆总管引起，少数由于胰体尾癌转移至肝内或肝、胆总管淋巴结所致。黄疸的特征为肝外阻塞性黄疸，持续进行性加深，伴皮肤瘙痒，尿色如浓茶，粪便呈陶土色。

(4)其他症状：胰腺癌有不同程度的各种消化道症状，如恶心、呕吐、腹胀、腹泻、上消化道出血、低热。部分患者有精神忧郁、焦虑、个性改变等精神症状，有时可出现胰源性糖尿病或原有糖尿病加重、血栓性静脉炎的表现。

2.体征　早期一般无明显体征，典型胰腺癌可见消瘦、上腹压痛和黄疸。出现黄疸时，常因胆汁淤积而有肝大，可扪及囊状、无压痛、表面光滑并可推移的肿大胆囊，称 Courvoisier 征，是诊断胰腺癌的重要体征。部分胰体尾癌压迫脾动脉或主动脉时，可在左上腹或脐周听到血管杂音。晚期患者可有腹水，少数患者可有锁骨上淋巴结肿大等。

【辅助检查】

1.血液、尿、粪检查　黄疸时血清胆红素升高，重度黄疸时尿胆红素阳性，尿胆原阴性，粪便可呈灰白色，粪胆原减少或消失。胰管梗阻或并发胰腺炎时，血清淀粉酶和脂肪酶可升高。有吸收不良时粪中可见脂肪滴。

2.肿瘤标志物检测　为筛选出无症状的早期患者，目前认为糖抗原（CA19-9）联合监测可提高对于胰腺癌诊断的特异性与准确性。

3.影像学检查　B 超是首选筛查方法。B 超对晚期胰腺癌的诊断阳性率可达 90%，可显示＞2cm 的胰腺肿瘤。

4.X 线钡剂造影　可间接反映癌的位置、大小及胃肠受压情况。

5.磁共振胰胆管成像（MRCP）　是无创性、无需造影剂即可显示胰胆系统的检查手段，显示主胰管与胆总管病变的效果基本与 ERCP 相同。

6.CT　可显示＞2cm 的肿瘤，可见胰腺形态变异、局限性肿大、胰周脂肪消失、胰管扩张或狭窄、大血管受压、淋巴结或肝转移等，诊断准确率可达 80%以上。

7.超声内镜检查　超声胃镜在胃内检查，可见胃后壁外有局限性低回声区，内部回声的不均匀。

【治疗原则】

胰腺癌的治疗仍以争取手术根治为主。对不能手术者常做姑息性短路手术、化学疗法、放射治疗。

1.外科治疗　应争取早期切除癌，但因早期诊断困难，一般手术切除率不高。国内报告手术根治率为 21.2%～55.5%，且手术死亡率较高，5 年生存率亦较低。

2.内科治疗　晚期或手术前后病例均可进行化疗、放疗和各种对症支持治疗。化疗常选用氟尿嘧啶、丝裂霉素、多柔必星、卡莫司汀（卡氮芥）、洛莫司汀（环己亚硝脲，CCNU）、甲氨蝶呤等联合化疗，但疗效不佳。随着放疗技术不断改进，胰腺癌的放疗效果有所提高，常可使症状明显改善，存活期延长。对有顽固性腹痛者可给予镇痛及麻醉药，必要时可做腹腔神经丛注射或行交感神经节阻滞疗法、腹腔神经切除术。也可硬膜外应用麻醉药缓解腹痛。

3.其他治疗　应用各种支持疗法对晚期胰腺癌及术后患者均十分重要，可选用静脉高营养和氨基酸液输注，改善营养状况；可给予胰酶制剂治疗消化吸收功能障碍；有阻塞性黄疸时补充维生素 K；治疗并发的糖尿病或精神症状等。

【护理】

1.评估

(1)健康史。评估患者年龄、职业，有无吸烟、饮酒、饮咖啡史，是否长期进食高脂饮食，是否有糖尿病、胰腺炎病史，心理、自理能力等。

(2)身体状况。①消化系统症状：恶心、呕吐、腹痛、腹胀、腹泻、黄疸等情况；②全身情况：生命体征、神志、精神状态，有无发热、乏力、消瘦、腹水等情况以及大小便颜色。

2.护理要点及措施

(1)腹痛护理：尊重并接受病人对疼痛的反应，建立良好的护患关系，不能以自己的体验来评判病人的感受。介绍减轻疼痛的措施，有助于减轻病人焦虑、恐惧等负性情绪。通过看报、听音乐、与家人交谈、深呼吸、放松按摩等方法分散病人对疼痛的注意力，以减轻疼痛。尽可能地满足病人对舒适的需要，如帮助变换体位，减少压迫；做好各项清洁卫生护理；保持室内环境舒适等。剧烈疼痛时遵医嘱给予有效的镇静、镇痛药物，注意观察药物的不良反应。

(2)营养支持：①了解胰腺癌病人喜欢的饮食和饮食习惯，制订合理食谱，注意、脂肪和蛋白质的比例，要以糖类为主，脂肪和蛋白质的量要适宜，要食用宜消化的蛋白质，如瘦肉、鸡蛋和鱼，要采用合理的烹调方法，以煮、炖、熬、蒸等方法，不要用油煎、炸等方法，防止胰腺过度的分泌胰液。必要时给予肠外营养，黄疸时静脉补充维生素 K。②按医嘱输注入血白蛋白、氨基酸、新鲜红细胞、血小板等，纠正低蛋白血症、贫血、凝血机制障碍等。③观察进食后消化情况，根据医嘱给予助消化药物，记录出入量，观察腹水变化。

(3)监测肝功能、电解质、凝血四项等。

(4)皮肤护理：黄疸时皮肤易瘙痒，避免用手用力抓挠，指甲不用过长，以免皮肤破损，造成感染；瘙痒部位尽量不用肥皂等清洁剂清洁。应注意体位的调整，预防压疮的发生，每日用温水擦浴 1～2 次，擦浴后涂止痒药。

(5)血糖的鉴别：定期监测血糖，如有高血糖，及时调节胰岛素的用量，使血糖维持在稳定的水平。使用胰岛素过程中，严密监测血糖变化，防止低血糖。

(6)放化疗的护理：部分化疗药物外漏可致局部组织坏死或静脉炎，输注时要注意观察输液部位，出现肿胀或疼痛应立即停止化疗，局部使用如意金黄散外敷或理疗，必要时行大静脉置管以保护外周血管。化疗后病人可出现食欲下降、恶心、呕吐等消化道症状，可适当使用止吐药及帮助消化的药物。密切观察患者外周血象，如果出现骨髓抑制，应及时使用升白细胞药物。注意有无皮肤瘀斑、牙龈出血、血尿、血便等全身出血倾向。预防感染，除做好病房、被褥消毒外，还要做好口腔黏膜、皮肤、会阴部的清洁消毒；指导患者注意休息，减少探访，避免交叉感染。嘱患者不要随便抠鼻，防止鼻腔出血；用软毛牙刷刷牙，防止牙龈出血。合理饮食，鼓励病人摄入高蛋白质、低脂肪、易消化的清淡饮食，多饮水，多吃水果，少食多餐。监测体温，预防和控制感染，严格执行无菌操作，注意保暖，做好保护性隔离，预防交叉感染。

(7)心理护理：护理人员理解患者否认、悲哀、畏惧、愤怒的不良情绪，多与其沟通，满足其精神需要；针对性讲解与疾病和手术相关的知识；帮助患者和家属进行心理调节，使之树立战胜疾病的信心。

3.健康教育

(1)应尽可能保持日常生活的规律性，定时起床、进食及活动，避免消极悲观，适当增加户外活动。

(2)安定情绪，遇事应冷静思考，切忌急躁或暴怒。

(3)饮食上要合病人的口味，选择易消化、富营养、少刺激性、低脂肪的饮食，多吃新鲜水果和蔬菜。要避免暴饮、暴食、饮酒和进食脂肪、辛辣刺激的饮食。

(4)康复期可采用中医中药治疗，将消瘤与补气养血相结合，以起到标本兼治之功，并与其他疗法配合应用，增加治疗疗效。

(5)定期复查 B 超或 CT，了解局部有无复发和转移病灶。同时定期检查血常规、生化和粪隐血试验。

(6)放疗患者注意避免强紫外线照射，注意放疗部位皮肤的清洁护理。

第四节　泌尿系统疾病

一、急性肾衰竭

急性肾衰竭是由各种原因引起的肾功能在短时间内(几小时至几周)突然下降而出现的氮质废物滞留和尿量减少综合征。主要表现为氮质废物血肌酐和尿素氮升高，水、电解质和酸碱平衡紊乱及全身各系统并发症。病程分为起始期、维持期(少尿期)、恢复期。治疗以纠正可逆的病因，预防额外的损伤，维持体液平衡为主，同时预防并发症的发生。

【评估】

1.一般评估　意识，生命体征，心理状态等。

2.专科评估　尿量，血电解质及酸碱平衡指标，肾功能化验指标；引起急性肾衰竭的病因；少尿期是否出现尿毒症表现。

【护理要点】

1.一般护理

(1)休息与活动：急性肾衰竭少尿期应绝对卧床休息，保持安静，以减轻肾脏负担。恢复期可逐渐增加活动量，但应注意利尿后的代谢，防止患者出现肌无力现象。

(2)饮食护理：对发病初期因恶心、呕吐无法进食者，应静脉补充葡萄糖，以维持基本热量。多尿期进食不必过度限制。少尿期应尽可能减少水、钠盐及钾的摄入量。蛋白质摄入应保证60%以上为优质蛋白(动物蛋白)。

2.起始期护理　患者常有低血压、脓毒症和肾毒素等病因，无明显的肾实质损伤。护理中应密切观察病情变化：意识、生命体征、尿量等。

3.维持期护理　重点观察有无高血钾、代谢性酸中毒的发生；有无气促、端坐呼吸、肺部湿啰音等急性左心衰竭的征象；有无出现水中毒或稀释性低钠血症的症状。

(1)预防感染：感染是急性肾衰竭少尿期的主要死亡原因。

①尽量将患者安置在单人房间，做好病室的空气消毒。无单间条件应避免与有上呼吸道感染者同室。

②留置尿管患者做好会阴冲洗，尿管每 14 天更换，尿袋每日更换。

③卧床患者应定时翻身,协助做好全身皮肤的清洁,防止皮肤感染的发生。

④意识清醒者,鼓励患者进行深呼吸及有效排痰;意识不清者,及时吸痰,预防肺部感染发生。

⑤唾液中的尿素可引起口角炎及腮腺炎,应协助做好口腔护理,保持口腔清洁。

⑥对腹膜透析或血液透析治疗的患者,应按外科技术操作要求护理。

(2)维持水电解质平衡:严密监测患者的神志、生命体征、尿量、体重等指标,准确测量并记录出入液量,为临床治疗提供依据。

(3)用药护理:利尿药,常用呋塞米,静脉给药。可增加水、钠、钾、氯等的排泄,同时扩张肾血管,增加肾血流量。用药持续时间 5 分钟至 2 小时,应观察患者尿量变化。连续应用谨防低钠血症、低钾血症的发生。

(4)并发症的护理:少尿期间随着肾功能的减退,可出现一系列尿毒症的表现,护理措施同慢性肾衰竭的患者。

4.恢复期护理

(1)随着肾小管恢复,肾小球滤过率逐渐恢复正常或接近正常范围。患者开始利尿,可有多尿表现,每日尿量可达 3000～5000ml,通常持续 1～3 周,继而再恢复正常。此期的治疗重点在于维持水、电解质和酸碱平衡,控制氮质血症,防治各种并发症。

(2)护理中需严格观察并记录 24 小时出入液量,按照"量出为入"的原则补充入液量。一般为前一日的出液量加上 500ml。同时监测血电解质等生化检验结果,防止水、电解质平衡紊乱。

5.心理护理　病情危重会使患者产生失去信心和对死亡的恐惧,应注意观察患者的心理变化,通过讲述各种检查和治疗进展情况,解除患者心理问题,树立战胜疾病的信心。

【健康教育】

1.合理休息,劳逸结合、防止劳累。

2.严格遵守饮食计划,并注意加强营养。

3.注意个人清洁卫生,注意保暖。

4.学会自测体重、血压、尿量,定期门诊随访,监测肾功能、电解质等。

5.在日常生活中能及时调节自己,保持愉快的心情。

6.慎用氨基糖苷类抗生素等肾毒性药物。

二、慢性肾衰竭

慢性肾衰竭是指各种(包括原发性和继发性)慢性肾脏疾病缓慢进展,肾单位逐渐硬化,数量减少,肾功能缓慢进行性减退,最终出现以代谢产物潴留,水、电解质和酸碱平衡紊乱为主要表现的一组临床综合征。

【评估】

1.一般评估　意识,生命体征,心理状态等。是否有冠心病、糖尿病等病史。

2.专科评估　慢性肾功能不全的病因,尿量,水肿,血电解质及肾功能化验指标等。

【护理要点】

1.一般护理

(1)休息与体位

①以休息为主,减少对患者的干扰,协助做好日常的生活护理。

②病情稳定可适度活动,活动量以不出现疲劳、胸痛、呼吸困难、头晕为宜。

③病情危重者绝对卧床休息。意识不清者加用床挡;长期卧床者应定时翻身;保持肢体功能位。

(2)饮食护理

①饮食控制原则:适当的蛋白质摄入;摄取足够的热量;注意控制水与盐的摄入;避免含高钾及高磷的食物。

②摄入优质的蛋白质:摄取生物价值高的动物性蛋白质食物,如鲜奶、蛋类、肉类。不食植物性蛋白食物,如豆类(红豆、绿豆、毛豆、蚕豆、豌豆仁),豆类制品(豆腐、豆干、豆浆),面筋制品(面筋、面肠),核果类(瓜子、花生、核桃、腰果、栗子)等。摄入量宜每天每千克体重1～1.2g。

③摄取足够的热量:在限制蛋白质摄取时,为了避免热量摄取的不足,会增加含氮废物的产生,可多使用热量高而蛋白质极低的食物来补充。低蛋白淀粉(如麦淀粉、藕粉)、糖类(冰糖、姜糖等)、芋头、马蹄粉等,可制作各种可口的点心,其热量的摄取以每天每千克体重30～40kcal。

④限制钠盐摄入:每天钠盐的摄入量为3g,一般正常的饮食中即使不加含钠的调味品食物中也含盐,也就是说每天饮食中只需加入3g的含钠调味品即可。1g(1/5茶羹)盐=5ml酱油=1茶羹味精,故避免使用上述调味料,可以改用糖、葱、姜、蒜等来改善口味。并应限制罐头、腌熏制品、酱菜、泡菜。

⑤限制液体摄入,量出为入:慢性肾衰竭的早期不需要限制液体的摄入,如果肾功能恶化而出现少尿、无尿、心衰者应控制水的摄入(标准以前一天的尿量+500ml)。包括开水、稀饭、牛奶、汤及饮料。避免饮水过多,可以冰水漱口、嚼口香糖或挤一点柠檬汁排解口渴的感觉,尽量将服药时间集中以汤水送服,减少饮水量。

⑥限制高钾食物:肾衰竭晚期患者禁食含钾高的食物,如绿叶蔬菜(菠菜、空心菜、莴苣)、菇类、紫菜、海带、胡萝卜、马铃薯,建议可先去皮切小块,应用大量清水煮3～5分钟捞起,再以油拌或炒。水果类:香蕉、番茄、枣子、橘子、芒果、柿子等,建议每次以一种水果为主,分量约1/6为宜。低钾水果:凤梨、木瓜、西瓜、草莓、柠檬等,但也不宜大量食用。

⑦维持钙磷的平衡:减少磷的摄入,可在进食时服用氢氧化铝、碳酸钙等磷结合剂,以减少磷的摄入。避免含磷高的食物,如内脏类(肝、肾、脑)、海产品(鱼、虾)、巧克力、蛋黄、奶制品等。

⑧少食用含铝及嘌呤食物,避免铝中毒及痛风。

a.高铝饮食:茶叶、乳酪、泡茶、发糕,以铝质容器煮食。

b.高嘌呤饮食:肉汁、扁豆、浓肉汤、瘦肉、鸭肉、蘑菇、内脏(肝、肾、心)、沙丁鱼、芦笋、鳗鱼类、脑类。

(3)皮肤的护理

①肾衰竭时毒素积聚,使皮肤灰暗、干燥,失去光泽,称为肾病病容。尿素随汗由皮肤排出形成尿素霜,皮肤瘙痒。护理中嘱咐勿抓挠,以防造成皮肤感染。清洗时勿用刺激性过大的碱性皂液,应使用温水擦拭。

②水肿皮肤的护理见肾小球肾炎患者的护理。

2.病情观察

(1)认真观察患者主诉症状和身体体征的变化。

(2)监测意识状态、生命体征。

(3)观察有无液体量过多的症状和体征:如短期内体重迅速增加、血压升高、意识改变、心率加快、肺部湿啰音、颈静脉怒张等,防止并发症的发生。

3.用药护理

(1)促红细胞生成素:皮下注射或静脉注射,每周给药 2～3 次,注意观察有无不良反应:

①少数患者初期头痛、低热、乏力,个别患者可出现肌痛、关节痛。

②极少数患者出现皮疹等过敏反应。

③血压升高,血压偏高者慎用。

④可增加血液黏稠度,故应注意防止血栓形成。

(2)降压药物:监测血压,及时调整用药,指导、督促患者按时服用。

(3)骨化三醇:治疗肾性骨病,应随时监测血钙、磷的浓度,防止内脏、皮下、关节血管钙化和肾功能恶化。

(4)强心类药:地高辛,服用时监测心率,心率低于每分钟 60 次时禁用。

4.并发症的护理

(1)高血压的护理:肾衰竭患者水、钠潴留及肾素活性增高,大部分患者均有不同程度的高血压,个别可为恶性高血压。少数患者还会出现高血压危象(头痛、烦躁、眩晕、恶心、呕吐、心悸、气急及视物模糊)、高血压脑病(弥漫性严重头痛、呕吐、意识障碍、昏迷、局灶性或全身性抽搐)、脑血管病(脑出血、脑血栓)等并发症。护理过程中应注意以下方面。

①监测血压变化,可每天测血压 2 次,必要时进行连续血压监测。

②严密观察患者头痛性质、精神状态、语言能力、有无肢体活动障碍等。

③遵医嘱服用降压药物,指导患者按时、按量服用。

④发生高血压急症时,患者应立即平卧,抬高床头。吸氧,保持呼吸道通畅。立即建立静脉通路,遵医嘱静脉给予降压药,一般首选硝普钠(使用中注意避光、现用现配,监测血压,根据血压水平调节给药速度,每 4 小时更换配制药物)。

(2)心力衰竭:肾衰竭患者因水钠潴留及高血压等因素致大多数患者均有心功能受损现象。表现为呼吸急促,不能平卧,夜间出现阵发性呼吸困难,严重时端坐呼吸。心衰是慢性肾衰竭患者常见死亡原因。

①严密观察患者的呼吸,判断呼吸困难的程度,咳嗽、咳痰的情况等。

②做好出入液量的管理与记录。必要时限制入液量。

③帮助患者取半卧位或坐位,高流量吸氧(可用 20%～30%乙醇湿化)。

④根据医嘱给予利尿药,扩血管药物治疗,必要时紧急行血液透析治疗。

(3)贫血、出血:肾衰竭患者因肾脏产生红细胞生成素减少、铁摄入不足、叶酸缺乏、外周血小板破坏增多等因素导致患者贫血、出血倾向等症状。

护理中嘱患者应适当休息,活动度以不感到疲劳、不加重症状为度。间断给予低流量吸氧,以改善组织缺氧症状;有出血倾向患者应避免食用生、硬和过热的食物,避免诱发上消化道出血;保持皮肤的清洁,注射操作后应延长按压时间。

(4)神经、肌肉症状:早期常有疲乏、失眠、注意力不集中,后期可出现性格改变、抑郁、谵妄、幻觉等,晚期患者常有肢端袜套样分布的感觉丧失。护理中应以热情、关切的态度对待患者,理解并接受患者的改变。同时调整患者的透析方案,使其更加充分。

(5)肾性骨营养不良:肾衰竭患者钙磷代谢紊乱、甲状腺功能亢进等因素导致肾性骨营养不良。护理中注意协助患者的生活护理,减少患者的活动量及活动强度,并指导患者按时服用活性维生素 D 类药物。

5.心理护理

(1)慢性肾衰竭患者预后不佳,加上身体形象改变,以及性方面的问题,常会有退缩、消极、自杀等行为。护理人员应以热情、关切的态度去接近他,使其感受到真诚与温暖。

(2)鼓励家属理解并接受患者的改变,安排有意义的直觉刺激环境或鼓励参加社交活动,使患者意识到自身的价值。

(3)对于患者的病情和治疗,应使患者家属有所了解,因为在漫长的治疗过程中,需要家人的支持、鼓励和细心的照顾。

【健康教育】

1.注意劳逸结合,避免劳累和重体力活动。

2.严格遵从饮食治疗的原则,注意水钠限制和蛋白质的合理摄入。

3.注意个人卫生,保持口腔、皮肤及会阴部的清洁。皮肤瘙痒时避免用力搔抓。

4.注意保暖,避免受凉。教会患者及家属对尿量、血压、体重的观察与记录方法。定期复查肾功、电解质等生化指标。

5.严格遵医嘱用药,避免使用肾毒性较大的药物,如氨基糖苷类抗生素等。

6.慢性肾衰竭患者应注意保护和有计划地使用血管,尽量保留前臂、肘等部位的大静脉,以备用于血液透析治疗。已透析治疗的患者,血液透析者应注意保护好动-静脉瘘,腹膜透析者保护好腹膜透析管道。

7.注重心理调适,保持良好的心态,培养积极的应对能力。

三、肾小球肾炎

肾小球病系指一组有相似的临床表现(如血尿、蛋白尿、高血压等),但病因、发病机制、病理改变、病程和预后不尽相同,病变主要累及双肾肾小球的疾病。可分为原发性、继发性和遗传性。主要以原发性为主,原因不明。系统性红斑狼疮、糖尿病等可引起继发性肾小球损害。多数肾小球肾炎是免疫介导性炎症疾病,导致肾小球损伤产生临床症状。以预防和治疗水钠潴留、控制循环血容量、减轻水肿、降低血压及预防并发症为主，防止各种加重肾脏病变的因素，延缓肾功能进行性恶化。

【评估】

1.一般评估　生命体征，心理状态等。

2.专科评估　肉眼血尿或镜下血尿程度，尿蛋白定量，水肿部位及程度。

【护理要点】

1.一般护理

(1)休息与运动

①急性肾小球肾炎：急性期应绝对卧床休息1～2个月，仅为镜下血尿时可离床活动，病情稳定后避免劳累和剧烈运动，1～2年后完全康复，恢复正常活动。

②慢性肾小球肾炎：在保证充足的休息和睡眠的基础上，应有适度的活动。肥胖者应通过活动减轻体重，减少心肾负担。伴血尿、心力衰竭、感染的患者，应限制活动。

③肾病综合征：高血压的患者限制活动量，全身严重水肿、胸腹腔积液者应取半坐位，绝对卧床休息。恢复期的患者在体能范围内适当活动，避免跑、跳、提重物等剧烈运动。

(2)出入量的护理：每日测量体重，水肿严重或应用利尿药者应晨起定时测量体重；记录24小时出入液量，观察水肿消长情况及利尿药效果。

(3)饮食的护理

①一般采取低盐饮食(每天少于3g)。当患者有水肿、高血压或心力衰竭时严格限制盐的摄入(每日少于2g)。

②急性期为减少蛋白质的分解代谢应限制蛋白质的摄取。蛋白质应以优质动物蛋白为主(如鸡肉、鱼肉)，少食植物蛋白(如豆类蛋白)。

③出现肾功能不全、氮质血症时，应限制蛋白质和钾的入量，以减轻肾脏排泄的负担。可给予含必需氨基酸的蛋白质，如牛奶、鸡蛋，保证一定营养的供给。

④进水量的控制以宁少勿多为原则，以不显性失水加上前日24小时尿量作为参考。

(4)水肿皮肤的护理

水肿的分度：轻度，仅见眼睑、眶下软组织、胫骨前、踝部组织，指压后可见组织轻度下陷，平复较快。中度，全身组织均见明显水肿，指压后可出现明显的或较深的组织轻度下陷，平复缓慢。重度，全身组织严重水肿，身体低位皮肤紧张发亮，甚至有液体渗出。此外，胸腔、腹腔等浆膜腔内均见积液，外阴部亦可见严重水肿。

①床铺应平整、干燥、清洁，内衣裤应柔软、宽松、勤换洗。

②清洗时动作应轻柔，避免擦伤皮肤；活动时注意安全，避免撞伤、跌伤皮肤；用热水袋取暖时注意做好保护措施，避免烫伤皮肤。

③做各种穿刺前要严格消毒皮肤，静脉穿刺前应先推开皮下水分，从显露出的静脉进针，拔针后用无菌干棉球按压穿刺部位，防止药液或组织液从针口渗漏出来。

④协助长期卧床的患者定时翻身，及时清理大小便。

(5)准确留取检验标本

①尿蛋白定量测定的准确性直接影响临床检验结果的可靠性，应按要求准确留取，指导临床治疗。

②方法：晨7:00时排空膀胱，以后尿液全部留于清洁容器内直至次日晨7:00时，将最后一次尿液排入容器内。准确计量尿液总量，混匀后留取20ml于无菌尿杯中送检。

③留置尿管患者，晨7:00时排空膀胱，将集尿袋中尿放尽，以后尿液全部留于清洁容器内直至次日晨7:00时，将集尿袋中尿液全部放入容器内。准确计量尿液总量，混匀后留取20ml于无菌尿杯中送检。

2.病情观察

(1)急性肾小球肾炎多见于儿童，常有前驱感染史。几乎均有肾小球源性血尿、肾炎性水肿，30%可见肉眼血尿，可伴有蛋白尿。80%出现轻中度高血压，肾功能一过性受损时表现为轻度的氮质血症。

(2)慢性肾小球肾炎以青中年男性多见，以蛋白尿、血尿、高血压、水肿为典型特征，早期乏力、疲倦、腰痛、食欲缺乏，有不同程度肾功能减退，病情迁延发展为慢性肾衰竭。护理措施如下。

①密切观察血压变化，血压突然升高或持续可加重肾功能恶化。

②观察水肿消长，注意有无胸腹腔积液的征象。

③监测尿量变化，尿量迅速减少，肌酐、尿素氮升高提示肾衰竭发生。

(3)糖尿病肾病、系统性红斑狼疮等可继发肾病综合征，以大量蛋白尿、低蛋白血症、肾病性水肿、高脂血症为典型表现。护理中监测生命体征、体重、出入量的变化。如体温升高、咳嗽、咳痰、胸痛、下肢疼痛等提示常见感染、栓塞、急性肾衰竭等并发症的发生。

3.用药护理

(1)利尿药：常用呋塞米，静脉给药。可增加水、钠、钾、氯等的排泄，同时扩张肾血管，增加肾血流量。用药持续时间5分钟至2小时，应观察患者尿量变化。连续应用谨防低钠血症、低钾血症的发生。

(2)降压药：高血压加速肾小球硬化，促进肾功能恶化，因此控制高血压十分关键。血管紧张素转换酶抑制药(ACEI)类药物(卡托普利、福辛普利等)，除具有降压作用外，还有减少尿蛋白的肾保护作用，是慢性肾炎患者控制高血压的首选药物。肾功能不全者应防止高血钾，少数患者有持续性干咳的不良反应。

(3)糖皮质激素：用药期间应严密观察用药疗效及可能出现的不良反应。

不良反应：①满月脸、痤疮、向心性肥胖。②易激动、烦躁、失眠。③血压升高、血糖升高、电解质紊乱、消化性溃疡等。④对感染的抵抗力减弱。

护理：①告知患者及家属合理用药的重要性，强调不可擅自增加或骤停激素。②口服激素宜饭后服用，以减少对胃黏膜的刺激。③密切观察患者的精神状态、生命体征、皮肤及情绪的变化。④观察血糖、尿糖的变化。⑤做好皮肤护理，痤疮可用清水擦洗，不可用手挤。⑥大剂量治疗时，预防发生感染。

(4)细胞毒类免疫抑制药：仅用于减、撤激素后复发的患者，激素依赖或对激素不敏感的肾病综合征患者，一般不作为首选药物。常用吗替麦考酚酯分散片(赛可平)、环磷酰胺(CTX)等。其不良反应主要包括腹泻、白细胞减少等。

护理：①告知患者及家属按疗程用药，不可擅自增加或骤停药量。②饭后服用，以减少对胃黏膜的刺激。③用药期间定期检测血白细胞及肝功能。

4.并发症的护理

(1)心力衰竭:成年及老年急性肾炎患者常有程度不等的心力衰竭,其原因主要是循环血容量急骤增加所致。多为左心衰竭。护理中应注意病情观察,持续低流量吸氧,取半卧位休息,改善呼吸困难。

(2)感染:肾病综合征的常见并发症,常为呼吸道、泌尿道、皮肤感染,应做好病室的空气消毒,减少探视人次,防寒保暖,保持皮肤清洁干燥避免损伤。

(3)血栓、栓塞:肾病综合征患者处高凝状态,易发生血栓栓塞,以肾静脉血栓最为常见。观察患者有无腰痛、下肢疼痛、胸痛等,判断是否合并肾静脉、下肢静脉、冠状血管血栓。

(4)急性肾衰竭:少数患者可出现急性肾衰竭,护理中应准确记录 24 小时出入量,严密观察患者生命体征,注意有无少尿、无尿,及肌酐、尿素氮升高等。

5.心理护理

(1)病程长,反复发作,长期服药疗效差、不良反应大,预后不良,患者易产生悲观、恐惧等不良情绪,心理负担和经济负担加重,应多关心、巡视患者,注意情绪变化。

(2)积极与患者沟通,使患者保持良好的心理状态。

(3)因服用糖皮质激素造成患者形象的改变,应鼓励患者说出内心感受。

(4)对于疾病微小的进步都应给予充分的认可,使他们重建信心。

【健康教育】

1.保持环境清洁、空气流通、阳光充足;加强营养,注意休息,避免剧烈运动和过重的体力劳动;注意个人卫生,预防感染,如出现感染症状时,应及时治疗。

2.严格按照饮食计划进餐,控制出入量。

3.学会有关疾病的家庭护理知识,如记录尿量、自测血压等。出院后坚持定期门诊随访,密切观察肾功能的变化。

4.坚持遵医嘱用药,掌握各种药物的服用方法、用药过程中的注意事项;不使用对肾功能有害的药物,如氨基糖苷类抗生素、抗真菌药等。

5.在血压和尿素氮正常时,可安全妊娠。如有病情变化,应遵医嘱避孕。

6.能明确不良心理对疾病的危害性,学会有效的调适方法,保持心境平和,积极配合。

第五节 血液系统疾病

一、缺铁性贫血

【概述】

缺铁性贫血(iron deficiency anemia,IDA)是因为体内储存铁缺乏,影响血红蛋白合成所引起的贫血。其特点是骨髓、肝、脾等器官组织中缺乏可染色铁,血清铁浓度、转铁蛋白饱和度和血清铁蛋白降低，典型的呈小细胞低色素性贫血。临床表现为疲乏无力、面色苍白、心悸气急、头晕眼花、食欲缺乏、腹胀、舌炎、口角炎等。其病因为慢性失血、铁吸收不良、摄入铁不足或需铁量增加。实验室检查示血清铁低于 10.7μmol/L。

【护理】

1.护理评估

(1)病史、身体评估：应了解患者饮食习惯，有无溃疡病史，间断痔疮出血；女患者是否有月经量多，妊娠期、哺乳期妇女应了解营养状况等。

(2)症状和体征：查体除贫血体征外，可能表现舌乳头萎缩、表面光滑，皮肤、毛发干燥，有时可见反甲。

(3)实验室检查：评估血常规结果，血红蛋白减少，血清铁、血清铁蛋白明显降低，骨髓细胞外铁染色消失。

(4)社会心理评估：评估患者的情绪及心理反应。

2.护理措施

(1)休息与活动：轻、中度贫血者活动量以不感到疲劳、不加重症状为度，血红蛋白在 40g/L 以下者应卧床休息。

(2)饮食护理：补充营养和含铁量丰富的食物，如肉类、动物血、香菇、肝、豆类、蛋黄、菠菜等，要注意多样化及均衡饮食。

(3)病情观察：观察贫血的一般症状，如全身倦怠、头晕、皮肤黏膜苍白、心悸、呼吸困难及水肿等。

(4)药物护理：①口服铁剂宜饭后或餐中服用，避免与茶、咖啡、蛋类、乳类等不利于铁剂吸收的食品同时服用；口服液体铁剂时应使用吸管，避免牙齿染黑。②注射铁剂应采取深部肌内注射，并经常更换注射部位。静脉注射铁剂的速度宜缓慢、匀速，备好急救药品以防发生过敏性休克。

(5)输血护理：输血治疗时，应做好输血前准备并密切观察输血反应。

3.健康指导

(1)帮助患者及家属掌握疾病的病因、治疗及自我护理的方法。

(2)加强营养，纠正偏食习惯，多食用含铁多的食物。

(3)遵医嘱按时、按量服药，定期复查血常规。

4.护理评价　经过治疗和护理，评价患者是否达到：①能正确认识本病，接受治疗和护理。②贫血得到改善，体力增强。③患者的血常规及血清铁蛋白、总铁结合力等化验结果均恢复正常。④患者了解自己贫血的病因并知道如何预防。

二、再生障碍性贫血

【概述】

再生障碍性贫血(aplastic anemia，AA)简称再障，是多种原因致造血干细胞的数量减少和

(或)功能异常而引起的一类贫血。病因不明,主要表现为骨髓造血功能低下,全血细胞减少和贫血、出血、感染。急性再障发病急,贫血呈进行性加剧,常伴严重感染、内脏出血。慢性再障发病缓慢,以贫血表现为主,感染、出血均较轻。

【护理】

1.护理评估

(1)健康史:评估患者有无慢性疾病、家族史及病毒感染。

(2)诱发因素:评估患者居住及工作环境有无化学药物接触史、电离辐射接触史。

(3)症状和体征:评估患者有无贫血,皮肤瘀点、瘀斑,口鼻腔出血,是否存在感染症状。

(4)实验室检查:评估血常规及骨髓象的结果。

(5)社会心理评估:评估患者起病后情绪及心理反应。

2.护理措施

(1)休息与活动:根据患者贫血的程度适当休息与活动,轻、中度贫血者活动量以不感到疲劳、不加重症状为度;重度贫血者绝对卧床休息。

(2)病情观察:①急性型患者注意观察发热、出血部位及程度,警惕严重感染和颅内出血。②慢性型患者应观察贫血程度、药物疗效及有无转为急性型倾向。

(3)一般护理:①高热时按高热护理常规,避免用酒精擦浴。②严格执行无菌操作,做好患者全身皮肤清洁卫生,尤其要做好口腔、会阴部、肛门的护理,防止感染。③注意观察患者血常规变化,白细胞低者应住单人病室或层流病室以减少感染的发生。

(4)心理护理:向患者及家属讲解疾病的发病原因及坚持长期治疗的意义,树立战胜疾病的信心。

3.健康指导

(1)识别和避免诱发因素:在医生指导下应用药物,避免接触和滥用对造血系统有损害的化学、物理因素和药物。

(2)预防感染和出血:注意个人卫生,饮食宜营养、清淡并保证清洁,注意保暖,避免受凉。适当活动,避免外伤。

(3)识别病情变化:如出现内脏出血或头痛、呕吐等颅内出血的征兆时要及时联系医务人员以寻求帮助。

(4)社会家庭支持:让患者及家属认识到该病治疗周期长,要为患者创造一个愉悦氛围的环境,以利于疾病的恢复。

4.护理评价 经过治疗和护理,评价患者是否达到:①患者能耐受一般活动,生活能自理。②能说出预防感染的重要性。③能描述引起或加重出血的危险因素,并能采取有效的预防措施。④能正确认识和接受现存身体外形的变化,遵医嘱服药。

三、出血性疾病

【概述】

出血性疾病(hemorrhagic disorders)是由于正常的止血机制发生障碍,引起自发性出血或轻微损伤后出血不止的一组疾病。其发病机制有三方面因素:血管壁的异常、血小板质或量的改变、凝血功能的障碍。临床上常见病有过敏性紫癜(allergic purpura)、特发性血小板减少性紫癜(idiopathic thrombocytopenic purpura,ITP)、血友病(hemophilia)等。

【护理】

1.护理评估

(1)健康史:患者有无过敏史、慢性疾病及家族史。

(2)诱发因素:患者饮食、营养状况、职业及居住环境等。

(3)症状和体征:患者出血发生的年龄、部位、持续时间、出血量及范围,如出血点或紫癜多为血管、血小板异常所致;而深部血肿、关节出血等则提示可能与凝血障碍等有关。

(4)实验室检查:评估筛选试验、确诊试验及特殊试验的结果,如束臂试验、血小板计数及凝血时间测定等。

2.护理措施

(1)休息与活动:有出血倾向时应卧床休息,对关节型患者在出血停止、关节消肿后应鼓励下床活动。

(2)饮食护理:依据病情选用流食、半流食或普食,宜软食、少渣,防止消化道出血。

(3)病情观察:①内脏出血期注意观察出血量、生命体征和神志变化。②皮肤黏膜出血注意观察出血部位、范围。③眼底出血要警惕颅内出血。

(4)预防出血:①避免使用阿司匹林等影响血小板功能、延长出血时间的药物。②除去过敏原污染,如食物或药物过敏因素。③执行操作动作应轻缓,避免损伤组织发生出血。

(5)心理护理:给患者讲述疾病的有关知识,避免情绪紧张及波动,积极配合治疗。

3.健康指导

(1)识别和避免诱发因素:减少过敏原的接触,保持适当的休息与体育运动,增加机体抵抗力。

(2)保持排便通畅,避免身体挤压和碰伤,定期复查血常规,有出血倾向及时就诊。

(3)保持良好的情绪、充足的睡眠,以促进身体的恢复。

4.护理评价　经过治疗和护理,评价患者是否达到:①能基本了解本病,愿意配合,接受治疗。②患者存在的出血停止,血小板计数升至安全范围或恢复正常。③能基本掌握本病的用药方法,避免使用影响血小板或凝血功能的药物;了解关节出血、消化道出血及颅内出血的表现。

四、白血病

【概述】

白血病(leukemia)是一类起源于造血干细胞的恶性克隆性疾病。其特点是白血病细胞失去进一步分化成熟的能力而停滞在细胞发育的不同阶段,在骨髓和其他造血组织中广泛而无控制地增生,并浸润、破坏全身各组织器官,产生各种症状和体征,而正常造血功能受抑制,外周血中出现幼稚细胞。临床上常有贫血、发热、出血和肝、脾、淋巴结不同程度肿大等表现。根据白血病细胞的成熟程度和自然病程,将白血病分为急性和慢性两大类。其次,根据主要受累的细胞系列可将急性白血病分为急性淋巴细胞白血病和急性髓细胞白血病。

【护理】

1.护理评估

(1)一般情况:患者的职业和工作环境,既往健康状况,近期使用药物情况和家族史。

(2)症状和体征:患者有无发热、贫血、出血及白血病细胞浸润相关表现。

(3)实验室检查:血常规结果,骨髓穿刺的结果,免疫学检查及染色体和基因检查的结果。

(4)社会心理评估:患者的情绪是否稳定。

2.护理措施

(1)休息与活动:根据患者贫血的程度进行相应的休息与活动,轻、中度贫血的活动量以不感到疲劳、不加重症状为度;重度贫血绝对卧床休息,防止晕厥。

(2)饮食护理给予高热量、高蛋白、富含维生素、易消化饮食,避免刺激性食物,防止口腔黏膜破溃出血。

(3)病情观察:①观察贫血及组织器官浸润的表现,注意出血部位及程度,如有剧烈头痛、恶心、呕吐、视物模糊等颅内出血早期症状,应及时告知医生,配合紧急处理。②化疗药物不良反应的观察:局部血管反应、骨髓抑制、消化道反应、肝、肾功能损害、尿酸性肾病等。

(4)药物护理:①注射化疗药物注意合理使用静脉,选择较粗直的静脉,避开关节,尽量不选择下肢血管输注化疗药物:静脉穿刺后先用生理盐水输注,输完后再用生理盐水10～20ml冲洗后拔针;输注外渗时立即停止输注,紧急对局部进行处理。②许多化疗药物可引起恶心/呕吐、纳差等消化道反应,及时清除呕吐物,保持口腔清洁,饮食以清淡、半流质为主。③大剂量化疗药物的使用可引起严重的骨髓抑制,要及时观察血常规及骨髓受抑制的情况;注意观察患者有无黄疸、血尿等肝肾功能损害的情况;鼓励患者多饮水,每天饮水量3000ml以上,以利于尿酸和化疗降解产物的稀释和排泄,预防尿酸性肾病。

(5)一般护理:①高热时按高热护理常规,禁用酒精擦浴。②做好患者化疗及放射线治疗前、后的护理。③鞘内注射化疗药物后去枕平卧4～6小时,注意观察有无头痛、发热等反应。④重度贫血者给予一级护理,护士落实患者的生活护理;轻、中度贫血者可给予二级护理,护士协助患者完成擦洗等生活护理项目。

(6)预防感染:①保持病室清洁,空气流通,当成熟粒细胞绝对值≤0.5×10^{9}/L时,应安排入层流病房或层流床进行保护性隔离,防止交叉感染。②注意个人卫生,保暖,避免受凉,做好口腔、鼻腔及肛周皮肤护理,防止继发感染。

(7)心理护理:指导患者和家属正确对待疾病,保持乐观精神,提高生存的信心。

3.健康指导

(1)对疾病的认识:能了解本病的治疗方法,积极配合各种治疗方案。能理解坚持治疗的意义。

(2)活动与饮食:缓解期应保持良好的生活方式,适当进行健身活动,提高机体抗病能力。饮食应富含营养、清淡、少刺激、避免辛辣的食物。

(3)预防感染和出血:注意个人卫生,少去人群拥挤的地方,注意保暖防止受凉。勿用牙签剔牙、用手挖鼻孔、避免创伤等。定期到门诊复查血常规,发现出血、发热及骨、关节疼痛要及时就医。

(4)用药指导:严格遵医嘱服药,不要使用对骨髓造血系统有损害的药物和含苯的染发剂等。

4.护理评价　经过治疗和护理,评价患者是否达到:①能了解本病发生的可能原因,尽量避免有害因素,合理安排休息和饮食。②能描述引起或加重出血的危险因素,积极采取预防措施,减少或避免了出血。③能说出预防感染的重要性,积极配合治疗和护理。④能说出常用化疗药物的不良反应,积极采取预防措施。⑤正确对待疾病,情绪稳定。

五、淋巴瘤

【概述】

淋巴瘤(lymphoma)是原发于淋巴结和淋巴组织的恶性肿瘤,是免疫系统的恶性肿瘤。根据组织病理学改变,淋巴瘤可分为霍奇金病(Hodgkin disease,HD)和非霍奇金淋巴瘤(non Hodgkin lymphoma,NHL)两大类。淋巴瘤的临床特征性表现是无痛性、进行性淋巴结肿大,常伴有肝脾肿大,可伴发热,晚期有贫血、恶病质。

【护理】

1.护理评估

(1)一般情况:患者有无病毒感染,既往健康状况。

(2)症状和体征:患者有无发热,皮下结节、浸润性斑块等。体格检查有无肿大的淋巴结。

(3)实验室检查:患者的血常规、骨髓象。

(4)辅助检查:患者的淋巴结活检,胸部 CT 等。

(5)社会心理评估:患者的情绪是否稳定,能否积极配合治疗。

2.护理措施

(1)休息与活动:病情严重者要卧床休息,限制活动,注意安全。

(2)饮食护理:需进食高热量、高蛋白质、高维生素、清淡、易消化的饮食;忌油腻、粗硬及辛辣的食物。

(3)病情观察:密切观察有无深部淋巴结肿大引起的压迫症状。

(4)发热护理:高热时按高热护理常规,禁用酒精擦浴。

(5)药物护理:化疗药遵循现配现用的原则,注意观察药物的不良反应,如局部血管反应、骨髓抑制、消化道反应、肝肾功能等。

(6)预防感染:注意个人卫生及保暖,防止受凉。保持病室清洁、整齐,开窗通风,防止交叉感染。

3.健康指导

(1)对疾病的认识:能了解本病的治疗方法,积极配合各种治疗方案。能理解坚持治疗的意义。

(2)活动与饮食:缓解期应保持良好的生活方式,适当进行健身活动,提高机体抗病能力。饮食应富含营养、清淡、少刺激、避免辛辣的食物。

(3)自查方法:教会患者自查淋巴结的方法。定期复诊,预防复发。

4.护理评价　经过治疗和护理,评价患者是否达到:①能基本了解本病,积极配合治疗。

②能说出本病的特点、用药方案及化疗药物的不良反应。③能掌握预防感染的重要性并做好预防准备。④能进行淋巴结的自查，发现异常，立即到医院就诊。⑤患者的心理状态稳定。

六、骨髓移植

【概述】

骨髓移植(bone marrow transplantation，BMT)是造血干细胞移植的一种，指将异体或自体的骨髓植入到受者体内，使其造血功能及免疫功能重建，从而达到治疗某些血液系统和非血液系统疾病的目的。其分类有同基因骨髓移植、异基因骨髓移植、自体骨髓移植、混合造血干细胞移植等。临床上主要用以治疗各种造血细胞质或量异常所致的疾病，其中以恶性血液病、再生障碍性贫血为主。常见的并发症有感染、移植物抗宿主病(GVHD)、出血等。

【护理】

1.护理评估

(1)一般情况：患者及家属的配合程度，患者的生活自理能力。

(2)辅助检查：移植前患者所做的各项检查结果。

(3)社会心理评估：患者的情绪及心理承受能力。

2.护理措施

(1)移植前的护理

1)供者准备：选用 HLA 相合的同胞作为最合适供者，移植前 2 周对供者进行循环采血。

2)无菌层流室的准备：室内一切物品需经清洁、消毒、灭菌处理，室内不同空间采样，行空气细菌监测合格后患者方可进入。

3)患者准备：①心理护理：对患者及家属详细讲解骨髓移植的方法、过程和相关知识，使其有充分的思想准备和经济准备，鼓励患者树立战胜疾病的信心。②进行全面的身体检查。③无菌护理：进行口、眼、鼻、耳、肠道的无菌准备，行药浴，更换无菌衣裤后进入无菌室。④移植前 1 天行中心静脉插管。⑤预处理：是指全身用射线照射和使用免疫抑制剂。其目的是杀灭受者的免疫活性细胞，使之失去排斥外来细胞的能力，从而允许供者的骨髓植入而使造血功能重建，同时还可消灭体内的异常细胞起到一定的治疗作用。执行预处理方案时需密切观察病情变化，鼓励患者多饮水，每天入水量 4000ml 以上，防止尿酸性肾病的发生。

(2)术中护理：①正确采集骨髓或外周血造血干细胞，并保证足够的细胞数。②骨髓液回输：在无菌层流室 6 小时内输完，每袋骨髓液至最后 5ml 时应留在袋中弃去，以防脂肪颗粒进入血液循环引起肺栓塞，外周血干细胞不需过滤。③病情观察：监测生命体征的变化，并注意观察患者有无胸闷、气促等情况，配合医生做好相应处理。

(3)移植后护理

1)心理护理：护士应多与患者交谈，调节患者情绪，传递家属信息，以解除患者的恐惧心理和孤独感，充分调动患者的积极性。

2)并发症护理：①感染：是最常见的并发症，对骨髓移植患者必须实行全环境保护。严格执行无菌环境的清洁及消毒隔离制度。落实患者的各项无菌护理。加强扩胸运动，防止肺部感染。严密观察生命体征及病情变化。②出血:每天监测血小板计数,观察皮肤、胃肠道、颅内有无出血倾向,必要时输注浓缩血小板。③排异反应:表现为移植后患者的血细胞逐渐上升而后又下降,骨髓造血细胞由增生好转又返回原有水平,因此移植后每天或隔天需做血常规检查。④移植物抗宿主病(GVHD):环孢素和甲氨蝶呤是预防急性 GVHD 的主要药物,用药过程中要严密观察药物的不良反应,定期检测肝肾功能及血药浓度。⑤血液制品需经 γ 射线 25～30Gy 照射后或经专业过滤器过滤后方可输入。⑥观察患者全身皮肤有无斑丘疹、水疱、脱屑等情况。⑦肝静脉闭塞病:移植后 7～12 天密切观察患者有无腹胀、体重增加、肝区疼痛、黄疸等情况,每天测体重、腹围 1 次,并注意监测肝功能和凝血功能。

3)饮食护理:给予高蛋白、高热量、富含维生素、易消化无菌饮食,如经微波炉或高压蒸汽消毒的饮食,并根据患者口味调节烹调方法,以增进食欲。

4)休息与活动:保证充足的休息与睡眠,病情允许可指导患者适当地进行室内活动,注意安全。

3.健康指导

(1)保证充足的休息与睡眠,进行适宜的活动与锻炼,保持乐观和良好的情绪。

(2)饮食富有营养,维持饮食平衡,保证足够的水分摄入。

(3)注意自我防护,防止感染。

(4)定期复查血常规和进行骨髓穿刺检查,若有不适,及时就医。

4.护理评价　经过治疗和护理,评价患者是否达到:①稳定的心理情绪,恐惧和不安感明显减轻或消失。②患者了解空气层流病房的环境。③能够自行完成层流病房内部分自我护理,了解入层流室的意义。

第六节　风湿免疫系统疾病

一、类风湿关节炎

类风湿关节炎(theumatoid arthritis,RA)是一种的慢性、进行性关节病变为主的全身性自身免疫性疾病。其特征是对称性关节炎,以双手、腕、肘、膝、踝和足关节的疼痛、肿胀和晨僵为常见。

【常见病因】

病因学类风湿关节炎的发病可能是一种受抗原驱动的“激发-连锁免疫反应”的过程。感染和自身免疫是 RA 发病和病情迁延的中心环节,而内分泌、感染、遗传和环境因素则增加了 RA 的易感性。这些因素在发病过程的不同阶段发挥了不同的作用。因此,RA 的发生是上述几种或多种因素共同的结果。

【临床表现】

1.起病方式

(1)慢性发病型:超过50%的RA患者呈隐匿性发病。该型起病多以全身症状为主,如疲乏、不适或伴有全身肌肉疼痛。关节肿痛可出现多个部位,此起彼伏。RA患者的慢性关节炎可导致关节周围肌肉萎缩和肌无力等。部分患者可有低热、疲乏及体重减轻等全身表现。

(2)急性发病型:5%~15%的患者属急性发病型,尤其多见于老年患者,关节肿痛等症状可在几天内出现。

(3)亚急性发病型:该型占RA的5%~15%,其受累特点与急性型相似,一般在一周或数周内出现,全身表现较重。

2.关节受累的特点　本病最初受累的关节多为近端指间关节、掌指关节和腕关节在RA最具特征,其他为肘关节、颞颌关节及胸锁关节等。

3.典型的关节表现

(1)晨僵:清晨睡醒后感到病变关节或附近肌肉发僵,翻身及下床活动不灵,手握拳不紧,难以完成扣衣扣动作,以及步行困难等,需要经过肢体缓慢活动后,这种发僵感才能得到明显减轻。

(2)疼痛和触痛:多数患者有明显的关节疼痛和按压痛。

(3)肿胀:主要是由于关节腔积液、滑膜增生及组织间水肿而致。

(4)关节畸形:早期如未得到及时合理的治疗,大多数患者最终会发展为关节破坏和畸形。

(5)骨质疏松:与成骨细胞功能的降低、溶骨作用增加、钙吸收减少有关。

4.不同关节的表现　手关节呈梭形肿胀、"纽孔花"样畸形、"天鹅颈"样畸形、尺侧偏移畸形;腕关节呈尺腕背侧半脱位、腕骨桡侧移位伴月骨尺侧移位;也可累及足关节、膝关节。

5.关节外表现　为血管炎、类风湿结节、心脏和胸膜受累等。

【辅助检查】

1.血液化验　全血细胞计数、血沉、C反应蛋白(CRP)测定、类风湿因子、肝肾功等

2.X线检查　手、足及病变部位。

3.关节液检查。

【治疗原则】

包括早期治疗、联合用药、个体化治疗方案、功能锻炼。

【护理】

1.护理评估

(1)病因:患者有无感染、遗传、寒冷、潮湿、外伤、吸烟等因素。

(2)主要临床表现:患者有无疲乏、不适、关节肿痛、晨僵、关节畸形表现和疼痛评分。

(3)精神情感状况。

(4)护理查体:触痛、关节肿胀、关节畸形、关节活动范围。

(5)辅助检查:类风湿因子、抗核周因子、抗角蛋白抗体红细胞、白细胞、血小板及急时相反应指标如C反应蛋白、血沉等。

2.护理要点及措施

(1)疼痛的护理:疼痛的关节可出现于多个部位,严重影响RA患者的生存质量。RA患者的主要治疗目的在于减轻炎症,抑制病变不可逆骨质破坏,尽可能保护关节肌肉的功能。

①疼痛的评估:每日评估疼痛的程度,疼痛的程度可用视觉分级评定法(VAS)进行半客观量化。以10cm长的标尺,0为不疼痛,10cm为最大疼痛。患者自行在标尺上标出疼痛得分,护士应及时记录,并根据疼痛程度采取相应的护理措施。

②疼痛的干预:物理疗法如:热疗法、水疗法及按摩等可起到缓解疼痛。必要的药物治疗、音乐疗法及心理治疗均为有效的疼痛干预措施。

③认知一行为的干预对关节炎疼痛的管理:CBT(cognitive-behavioral therapy)途径作为一种创新的治疗方法,有效的管理风湿性疾病患者疼痛和能力丧失问题。CBT包括3个基本的因素即:治疗的基本理论、应对技能训练和应对训练中的预防挫折发生的方法。其中应对技能训练包括放松法、想象训练、活动与休息循环训练法、认知重建训练法。接受CBT治疗的患者有效地降低了病情进展、治疗费用、抑郁、焦虑和不能自理的水平。

(2)提高日常生活活动能力护理

①RA患者日常生活活动能力的评价。手功能的评价,包括手的抓、握功能两个方面,抓握功能有手握、柱状握和精细拿捏三种类型;非抓功能是指将手静态地保持伸展或屈曲的位置上的功能,如折书报、抚平床单等职业能力。家庭社会经济状况评价了解患者的职业和家庭状况,有利于适时调整患者工作状态和心态。

②个人作业训练:根据患者病情鼓励做自己力所能及的工作。应鼓励尽量完成日常生活训练,如进食、取物、梳洗、拧毛巾、穿脱衣物等。对已出现功能障碍的患者,为达到生活自理。

③运动练习:在疾病的急性期、有全身症状以及其他活动性病变,是进行运动训练的禁忌证。亚急性期可做关节活动范围内的被动和主动运动、静力运动。慢性期主要进行伸展性锻炼,等长、等张的需氧锻炼。a.被动锻炼基本要点:一是固定,可减少关节负重,缓解疼痛,固定时可辅助牵引。二是注意被动活动,可用摆动、震动和牵张的形式进行。b.主动锻炼主要运动形式有:静力收缩(等长收缩),指只有肌肉收缩,肌肉长度保持不变,而没有关节活动。适用于保持和恢复患者的肌力。动力锻炼(等张性收缩),指肌肉收缩时伴有肢体移动,和关节在正常活动范围内的活动。锻炼时注意不要引起疼痛。c.耐力锻炼通过耐力锻炼可增加病人的氧容量,改善心肺功能,如骑车、游泳、舞蹈等锻炼。

(3)药物治疗的护理

①口服药物是治疗类风湿关节炎患者的主要途径,应讲解药物的治疗作用和不良反应。根据RA药物治疗须早期施用、缓慢起效、长期服药以及高度个体化的特点,护理上应加强药物治疗的心理护理,使病人放下思想包袱,早期接受治疗。

②加强患者的依从性,保证疗效。在抗风湿药物特别是慢作用药缓慢起效的过程中,坚持在医师指导下长时程规则用药,增强其对治疗的依从性,避免多处就诊,反复调换用药,从而避免延误治疗时机。

③熟悉治疗药物种类,做好不良反应的监测。治疗类风湿关节炎的主要药物包括4类即非甾体抗炎药、病变缓解性抗风湿药、免疫抑制药和糖皮质激素。a.非甾体抗炎药(NSAIDs):

是一类具有抗炎、解热和镇痛作用的药物，NSAIDs 主要是通过抑制前列腺素(PG)环氧化酶(cox)，阻止花生四烯酸转化为 PG 而发挥镇痛消炎和解热作用。目前常用的 NSAIDs 有：阿司匹林、吲哚美辛、萘普生、布洛芬双氯酚酸、美洛昔康、尼美舒利、塞来昔布等。NSAIDs 的主要不良反应表现在以下几个方面。胃肠道不良反应：血液系统可见白细胞、血小板降低过敏反应神经系统症状，根据 NSAIDs 的不良反应，护士应合理给药时间，应在患者进食 30 分钟内给药，以减少胃部刺激症状。注意观察相应不适症状。b.具有阻止类风湿关节炎(RA)病情发展的一类药物统称改善病情抗风湿药(disease modifying anti-rheumatic drugs，DMARDs)，或病情缓解药(remission-inducing drugs)。主要种类 DMARDs 包括慢作用抗风湿药和免疫抑制药两类。抗疟药(羟氯喹和氯喹)、柳氮磺胺吡啶、青霉胺、金制剂，他们不具备即刻的临床疗效，而是数周或数月后才开始缓慢起效，故称为慢作用抗风湿药。柳氮磺胺吡啶(SASP)：不良反应主要有恶心、呕吐、厌食、肝损害、皮疹，偶见白细胞、血小板减少。对磺胺类药物过敏者勿用。抗疟药：临床上常用的抗疟药有羟氯喹和氯喹。服药后 3～6 个月起效。常见的不良反应为皮疹、视网膜损害，故应定期做眼底检查。羟氯喹比氯喹不良反应少。c.免疫抑制药：常用的免疫抑制剂有甲氨蝶呤(MTX)、来氟米特、环孢素 A 等。可能与抑制二氢叶酸还原酶有关，它使细胞内叶酸缺乏、核蛋白合成减少，从而抑制细胞增殖及复制。不良反应主要有肝损害、骨髓抑制、胃肠道症状、皮疹，偶有肺纤维化。d.糖皮质激素。能用非甾体消炎药控制症状的，应尽量不用糖皮质激素。糖皮质激素没有改变病情的、阻止关节侵蚀破坏的作用，故应与病情改变药联合使用。RA 是一个慢性病程，并多于中老年发病，激素相关的不良反应会更加明显。因此，使用糖皮质激素，特别是长期使用糖皮质激素不宜提倡，避免使用不当出现感染及无菌性骨坏死等危害。

3.健康教育

(1)避免使病情加重或复发的因素。环境潮湿、气候寒冷、过度疲劳、精神刺激及生活不规律等，都可使 RA 患者关节症状加重，应设法避免。

(2)坚持关节功能锻炼，保持关节的功能位。类风湿关节炎急性炎症控制后，即应开始关节功能锻炼。关节锻炼，可以增加肌力，防止关节挛缩、强直和肌肉萎缩。锻炼要循序渐进，持之以恒。类风湿关节炎患者可出现关节畸形、活动受限，个别关节可能完全不能活动因而影响工作和日常生活，甚至部分晚期病人生活不能自理。为了防止这种不良后果产生，应该告诉患者，患病后即应使自己的病变关节尽可能处于正常功能状态。

(3)定期复查。在接受药物治疗期间应定期到门诊复查，以便医师及时了解患者对药物治疗的反应、疗效，以及可能产生的不良反应，随时根据病情调整治疗方案。即使在治疗过程中疗效或不良反应均不明显，治疗方案暂时不变者，也应定期到门诊检查血、尿常规以及肝、肾功能。通常在接受药物治疗前先进行有关检查，便于和治疗后做对照。以后每 2～4 周复查 1 次，如无异常，可延长至 1～2 个月甚至 3 个月或 6 个月复查 1 次。具体情况由接诊医师安排。

(4)合理饮食。补充足够的蛋白质、糖和维生素，食物以易消化为宜，避免刺激性以及生冷硬的食物。对于服用非激素类抗炎药物或皮质激素的患者，如有水肿或血压高并发症时，还需要适当控制水分和盐的摄入。

二、系统性红斑狼疮

系统性红斑狼疮(SLE,Systemic Lupus Erythematosus,SLE)是一种原因未明,以多系统或器官病变和血清中出现多种自身抗体为特征的自身免疫性疾病,发病高峰年龄 15～45 岁,女性患病是男性的 9～13 倍。

【常见病因】

系统性红斑狼疮的病因目前不明,但普遍的看法认为是环境因素(药品、毒物、饮食、感染等)作用于一定遗传背景(包括组织相容抗原、细胞因子、细胞受体、细胞因子受体等)表达的不同型别,包括性激素的影响诸因素作用形成的结果。因此,遗传素质很强则弱的环境也可引起发病、反之遗传素质不很强,但环境刺激足够强也可致病。

【临床表现】

1.一般症状　疲乏无力,发热和体重下降。

2.皮肤黏膜　分为特异性和非特异性两类。

(1)特异性:表现为蝶形红斑、亚急性皮肤红斑狼疮、盘状红斑和新生儿狼疮。

(2)非特异性:表现为光过敏、脱发、口腔溃疡、皮肤血管炎、雷诺现象、荨麻疹样皮疹,少见的还有狼疮脂膜炎或深部狼疮及大疱性红斑狼疮。

3.骨骼肌肉　关节痛、关节炎、关节畸形。肌痛、肌无力、炎性肌病见于 5%～11%的患者,但 CK 通常不超过 1000U。

4.心、肺　心包炎、心肌炎、心瓣膜病变、胸膜炎等病变。

5.肾　狼疮肾炎。

6.神经系统　抽搐、精神异常、器质性脑综合征、痴呆和意识改变等。

7.血液　贫血、白细胞减少、血小板减少、淋巴结肿大和脾大。

8.消化系统　食欲缺乏、恶心、呕吐、腹泻、腹水、肝大、肝功异常、胰腺炎等。

9.其他　甲状腺功能亢进或减退、干燥综合征等。

【辅助检查】

1.常规化验　贫血、白细胞、血小板减少、尿检异常、ESR 增快、肝功和肾功异常、血脂、CK 和 LDH 升高等。

2.免疫学检查　补体 C3、C4 和 CH50 降低,抗组蛋白,抗磷脂抗体和梅毒血清反应阳性。

3.皮肤狼疮带　皮损部位阳性率为 86%～90%,前臂非皮损部位 50%,非暴露部位为 30%。

【治疗原则】

1.基本治疗

(1)心理及精神支持。

(2)避免日晒或紫外线照射。

(3)预防和治疗感染及其他合并症。

(4)依据病情选用适当的锻炼方式。

2.药物治疗

(1)非甾体类消炎药(NSAIDs):适用于有低热、关节症状、皮疹和心包及胸膜炎患者,有血液系病变者慎用。

(2)抗疟药:氯喹,主要不良反应为心脏传导障碍和视网膜色素沉着,应定期行心电图和眼科检查。

(3)糖皮质激素:依据病情选用不同的剂量和剂型。

(4)免疫抑制药:①环磷酰胺:对肾炎、肺出血、中枢神经系统血管炎和自身免疫性溶血性贫血有效。②硫唑嘌呤:对自身免疫性肝炎、肾炎、皮肤病变和关节炎有帮助。③甲氨蝶呤:对关节炎、浆膜炎和发热有效,肾损害者需减量,偶有增强光过敏的不良反应。④环孢素A(CsA),目前主要用于对其他药物治疗无效的SLE患者。⑤长春新碱:对血小板减少有效。

(5)其他治疗:大剂量免疫球蛋白冲击,血浆置换,适用于重症患者,常规治疗不能控制或不能耐受,或有禁忌证者。

(6)狼疮肾炎的治疗:①糖皮质激素;②免疫抑制药;③血浆置换与免疫吸附疗法;④大剂量免疫球蛋白冲击治疗;⑤其他:如抗凝血药,全身淋巴结照射及中药,肾功能不全者可行透析治疗。

【护理】

1.护理评估

(1)入院相关因素:首发症状及可能的诱发因素(感染、药物及妊娠)。

(2)皮肤完整性:皮疹形态、发生部位及与日晒、药物和妊娠的关系;有无脱发、黏膜溃疡、雷诺现象和口眼干燥。

(3)关节功能受损情况:受累关节是否对称,关节肿胀持续时间,晨僵情况,是否留有畸形;有无肌痛、肌无力。

(4)多系统受累情况:肾功能受损表现,如尿量、尿蛋白、血尿等;神经精神症状及病史;有无出血倾向:皮肤、牙龈、月经量。

(5)用药情况:激素和免疫抑制药的应用情况,包括剂型、剂量和用药时间及疗效和不良反应。

2.护理要点及措施

(1)加强主动预防观念:SLE是一种免疫介导的疾病,在遗传易感因素基础上经不良因素诱发所致。SLE病情特点之一,即复发和缓解交替出现,只有对危险因素有效控制,才能减少复发次数。部分患者有一定的自我监测病情的意识,但由于受多方面因素的限制,常常不能及时得到专科治疗指导。因此,与主动介绍预防本病复发或加重的相关因素非常重要。

(2)采取有效应对措施,减少并发症的发生:①SLE为一种慢性疾病,临床表现呈多样性。病程中发生频次较高和症状较为严重的并发症为感染、高血压、和精神神经症状等,SLE的活动指数与感染发生平行。为了减少并发症的发生,应加强对患者疾病知识的教育,增进患者自我照护能力。②糖皮质激素是治疗SLE的重要药物之一,治疗中常出现物质代谢和水盐代谢紊乱,需注意其不良反应的发生。糖皮质激素用药后应对电解质的变化监测,并将低血钾、低血钙的临床表现和常规纠治方法常识告诉患者.以保持正常的生理状态。

(3)加强患者自我保健教育,提高生活质量:由于病程长,病情变化大,患者院外生活脱离医护人员监控,所以加强自我保健对预后尤为重要。复发患者对治疗用药目的及不良反应了解不够,部分患者错误地认为该病能够彻底治愈,以致不能坚持正规治疗方案。针对这些情况,应加强对再入院患者疾病相关知识的教育,以达到良好的治疗效果。

(4)心理护理:SLE 患者心理压力较大,特别是糖皮质激素引起所有患者出现体象失调,使患者处于不良的心理状态。护理中要特别重视患者的心理状态,医护人员经常通过耐心细致的解释开导,调动患者主观能动性,以积极的心态去接受治疗。

(5)饮食护理:加强饮食护理,补充足够的蛋白质、糖和维生素,食物以易消化为宜,避免刺激性以及生冷硬的食物。

3.并发症护理

(1)狼疮肾炎患者的护理:肾脏表现是 SLE 最重要的临床表现之一,几乎所有的 SLE 患者在病程中均可出现肾脏受累,肾穿刺活检术成为确定肾脏病变的重要方法。主要护理要点如下。

①密切监测血压,每日 3 次,告知病人在血压较高的时候应卧床休息,避免猛起、猛坐。

②指导病人摄取低盐饮食,避免因摄入过多含钠食物如挂面、熏肉、火腿等食物导致体内钠水潴留引起水肿。

③高蛋白饮食。

④各班次详细准确地记录病人出入量,为医师提供准确的信息,以便及时调整药物治疗方案。

⑤留取 24 小时尿蛋白标本,避免因患者操作不当而影响检查治疗的时间。

⑥应用肾上腺皮质激素时,应做好用药指导,药疗护士、治疗护士应在给药前介绍药物的主要作用和可能存在的不良反应,预防药物引起的骨质疏松和电解质紊乱。

⑦应用甲氨蝶呤等免疫抑制药时,多数患者会存在恶心、厌食等表现,应及时通知医师。

⑧应用环磷酰胺时,为预防出血性膀胱炎,注意督促患者饮水(24 小时内饮温开水 3000ml),并及时观察尿色尿量。

(2)狼疮神经系统受累的护理:神经系统的各个部分均可受累,临床表现多种多样,包括头痛、头晕、注意力下降、各种运动障碍、颅内压升高、癫痫、卒中甚至昏迷状态,因癫痫发作比较突然,护理措施如下。

①立即通知值班医师。癫痫发作时护士必须在病人床旁。

②立即给予病人吸氧、吸痰,迅速将牙垫或压舌板放入病人口中,防止病人舌咬伤或者舌后坠。

③防止病人坠床,必要时给予约束带,但要征得家属同意。

④遵医嘱给予降颅压药物,如甘油果糖、甘露醇等药物,注意观察药物不良反应,如电解质失调等。

⑤遵医嘱给予镇静、抗惊厥药物治疗,注意密切观察病人的呼吸。

⑥做好家属的心理护理。

⑦护理记录单做好详细准确的记录。

4.健康教育

(1)饮食:患者应摄取足够的营养,如蛋白质、维生素、矿物质,饮食以清淡为宜。如果内脏器官受到侵犯,或蛋白尿严重,吃素则会加重营养不良,造成蛋白质过低,影响病情康复。肾病患者的水分、盐分宜做适度限制。若有糖尿病,淀粉与糖分宜适度控制。服用类固醇期间,由于食欲增加,应减少高热量饮食,避免体重快速增加。避免大量的烟、酒或刺激性食物。食物以熟食为佳,少食加工腌制食品。骨质疏松可以使用维生素D、补充钙。

(2)运动:运动可以促进血液循环,增进心肺功能,保持肌肉、骨骼的韧性,对任何人都有助益,狼疮病人自不例外,只要不是伤害性、碰撞性的。不要过度疲劳。避免日晒过多,适当运动是应鼓励的。患者体力较差,宜避免过度劳累或过长的工作,对光敏感者宜避免阳光暴晒的工作。

(3)生活照顾:定期追踪、按时服药。定期追踪可早发现问题,尽早处置。接受药物治疗者每个月就诊1次,已停药者每2～3个月门诊复查1次。

(4)自我检查:养成每日检查身体各部位是否有红斑、瘀点、瘀斑、水肿、皮肤破损等症状,早期发现问题,尽早就诊。

(5)避免日晒:狼疮病人对阳光敏感,是紫外线的β波长所造成的,应尽量避免日照,外出时打伞、戴帽、戴墨镜或穿长袖衣衫。外出前30分钟涂抹防晒霜。

三、强直性脊柱炎

强直性脊柱炎(ankylosing spondylitis,AS)是一种慢性进行性炎性疾病,主要侵犯骶髂关节、脊柱骨突、脊柱旁软组织及外周关节,并可伴发关节外表现。

【常见病因】

流行病学调查结果显示,强直性脊柱炎患病率0.26%。已证实,强直性脊柱炎的发病与人类白细胞抗原(human leukocyte antigen,HLA)-B27密切相关,并有家族发病倾向。

【临床表现】

腰背部或骶髂关节疼痛和(或)发僵:半夜因腰痛醒来,翻身困难;腰背部活动受限甚至脊柱畸形;少数患者发热、疲劳、消瘦、贫血;肌腱末端病;眼色素膜炎;主动脉瓣关闭不全、心脏扩大及传导障碍;肺纤维化;神经系统症状:阳萎、夜间尿失禁、膀胱和直肠感觉迟钝。

【辅助检查】

1.化验检查　全血细胞计数、血沉、C反应蛋白(CRP)测定、HLA-B27、肝肾功能等,免疫学及血、尿、粪常规,必要时做尿粪培养。

2.X线检查　骶髂关节及受累脊柱、外周关节。

3.关节液检查。

4.心电图、胸部X线正位片。

【治疗原则】

1.非药物治疗

(1)功能锻炼能够改善患者的预后。如特定的背部锻炼可改善强直性脊柱炎患者疼痛、僵硬、功能状态和生活质量。指导患者正确进行功能锻炼,目的在于保持脊柱功能位置,增强椎旁肌力和增加肺活量。站立时尽可能保持挺胸、收腹和双眼平视的姿势,坐位应保持胸部直立位。应睡硬板床,多取仰卧位,避免促进屈曲的体位。枕头要低,一旦出现胸椎及颈椎受累,应不用枕头。

(2)减少或避免引起持续疼痛的体力活动。定期测量身高,保持身高记录是防止不易发现的早期脊柱侧弯的好措施。

(3)坚持游泳,使全身得到锻炼,防止脊柱强直。

(4)对炎性或其他软组织的疼痛选择适合的物理治疗。

2.药物治疗

(1)非甾类抗炎药:此药物可迅速改善患者腰背部的疼痛和发僵,减轻关节肿胀和疼痛,从而可增加关节活动范围,用药过程中应注意监测药物的不良反应。对患者的最佳选择要因人而异,强调个体化的原则。

(2)柳氮磺吡啶:特别适用于改善强直性脊柱炎患者外周关节的滑膜炎,不良反应包括消化道不适,皮疹、血细胞减少、头痛、头晕等。磺胺过敏者禁用。

(3)甲氨蝶呤:活动性强直性脊柱炎患者经柳氮磺吡啶和非甾类抗炎药无效时,可用甲氨蝶呤,不良反应包括胃肠不适、肝损伤、肺间质炎症和纤维化、血细胞减少、脱发、头痛、头晕等,故在用药前后应定期复查血常规、肝功能及其他有关项目。

(4)糖皮质激素:少数病例即使使用大量消炎药也不能控制症状时,甲泼尼龙每日 15mg/kg 冲击治疗,连续 3 天,可缓解疼痛。对其他治疗不能控制的下背痛,在 CT 指导下行糖皮质激素骶髂关节注射,部分患者可改善症状,疗效可持续 3 个月左右。应注意口服糖皮质激素治疗不能阻止本病的发展,还会因长期治疗带来不良反应。

3.生物制剂　抗肿瘤坏死因子 α 单克隆抗体——Infliximab 用于治疗活动性或对消炎药无效的强直性脊柱炎。本品的主要不良反应为感染、严重的过敏反应及狼疮样病变。

4.局部治疗　强直性脊柱炎患者在病程中出现虹膜睫状体炎,应接受眼科专家的治疗和随访。单发或多发的肌腱末端炎,因部位表浅使用选择一些非甾类抗炎药的外用剂型,如国内已上市的扶他林乳胶剂(含双氯芬酸)、优迈霜(含依托芬那酯)、布洛芬凝胶及普菲尼德(均含桐基布洛芬)等。在全身治疗的基础上,对单发或少数难以消退的非感染性关节腔积液,可采用关节腔穿刺,先抽出液体再注入糖皮质激素。

【护理】

1.护理评估

(1)病因:是否有家族病史或感染史。

(2)病情评估:采用国际通用的毕氏强直性脊柱炎患者病情评估法和毕氏强直性脊柱炎患者功能指数评估法,评估内容包括疲劳、脊柱痛、外周关节痛、局部压痛、晨僵 5 种不适症状。

(3)自我保健知识:包括功能锻炼和饮食营养保健常识掌握情况。

(4)营养评价:采用身高体重测量法。

(5)心理评估:采用症状自评量表(SCL-90)对患者的焦虑和抑郁状态进行评估。

2.护理要点及措施

(1)避免诱因,加强保健知识宣教。首先要增强患者的预防意识,告知患者避免感染、着凉,以减少或避免强直性脊柱炎的复发。其次,让患者了解强直性脊柱炎的早期临床表现,以便及早就医诊治,最大限度地减少强直性脊柱炎的误诊率、致残率。

(2)疼痛的管理:适度运动能舒松紧缩的肌肉,减轻痉挛,促进血液循环,防止致痛物质堆积,促进炎症消散。运动时肌肉收缩运动所产生的生物电,有助于钙离子沉积,从而减轻疼痛。主动运动能把注意力转移到运动上,起到分散注意力的作用,从而减轻疼痛。

运动过程中注意:①掌握运动方法,运动量因人而异。指导病人改变体位,尽量在非负重状态下进行,以减轻运动量,体力不支者开始可只做床上运动。②为保证病人充分休息,可为其提供多个软枕、硬板床和低枕,以保持各关节的功能位置。③白天避免长时间一种姿势不变,即便是看电视、输液亦不可长时间睡着不动,可选坐、卧位交替或在床边小范围走动。④运动要持之以恒。有研究结果显示运动干预减轻强直性脊柱炎引起的疼痛优于单纯药物治疗。

(3)功能锻炼:医疗体操对促进关节功能改善、维持脊柱生理弯曲、保持良好的扩胸活动度、防止或减轻肢体废用及肌肉萎缩、降低致残率起着重要的作用,是治疗 AS 必不可少的辅助手段,值得在 AS 患者中普及推广。

(4)加强营养供给:原则是给予充足的糖、蛋白质和脂肪、矿物质及维生素。

(5)重视 AS 患者可能出现的抑郁临床症状,如忧郁,易激怒,睡眠障碍,性兴趣减退,能力减退,兴趣丧失,自我评价低,生活空虚感等。早期诊断该病,早期治疗。

3.健康教育　患者的健康教育是强直性脊柱炎非药物治疗的重要组成部分,包括长期规律的体能锻炼。

(1)对患者及家属进行疾病知识教育,使得患者主动参与治疗健康教育、行为的治疗。患者的家庭成员应该参与有关疾病知识的了解,尽可能的关心患者。对家庭成员有症状的应尽明确诊断、早期治疗。

(2)咨询和自我帮助项目等工作的开展提高了强直性脊柱炎患者的对治疗的依从性,减轻他们的疼痛症状,可积极影响患者的健康状况、依从性和功能状态;同时可减少治疗花费。

(3)鼓励患者进行疾病防治知识的学习,医疗机构也应向患者提供多形式的健康教育资料,比如书籍、录像等。

(4)患者正确学会冷与热的使用,以减轻僵硬感。

(5)如果患者会游泳,应鼓励患者坚持进行规律的游泳锻炼。患者应进行每天 2 次的深呼吸运动,以保持良好的扩胸度。

(6)对于吸烟的患者应劝其戒烟。

四、干燥综合征

干燥综合征(Sjogren syndrome,SS)是一种侵犯外分泌腺体为主的慢性自身免疫性疾病,可伴有系统损害。

【常见病因】

病理特点为受累组织有大量淋巴细胞和浆细胞浸润。本病可单独存在(原发性),也可合并其他自身免疫性疾病(继发性)。

【临床表现】

1.腺体受累表现

(1)眼:灼热、刺痛、畏光、发痒、异物感等。

(2)口腔:口干、吞咽干食困难;舌、唇、口腔黏膜皲裂或溃疡;反复发生的腮腺肿大。

(3)耳鼻咽:鼻腔分泌物减少或呈干黄痂,鼻出血,声音嘶哑,反复发作中耳炎。

(4)呼吸系统:出现干咳和呼吸困难,肺功能异常、肺有间质改变。

(5)胃肠:胃酸减少、胃酸缺乏,萎缩性胃炎,亚临床型胰腺炎多见。

(6)皮肤:皮肤干燥、粗糙,少汗。

(7)生殖系:阴道干燥,外阴炎、阴道炎。

2.腺体外表现

(1)全身性:疲乏无力,低热。

(2)皮肤黏膜:雷诺现象;可触性紫癜样皮疹;结节性红斑,可有口腔黏膜溃疡。

(3)关节和肌肉:关节痛、关节炎和多肌炎。

(4)淋巴结病:淋巴结增生。血管免疫母细胞淋巴结病和淋巴瘤。

(5)神经系统:表现为癫痫、偏盲、多发性硬化样病变和脑神经病变。

(6)血液系统:贫血、白细胞减少和血小板减少。

(7)肝:肝大、肝功异常,部分患者合并有胆汁性肝硬化或慢性活动性肝炎。

【辅助检查】

1.确定眼干试验　Schirmer 试验。

2.确定口干试验　含糖试验。

3.化验及其他检查　血尿粪常规;血沉、C 反应蛋白(CRP)测定、肝肾功能、免疫球蛋白、超声检查等。

【治疗原则】

替代、补充治疗原则。

1.对症治疗

(1)眼干:用人工泪液替代治疗,以减轻眼干。

(2)口干:①注意口腔卫生,经常饮水保持口腔湿润,避免用脱水和阿托品类药物;②咀嚼无糖口香糖刺激唾液分泌;③必嗽平 16mg,每日 3 次,可以增加腺体分泌,减轻口干。

(3)有关节症状者可用 NSAIDs。

(4)有肾小管酸中毒者应补钾,纠正水、电解质紊乱。

2.氯喹　对纠正高球蛋白血症,降低血沉和改善贫血可能有帮助。

3.糖皮质激素　适用于:①有严重的系统损害如弥漫性肺间质纤维化、肾小球肾炎、慢性活动性肝炎等;②高球蛋白血症性紫癜;③坏死性血管炎;④广泛的淋巴结增生;⑤腮腺持续性、反复肿大。

【护理】

1.护理评估

(1)口、眼症状的发生时间、严重程度、进展情况。

(2)腮腺炎的症状和体征。

(3)有无夜尿增多,软瘫和骨折病史。

2.护理要点及措施

(1)戒烟酒。

(2)保持口腔清洁,勤漱口。

(3)人工泪液滴眼,睡眠前以眼药保护角膜

3.健康教育

(1)注意口腔及眼睛的卫生,减少摩擦,避免感染。

(2)预防感冒及其他病毒感染。

(3)精神舒畅,树立较长时间治疗的信心。

(4)应避免进食辛辣火热的饮料和食物,忌食辛辣、香燥、温热之品,并严禁吸烟、饮酒。

五、贝赫切特病

贝赫切特病(Behcet disease,BS)是一种以葡萄膜炎、口腔溃疡、多形性皮肤损害、生殖器溃疡等为特征的多系统、多器官受累的疾病。

【常见病因】

病因尚未确定,可能为病毒、链球菌、结核杆菌感染、结缔组织病、环境因素、微量元素改变(病变组织内,多种微量元素增高,有机氯磷及铜增高)、遗传因素(如 HLA-B5)密切相关。近年有纤溶系统缺陷学说,基本上认为本病患者的纤溶系统处于低下状态,容易使多组织器官发生血管炎或血管栓塞。

【临床表现】

临床表现极为复杂,主要指征是:①反复发作的口腔黏膜溃疡;②皮肤结节样红斑、皮下栓塞性静脉炎、毛囊炎样皮疹,皮肤对刺激过敏;③生殖器溃疡;④反复发生的前房积脓性虹膜睫状体炎及(或)脉络膜视网膜炎。

次要指征是:①关节红肿疼痛;②消化道病变;③附睾炎;④栓塞性血管病、动脉瘤;⑤中枢神经系统病(脑干综合征、脑膜脑炎综合征等)。

【辅助检查】

1.皮肤刺激试验　前臂屈面皮内注射生理盐水 0.1ml,48 小时出现直径＞2mm 红色硬结或小脓疱、小丘疹者为阳性,提示中性白细胞趋化性增强,阳性率约 40%。

2.化验检查　C 反应蛋白(CRP)测定、红细胞沉降速度及白细胞分类。

3.眼部检查　裂隙检查可以发现特征性的前房积脓，但出现率仅为40%。

4.荧光素眼底血管造影检查　Behcet病性葡萄膜炎典型地表现为视网膜血管炎，荧光素眼底血管造影检查对评价视网膜血管改变有重要价值。

【治疗原则】

1.有全身症状时应适当休息，增加营养，服用维生素B、维生素C等。

2.在急性期应用肾上腺皮质激素类药物，如泼尼松（强的松）每日口服20～40mg。但在血栓性静脉炎及中枢神经系统受累者，使用激素时常需同时应用抗生素。病情稳定后，应逐渐减少激素剂量。

3.免疫抑制药，如环磷酰胺或硫唑嘌呤等与激素联合应用。

4.中医治疗，以清热、解毒、燥湿、祛风、止痒和镇痛为主。

5.注意保持外阴清洁、干燥、减少摩擦等。

【护理】

1.护理评估

(1)口腔溃疡：为本病最早出现的初发症状，可反复发作。可发生于口腔黏膜的任何部位和舌部及扁桃体。

(2)眼部症状：发生较晚而危害较大。

(3)外生殖器溃疡：女性以阴唇溃疡多见，多在小阴唇和大阴唇的内侧，其次在前庭黏膜及阴道口周围。

(4)皮肤症状：以结节性红斑最多见，亦可见多形性红斑及痤疮样皮疹，针刺皮肤有过敏反应。

(5)心血管系统：表现为过敏性小血管炎，可有闭塞性静脉炎、动脉内膜炎、主动脉炎及主动脉瓣关闭不全，末梢动脉瘤等。

(6)神经系统症状：反复发作阵发性头痛最常见。

(7)胃肠道病变：可引起口腔到肛门整个消化道和黏膜溃疡。

(8)高热败血症样表现：虽多为不规则低热，但有些病例出现弛张性高热伴白细胞增多，酷似败血症。

(9)关节及肌肉症状：约占67.1%，四肢大小关节及腰骶等处均可受累，以膝关节多见，呈风湿样疼痛，无畸形及骨质破坏。

2.护理要点及措施

(1)密切观察生命体征，监护心肺功能，控制输液量，避免输液超负荷，预防感染。

(2)饮食护理：鼓励进食，保证营养能量的供给，多食新鲜水果、蔬菜，禁食油腻、辛辣、海鲜及刺激性食物。口腔溃疡严重时给予流质或半流质食物。少量多次进食。给予高热量、高维生素、易消化的食物。

(3)皮肤护理：皮疹处用炉甘石洗剂涂擦，每天2次，保持皮肤干燥，及时更换衣裤及床单，防止感染。按时更换体位，避免局部组织受压，正确使用护肤品、外用药，避免接触化学制品。在做各项护理操作之前，先解释各项操作的方法，操作中动作要轻柔。保护血管，注意针刺反应，针刺反应明显部位避免穿刺。会阴部用1∶5000呋喃西林溶液清洗，每天2次。

(4)眼部护理:密切观察结膜充血及水肿情况,及时清除分泌物,按时滴眼药,少看电视,生活规律,适当锻炼身体。早期注意有无眼球发胀、偏头痛、恶心等症状。

(5)口腔护理:保持口腔清洁,使用生理盐水或1∶5000呋喃西林溶液口腔护理,每日3次。观察口腔黏膜的变化,注意有无充血、水肿、糜烂的情况。护理后涂甘油,防止干裂,预防感染。

(6)心理护理:详细讲解疾病的临床症状和治疗方法,使患者积极配合治疗。了解患者对疾病的恐惧和顾虑,缓解其心理压力,保持积极乐观的情绪。

3.健康教育

(1)护士要对家属及患者宣传有关疾病的知识,以取得配合。教育内容包括服药及饮食的注意事项。长期服用激素的患者按时服药,在医师的指导下减量。

(2)加强皮肤及黏膜的护理,保持其不发生损伤及继发感染是护理成功的关键。严密观察病情及皮肤和黏膜的变化。

(3)做好饮食宣教。

(4)教育患者了解本病的特点,掌握自己的情绪变化,学会心理平衡的技巧。要主动与医师保持联系,随时咨询和访问医师。

(5)帮助患者养成有规律的生活习惯,建立个人卫生制度。

六、大动脉炎

多发性大动脉炎(Takayasu arteritis,TA)是一种主要累及主动脉及其重要分支的慢性非特异性炎症,导致节段性动脉管腔狭窄以致闭塞,并可继发血栓形成,肺动脉及冠状动脉亦常受累。

【常见病因】

多发性大动脉炎病因迄今不明,多数学者认为本病是一种自身免疫性疾病,可能由结核杆菌或链球菌、立克次氏体等在体内的感染,诱发主动脉壁和(或)其主要分支动脉壁的抗原性,产生抗主动脉壁的自身抗体,发生抗原抗体反应引起主动脉和(或)主要分支管壁的炎症反应。病理学研究提示多发性动脉炎为全层动脉炎,常呈节段性分布。早期受累的动脉壁全层均有炎症反应,伴大量淋巴细胞、巨细胞浸润,以外膜最重,中层次之。晚期动脉壁病变以纤维化为主,呈广泛不规则性增厚和僵硬,纤维组织收缩造成不同程度的动脉狭窄,内膜广泛增厚,继发动脉硬化和动脉壁钙化伴血栓形成进一步引起管腔闭塞。偶有动脉壁因弹性纤维和平滑肌破坏,中层组织坏死,不足以承受血流冲击,导致动脉壁膨胀形成动脉瘤。

【临床表现】

多发性大动脉炎以青年女性多见,占64%~93%。发病年龄多在5~43岁,64%~70%为10~30岁。早期可有乏力、消瘦、低热以及食欲缺乏、关节肌肉酸痛、多汗等非特异性症状,临床易误诊。后期发生动脉狭窄时,才出现特征性临床表现。按受累血管部位不同分型如下。

1.头臂型　占33%。病变位于左锁骨下动脉,左颈总动脉和(或)无名动脉起始部,可累及一根或多根动脉,以左锁骨下动脉最为常见。

2.胸腹主动脉型　占19%。病变累及左锁骨下动脉以下的降主动脉和(或)腹主动脉。主要病理生理改变为受累主动脉近侧高血压、远侧供血不足，因而加重心脏负担和增高脑血管意外发生率。表现为上半身高血压并伴有头痛、头晕、心悸以及下肢供血不足症状，如酸麻、乏力、发凉，可有间歇性跛行，严重者可有心功能减退表现。背动脉搏动减弱甚至消失。

3.肾动脉型　多为双侧肾动脉受累。单纯肾动脉病变仅占16%，主要累及肾动脉起始部，合并腹主动脉狭窄者达80%。动脉炎性狭窄使肾缺血，激活肾素—血管紧张素—醛固醇系统，引起顽固性高血压。临床表现以持续性高血压为特征，腹部可闻及血管杂音。

4.混合型　占32%。病变累及多个部位。临床大多有明显高血压和受累动脉缺血表现。

5.肌动脉型　病变主要累及肺动脉。目前国外报道45%～50%的多发性大动脉炎合并有肺动脉病变，可见于单侧或双侧肺叶动脉或肺段动脉。

【辅助检查】

1.化验检查　红细胞沉降率(ESR)、抗链球菌溶酶素、C反应蛋白、类风湿因子。

2.脑血流图。

3.肺扫描在肺动脉型。

4.节段性肢体血压测定和脉搏描记。

5.数字减影血管造影(DSA)。

6.核磁共振显像(MIR)。

7.排泄性尿路造影。

8.核素肾图。

9.肾素活性测定。

10.动脉造影。

【治疗原则】

1.以非手术治疗为主

(1)皮质激素类药物：可抑制炎症、改善症状，使病情趋于稳定。目前主张长期口服小剂量激素，不良反应小，症状控制理想。在使用皮质激素基础上，加用丙种球蛋白对缓解症状有时有显著作用。

(2)血管扩张药物：在控制炎症发展基础上，还可辅以血管扩张药物如妥拉苏林，每次25mg，每日3次口服；地巴唑每次10mg，每日3次口服，以改善缺血症状。

(3)降低血液黏滞度药物：500ml右旋糖苷-40加丹参8～10支，每日1次，14天为1个疗程。

(4)抗血小板聚集药物：双嘧达莫25mg，每日3次。肠溶阿司匹林0.3g，每日1次。上述药物有抑制血小板聚集作用，可作为辅助药物。

2.手术治疗　管腔狭窄甚至闭塞，产生严重脑、肾、上下肢等不同部位缺血影响功能的患者，以及有严重顽固性高血压药物治疗无效者，应手术治疗。

【护理】

1.护理评估

(1)皮肤温度、颜色。

(2)脉搏强弱,血压是否正常。

(3)疼痛的性质、部位是否减轻或改变。

(4)病人对治疗、自我护理措施的掌握程度。

2.护理要点及措施

(1)鼓励病人逐渐增加活动量,防止静脉血栓。注意病人主观感受,有无肢体麻木。肢体疼痛处给予相应处理,如按摩、制动等。

(2)增加血压、脉搏的测量次数,每日 3 次,注意其有无下降、减弱或消失。

(3)卧床休息,减少活动,避免体位突然变动而加剧头晕及血压改变。

(4)遵医嘱给予降压、护胃药物及激素、抗凝血及镇痛药物,并注意各种药物的不良反应,如直立性低血压、出血等。

(5)心绞痛发作时做心电图。

(6)讲解本疾病的有关组织供血的知识,并提供相关资料。指导病人戒烟酒。讲解主要治疗药物的作用及不良反应,尤其激素、抗凝药物和免抑制药。

(7)指导自我预防和护理知识。保暖,洗热水澡,促进血液循环。饮食宜低脂,防止动脉粥样硬化。进行保健锻炼,提高机体抵抗力。

3.健康教育

(1)多发性大动脉炎急性期或慢性炎症期、再发活动期患者,有头晕、头痛、晕厥、视力下降、发热、疼痛、无力等症状时,应卧床休息,离床活动时应有专人看护,以防意外发生。

(2)饮食以温热或温补性食物为主,但不宜使用辛辣刺激性食物,少食生冷、寒凉食物。

(3)生活要有规律。如春夏秋天气暖和,宜到室外散步、做操、打太极拳等相对缓和的运动,以调节气血运行,但要注意劳逸结合。冬天天气寒冷应注意保暖,避免感冒。

(4)要保持健康的精神状态,乐观积极的情绪,以提高抗病能力,避免喜怒、忧愁、焦虑、悲伤、惊吓等情绪引起病情变化,树立战胜疾病的信心,积极配合治疗。

(5)教会患者自我检测脉搏,观察治疗效果。如有异常及时与医师取得联系,以便尽快诊治,及早康复。

(6)出院后定期复查。在医师的指导下用药,切不可擅自加减药物及药量,防止病情迁延。

七、骨关节炎

骨关节炎(Osteoarthritis,OA)又称骨关节病,是最常见的一种风湿病。它是几种机械因素和(或)生物因素引起的缓慢进行的、以关节软骨破坏和新骨形成为主要特点的退行性疾病。

骨关节炎的主要病理改变为软骨退行性变性和消失,以及关节边缘韧带附着处和软骨下骨质反应性增生形成骨赘,并由此引起关节疼痛、僵直、畸形和功能障碍。原发性骨关节炎是指随年龄老化而不和其他疾病相关的关节病变,继发性骨关节炎则由损伤、炎症、遗传及代谢、内分泌等疾病所引起。

骨关节炎可从 20 岁开始发病,骨关节炎的患病率随着年龄增长而增加,女性比男性多见。

【常见病因】

1.衰老与老化　发病随年龄的增高而增高，因为关节软骨基质随年龄而减少，发生纤维化，软骨营养不良而变薄，易受外界的机械力影响，软骨细胞受损，释放降解酶而软骨损失。绝经后妇女因性激素的失衡加剧了增龄因素所致的骨关节炎发生发展。

2.关节损伤与载荷传导紊乱　髌骨反复脱位、髋关节先天脱位、骨折复位不佳，青少年超载负荷运动。

3.骨内高压　骨内静脉回流受阻或动脉血流异常增多，关节内渗出增多均可使骨内压增高，影响骨组织血液供应，使关节软骨发生退行性改变。

4.肥胖　机械性压力增高。

5.遗传因素　主要是原发性骨关节炎，与人类白细胞抗原 A1(human leukocyte antigen，HLA-A1)、人类白细胞抗原 B8(human leukocyte antigen，HLA-B8)单倍体和抗胰蛋白异型相关。

【临床表现】

1.疼痛。疼痛是该病的主要症状，也是导致功能障碍的主要原因。特点为隐匿发作、持续钝痛，多发生于活动以后，休息可以缓解。

2.晨僵和粘着感。晨僵提示滑膜炎的存在。但和类风湿关节炎不同，时间比较短暂，一般不超过 30 分钟。粘着感指关节静止一段时间后，开始活动时感到僵硬，如粘住一般，稍活动即可缓解。

3.受累关节局部有压痛，在关节主动或被动运动时可发现摩擦音，受累关节局部骨性增大、畸形，偶伴半脱位。近端指间关节的骨性膨大称为赫伯登(Heberden)结节，远端指间关节则称为布夏尔(Bouchard)结节。

4.其他症状。随着病情进展，可出现关节挛曲、不稳定、休息痛、负重时疼痛加重。

【辅助检查】

1.化验检查，包括红细胞沉降率(ESR)、C 反应蛋白(CRP)、血常规、尿常规、血生化。

2.X 线检查。

【治疗原则】

治疗的目的是减轻疼痛，缓解症状，阻止和延缓疾病的发展，保护关节功能，以防残疾。采用综合治疗，包括病人教育、药物治疗、理疗及外科手术治疗。

1.一般治疗

(1)宣传防病知识、保护关节：首先要让患者对该病有所认识，体育锻炼要循序渐进，防止关节过度运动和负重，避免关节机械性损伤。严重时应制动或石膏固定，以防畸形。减轻体重，使用把手、手杖以减轻受累关节负荷。与职业有关者，应调换工作。进行有关肌肉群的锻炼，可保持和改善关节活动，以增强关节的稳定性。

(2)物理疗法：热疗、水疗、红外线、超短波、电刺激等均可增强局部血液循环、缓解肌肉紧张，减轻疼痛等症状。

(3)推拿和中药：中医学的推拿、针灸治疗在减轻骨关节炎症状方面有明显效果。中药帖剂可活血止痛，有时亦有良效。

2.药物治疗

(1)改善症状的药物：镇痛药如对乙酰氨基酚有镇痛作用，但抗炎作用弱。非甾体消炎药(nonsteroid antinflaammatory trugs,NSAIDs)有消炎、止痛的特点，用药后可减轻关节疼痛，改善关节活动度。

(2)糖皮质激素：不宜全身用药，仅在对其他治疗无效，关节有急性炎症发作表现或有关节周围滑膜炎，肌肤炎等可给予关节腔内或病变部位局部注射。不宜反复使用。同一部位两次注射间隔时间至少在 3 个月以上。

(3)使用软骨保护药：可缓解症状，维持和恢复关节功能。如聚氨基葡萄糖(gly-cosamin-oglycan)。

(4)黏弹性补充疗法(viscosupplementation)：是向关节腔内注射大分子量的透明质酸(hyaluronic acid,HA)溶液，减轻滑膜炎症、软骨破坏和改善关节功能，阻断局部病变的恶性循环。

3.外科和关节镜下治疗　采用关节镜下关节冲洗、骨软骨移植、软骨细胞或间质干细胞移植，关节畸形严重者可采取截骨矫形术，关节破坏、功能障碍严重者可行关节置换。

【护理】

1.护理评估

(1)手的受累：手指关节的退行性变表现在远端指间关节的赫伯登(Heberden)结节，好发于中指和示指，第一掌指关节的退行性变可引起腕关节桡侧部位的疼痛。赫伯登(Heberden)结节的发生与遗传及性别有关，女性多见，大多无明显疼痛，但可有活动不便和轻度麻木刺痛。

(2)膝的受累：原发性骨关节炎影响膝关节最为常见。患者常诉关节有咔嚓音，走路时感疼痛，休息后好转，久坐久站时觉关节僵硬，走动及放松肌肉可使僵硬感消失。症状时轻时重，甚至每天可有差别。关节肿大常由骨质增生，亦可由少量渗液所致，急性肿胀提示关节腔内出血。

(3)脊柱的受累：在颈椎，钩椎关节边缘的骨赘可使颈神经根穿离椎间孔时受挤压而出现反复发作的颈局部疼痛，可放射至前臂和手指，且可有手指麻木及活动欠灵等。椎体后缘的骨赘可突向椎管而挤压脊髓，引起下肢继而上肢麻木、无力，甚而有四肢瘫痪。椎动脉受压时可出现基底动脉供血不足的表现。在腰椎，腰 4～5，腰 5～骶 1 是最易发生椎间盘突出之处，主要症状为腰痛伴坐骨神经痛。脊柱的继发性骨关节炎多由于脊柱先天性畸形、侧凸、骨折和骨结核等引起。

(4)髋的受累：当病情发展严重时，髋关节屈曲内收，代偿性腰椎前凸，下背部疼痛，甚至不能行走。检查髋关节局部压痛，活动受限，“4”字试验阳性。

(5)多数关节的累及：原发性全身性骨关节炎，常发生于绝经期妇女。

2.护理要点及措施

(1)病情观察：①观察病人的生命体征；②观察病人疼痛情况，观察疼痛的部位和程度；③观察病人的自理能力和生活需要，有无担心、焦虑和情绪变化。

(2)症状护理

①减轻症状。维持或提高关节功能,防止身体残疾,并避免药物毒性反应。目前的治疗主要为对症措施,及时解除病人症状。

②疼痛护理。指导患者进行适当的功能锻炼,并减轻关节的负荷。包括使用手杖,减轻体重。疼痛时及时评估,报告医师,必要时使用镇痛药物。

③骨关节炎的护理用物理疗法。蒸汽浴、温泉浴、热疗器等对患者僵硬、疼痛症状有短期缓解作用。针灸及推拿对减轻骨关节炎症状也有一定疗效。

④骨关节炎的护理用品。戴弹力尼手套对缓解手部晨僵有一定效果,弹力护膝可增加关节的稳定性。手杖和步行器可减轻髋部负重。腰骶背部及睡硬板床对保持腰椎功能,减轻症状都有帮助。

⑤颈椎病变可采用颈领及牵引。

3.健康教育

(1)向患者介绍疾病的相关知识。

(2)保持适度合理的运动,不过量运动并防止急慢性损伤,老年人应避免剧烈运动,以散步、太极拳等和缓运动为主。

(3)关节疼痛、僵硬、肿胀时应减量甚至停止运动。同时应注意保暖,保持合适体重,对防治该病均有好处。

(4)关节病变较重的老年朋友应扶手杖行走,减轻关节负担。

(5)生活要规律,饮食要适度,大便不宜干结。

(6)保证每天都吃一些富含维生素的食物,禁服铁或含铁的复合维生素。因为铁与疼痛、肿胀和关节损伤有关。

八、多肌炎及皮肌炎

多肌炎(polymyositis,PM)及皮肌炎(dermatomyositis,DM)是一组系统性炎性疾病,主要累及四肢近端及颈部肌群,临床表现为对称性的近端肢带肌、颈部,甚至咽部肌肉无力和萎缩,严重者导致心肌、呼吸肌群受累,引起死亡。

【常见病因】

本病的确切病因不清,一般认为与遗传因素和病毒感染有关。①遗传因素:该病的发病有明显种族差异;②感染因素:不同亚型的炎症疾病发病季节不同,间接提示病毒感染可能在发病中起作用。

【临床表现】

1.女性好发,发病率为男性的 2～3 倍。

2.多为隐袭、慢性发病,首发症状有乏力、倦怠感或肌压痛。

3.肌肉病变　早期肌肉无力主要累及肩部和髋部的肢带肌和骨盆带肌。受累肌肉有明显的疼痛、压痛及活动受限、肌力减退。表现为上肢上举困难,不能携物,梳头、穿衣费力;下肢发软,行走、奔跑、爬楼困难,起立时需人扶;抬头费力,吞咽困难、发音障碍,可以起呛咳、反流和误吸等。呼吸肌受累还可出现气促、呼吸困难甚至呼吸骤停,需要借呼吸机辅助呼吸。心肌受累有心慌、心前区不适，甚至闷痛、气短、心律失常。

4.皮肤病变

(1)向阳性皮疹：指分布在上眼睑、眶周、颧部、颈部“V”形区、双肩和上背部的暗紫红色斑疹、斑丘疹，对光照敏感，可伴有水肿：眶周出现的水肿性暗紫红斑(heliotroper-ash)多位于上睑近内眦处，初为一侧，以后可发展为双侧，闭目时可见明显扩张的毛细血管。此类皮疹一般随肌炎较早出现消退亦早，与疾病的活动有关。

(2)Gottron 征(高雪征)：位于指间关节、掌指关节、跖趾关节及肘、膝关节伸侧和踝关节内侧、膝关节伸侧和踝关节内侧，为(紫)红色斑丘疹，边界清楚，伴有水肿和覆有鳞屑，可有皮肤萎缩及色素减退，与疾病活动无关。

(3)皮肤异色病样皮疹：主要分布于额头、上胸部等暴露部位，为多发角化性小丘疹，伴斑点状深褐色色素沉着、毛细血管扩张、轻度皮肤萎缩及色素脱失，与疾病活动无关。

(4)恶性红斑：在皮肌炎(DM)皮损基础上的一种慢性、火红色、弥漫性红斑，以头面部为著，呈酒醉样外观，伴有较多深褐色、灰褐色色素斑及大量盘曲、树枝状扩张的毛细血管，玻片压之退色，常提示合并有恶性肿瘤。

(5)其他皮肤表现：雷诺现象、光过敏、皮肤血管炎表现、皮下小结、紫癜及荨麻疹等。

5.关节痛及关节炎　为对称性、非侵蚀性，手小关节为主。部分患者因肌肉挛缩引起关节畸形。

6.消化道受累　可有吞咽困难，食管、胃排空异常等，儿童皮肌炎(DM)可出现消化道溃疡、出血及因血管炎引起的缺血性坏死。

7.肺部病变　主要有急、慢性间质性病变，还可有呼吸肌无力引起的吸入性肺炎等。

8.心脏受累　表现为充血性心力衰竭、严重的心律失常。

9.肾　可表现为肌红蛋白尿、血尿、蛋白尿及管型尿等，多数肾功能正常。

10.其他表现　皮下钙质沉着见于慢性、儿童皮肌炎(DM)患者，严重可致残。还可有全身表现如发热，以中低热多见，如有高热，则提示可能有感染存在。乏力、体重减轻、淋巴结肿大亦可发生，个别的还有血小板(PLT)减少、末梢神经炎、癫痫及蛛网膜出血。

11.本病合并妊娠易出现早产、流产，新生儿死亡率明显升高，妊娠也可加重本病。

12.多肌炎(PM)、皮肌炎(DM)与结缔组织病：约 20%的患者合并其他结缔组织病，形成重叠综合征，此时肌肉症状常常较轻。

13.多肌炎(PM)、皮肌炎(DM)与恶性肿瘤。

(1)易合并肿瘤的危险因素有：>40 岁，尤其是老年人危险性更大；经过治疗肌炎已好而皮炎长期不愈及增高的免疫球蛋白 M(IgM)突然下降。

(2)肿瘤好发的部位：男性以肺癌、前列腺癌、结肠癌及鼻咽癌多见；女性以乳腺癌、卵巢癌、子宫癌及结肠癌好发。

【辅助检查】

1.实验室检查

(1)尿肌酸、血及尿肌红蛋白。

(2)血清酶学：肌酸激酶(CK)、谷丙转氨酶(ALT)、谷草转氨酶(AST)、醛缩酶(ALD)、乳酸盐脱氢酶(LDH)。

(3)自身抗体:抗多种肌肉成分(肌红蛋白、肌球蛋白、肌钙蛋白、原肌球蛋白等)的抗体、抗核抗体(ANA)(斑点型最常见)、抗 Jo-1 抗体等抗转移核糖核酸(tRNA)合成酶抗体、抗 Mi-2 抗体、抗 PM-Scl 抗体、抗 Ul-RNP 及 SSA 抗体。

(4)红细胞沉降率(ESR)、C 反应蛋白(CRP)、γ-谷氨酰转肽酶(γ-GT)、免疫球蛋白 G(IgG)、免疫球蛋白 M(IgM)、免疫球蛋白 A(IgA)、免疫复合物(IC)可有增高,补体 C3、C4 减少,血常规可有轻度贫血及白细胞和嗜酸性粒细胞增高,少数有蛋白尿。

(5)肌电图(EMG):肌电图(EMG)三相改变有:①插入性激惹,肌肉自发性纤颤,高尖的阳性波;②随意收缩时复合多相、短时电位;③阵发性复发性高频电位。

2.病理检查

(1)肌肉病理:肌纤维束有不同的变性、坏死与再生,血管周围有炎性细胞浸润。还可有肌束萎缩。

(2)皮肤病理:水肿性暗紫红斑处显示有表皮萎缩、基底细胞液化、变性,真皮浅层淋巴细胞浸润;Gottron 丘疹有表皮角化过度、棘层肥厚和乳头瘤样增殖。

3.X 线检查、腹部超声。

4.甲胎蛋白(AFP)、癌胚抗原(CEA)。

5.心电图(ECG)及肌电图(EMG),肌肉活检,必要时进行皮肤活检。

【治疗原则】

1.一般治疗。急性期要绝对卧床休息;不要过度紧张、劳累,生活要有规律;调节饮食结构,多吃维生素、糖和蛋白含量丰富和低脂的食物;加强心理治疗,坚持定期服药和随诊。皮肌炎(DM)患者要注意避免日晒。注意帮助患者翻身、拍背,防止发生肺炎及压疮。

2.全身治疗

(1)寻找病因,对症处理,治疗原发病,有肿瘤的要消除肿瘤。

(2)糖皮质激素:是本病的首选药物。

(3)免疫抑制药:糖皮质激素疗效欠佳、不耐受或出现并发症及激素减量时复发的患者宜加用免疫抑制药,可以改善症状、减少激素用量、减少并发症。以甲氨蝶呤(MTX)、硫唑嘌呤(依木兰)疗效较好,其他如环磷酰胺(CTX)、苯丁酸氮芥(瘤可宁)也有效。

(4)免疫调节剂:转移因子、胸腺肽、丙种球蛋白(IVIG)等。

3.积极预防和治疗各种感染。

4.必要时可用血浆置换。

5.中医治疗。

【护理】

1.护理评估

(1)皮肤症状:最初面部出现水肿性红斑,特别是在眼睑呈紫红色,面颊部可有脂溢性皮炎样的弥漫性红斑。躯干,四肢皮肤干燥,弥漫性红斑,可以出现色素沉着,点状角化,轻度皮肤萎缩,毛细血管扩张等皮肤异色病样改变,称之为异色皮肌炎。手指关节背面皮肤常有明显水肿性红斑,色素沉着,有时呈暗紫色扁平丘疹。甲周出现红斑。

(2)肌肉症状:急性期由于肌肉发炎、变性等而引起肌无力、肿胀、自发痛或压痛。一般近端肌肉先受累,出现运动障碍如举手、抬足、下蹲、吞咽、发声等困难。根据受损肌肉不同,还可以引起相应的不同症状。慢性期可显示肌肉萎缩,或因纤维化而发硬,致使运动功能完全丧失。其他脏器受累可发生间质性肺炎、心肌炎、关节炎、肾小球炎及广泛的血管炎。有5%~40%患者并发恶性肿瘤,常合并肺癌、食管癌、胃癌、恶性淋巴瘤等。恶性肿瘤可以发生在皮肌炎之前、同时或以后。小儿皮肌炎很少并发恶性肿瘤。

2.护理要点及措施

(1)病情观察

①密切观察生命体征,皮损变化,肌肉受累程度。观察长期大量应用皮质激素的不良反应,如各种感染、应激性溃疡、药物性糖尿病、激素性精神病及骨折的发生。

②卧床休息,加强营养,给予高维生素、高蛋白质、低盐饮食。

③呼吸机麻痹时行气管切开,按气管切开护理。

④鼻饲者按鼻饲常规护理。

⑤按时翻身、拍背,鼓励咳嗽,预防并发症的发生。

⑥鼓励患者加强肌力锻炼,同时行按摩、电疗等,以防肌肉萎缩和挛缩。

⑦做好心理及出院指导。

(2)症状护理

①急性期应卧床休息,以避免肌肉的损伤,加强病情观察,做好抢救准备。如出现发绀、呼吸困难、呼吸衰竭时应及时给予吸氧,必要时应用呼吸器。病变累及心肌,有心功能不全或传导功能失常时则按心功能不全抢救及治疗心律失常。观察药物的疗效及毒性反应。

②缓解期逐渐增加活动量,不宜做剧烈运动,从短距离散步开始,逐渐锻炼肌力。每日可进行温水浴,轻轻按摩肌肉,尽量料理个人的生活,以减慢肌力下降速度,提高协调能力,延缓肌肉萎缩的发生。同时,避免日光直射曝晒或受冻,以免增加肌肉、皮肤的损害。

③应给予营养丰富易消化的、高蛋白质、高维生素,尤其含维生素C、维生素E较高的饮食。以促进机体蛋白的合成,加强肌力恢复。对于有吞咽困难者,予以半流质或流质饮食,采用少食多餐方法进食。有呛咳者要注意进食不可过快,以免呛入气管,引起吸入性肺炎等,必要时给予鼻饲。

④皮肤护理:皮肌炎急性期皮肤红肿或出现水疱但无渗出时,可局部使用炉甘石洗剂或单纯粉剂处理。渗出多时局部使用3%硼酸溶液或1:10000高锰酸钾溶液等进行冷湿敷处理。

⑤出现皮损,防止皮肤感染是重要环节,注意环境清洁,每日更换衣裤及被单,减少感染机会。对于皮损局部每日清洁,尽可能保持干燥,尽量暴露皮损部位,不予包裹,以防加重皮肤损伤。如出现感染时,则可根据局部温度、分泌物的颜色、气味等,必要时进行细菌培养,给予对症处理。

3.健康教育

(1)多发性肌炎和皮肌炎属于慢性疾病,一般儿童较成人预后好,发病年龄大或合并恶性肿瘤者预后较差。应鼓励患者树立战胜疾病的信心,保持乐观的态度。应坚持正规用药,没有医师同意,不要轻易减少或停用激素,以确保治疗效果。对病人的合作与进步给予肯定和鼓励，增强其治病信心。

(2)理解病人，耐心讲解病情及治疗方案，并给予疏导。让病人安心配合治疗。

(3)吞咽困难者应抬高头位，防止食物呛入气管。多食高蛋白质一、高热量饮食，忌食辛辣、海鲜等食品，戒除烟酒。

(4)患者户外活动时应尽量避免阳光照射，要戴遮阳帽，打遮阳伞等。并应避免寒冷，注意预防并积极治疗感冒或感染。

九、系统性硬化症

系统性硬化症(systemic sclerosis，SSc)，又称为硬皮病，是一种以皮肤各系统、血管和内脏器官出现异常纤维化为特点的一种全身性结缔组织病。本病在结缔组织病中仅次于红斑狼疮而居第 2 位。发病高峰年龄为 30～50 岁，儿童发病相对少见，患者以女性较多，女性与男性之比约为 3∶1。

【常见病因】

病因尚不清楚，归纳起来涉及以下几个方面：①遗传因素：部分患者有明显家族史；②感染因素：不少患者发病前常有急性感染，包括咽峡炎、扁桃体炎、肺炎、猩红热、麻疹、鼻窦炎等；③结缔组织代谢异常：患者显示广泛的结缔组织病变，对患者的成纤维细胞培养显示胶原合成的活性明显增高；④血管异常：患者多有雷诺现象，不仅限于肢端，也发生于内脏血管；⑤免疫异常。

【临床表现】

1.起病隐匿，常先有雷诺现象，手指肿胀僵硬或关节痛、关节炎。雷诺现象可先于皮肤病变几个月或几年出现。

2.皮肤病变一般先见于双侧手指及面部，然后向躯干蔓延，呈水肿、皮肤增厚变硬、萎缩、皮纹消失，毛发脱落。

3.吞咽困难，结肠受累可导致便秘。

4.肺部病变主要表现为间质纤维化。

5.心脏受累表现为心脏增大、心力衰竭、心律失常，肺动脉高压导致肺心病。

6.指端有下陷区、溃疡、瘢痕。

7.关节炎与腱鞘炎可发生于早期。晚期发生挛缩使关节僵直固定在畸形位置。

8.其他　肌病、肾病等。

【辅助检查】

1.常规化验检查　红细胞沉降率(ESR)、三酰甘油(T-G)、谷草转氨酶(GOT)，肌酸激酶(CK)、乳酸盐脱氢酶(LDH)、尿素氮(BUN)、肌酐(Cr)、尿常规。

2.血清抗核抗体(ANA)，类风湿因子(RF)和核糖核蛋白(RNP)。

3.甲皱微循环检查中度到重度异常。

4.X 线检查。肺纤维化改变。

【治疗原则】

1.对症治疗　有雷诺现象者应保暖和戒烟。应用硝苯地平 10～20mg，3 次/日，或其他血管扩张药可减少雷诺现象发作；有关节炎者可用非甾体消炎药（NSAIDs）；有反流食性食管炎者应避免大量进食，并辅以抗组胺受体拮抗药如西咪替丁或雷尼替丁和抗酸药物治疗。

2.糖皮质激素　不宜长期作用。

3.免疫抑制药　有报道苯丁酸氮芥、环磷酰胺（CTX）、硫唑嘌呤和环孢素（CsA）等对皮肤、关节和肾脏病变有一定帮助，但疗效不肯定。

4.干扰胶原合成的药物

（1）青霉素：通过抑制单胺氧化酶活性而影响新胶原的成熟。

（2）秋水仙碱：该药于细胞内的微管结合，阻断胶原源转变成胶原。应注意该药对胃肠道、肝和骨髓的毒性作用。

（3）依地酸钠：本品与钙离子及其他金属结合，促进其排除，从而减轻皮下钙质沉积和抑制胶原合成。注意事项：每次静脉滴注速度不得少于 2 小时，防止血钙急剧下降，疗程结束时应复查血钙和尿常规。

5.其他　小剂量阿司匹林，双嘧达莫和右旋糖酐-40 可降低血液黏滞度，改变微循环。

【护理】

1.护理评估

（1）皮肤的受累：首发症状为雷诺现象多见。

（2）骨骼肌和关节的受累：患者是否有肌痛、肌无力、肌酶升高、关节痛、皮肤硬化及关节挛缩畸形。

（3）胃肠受累：吞咽困难及胃内容物反流所致的食管炎、溃疡和痉挛。

（4）肺受累：进行性劳动力性呼吸困难及刺激性干咳，可有反复发作的胸膜炎及明显的摩擦音。

（5）心受累：气短、胸闷、心悸、心绞痛和心律失常。

（6）肾受累：蛋白尿、氮质血症和高血压。

（7）其他：合并干燥综合征、甲状腺功能低下、腕管综合征和三岔神经病变、系统性硬化症（SSc）与恶性肿瘤。

2.护理要点及措施

（1）病情观察：①观察病人的生命体征，皮肤的情况；②观察病人的病情、饮食、关节疼痛和活动情况；③观察有无内脏的受累及并发症的发生。

（2）症状护理

①潜在的皮肤完整性受损：手足以棉手套、厚袜子保护，戴帽和多穿衣以防因躯干部位受寒冷刺激而引起的反射性效应。

②在饮食上：有些硬皮病患者对固体食物咽下困难，饮食不慎易发生呛咳，需严格饮食管理；应给予高蛋白质、高维生素流质饮食，多食新鲜水果汁、蔬菜，忌食辛辣及刺激性食物。进食时摇高床头 20°，以减少胃-食管反流。

③疼痛的护理：遵医嘱适量用非甾体类消炎药，嘱病人取舒适的体位，转移注意力，可看些

小说、漫画等分散注意力。保持环境安静舒适，耐心听取患者倾诉，给予适当安慰，减轻患者心理负担，提高痛阈。

④呼吸道护理：肺部受累的措施是预防呼吸道感染，防止劳累，密切观察病情，特别是呼吸的频率、节律、深浅度，呼吸异常时应做好气管切开的准备工作。

⑤预防皮肤感染：注意患者个人卫生，常修剪指甲，清洁皮肤，不要用手去抠鼻子，防止抓破皮肤。穿宽松棉制衣服。

⑥硬化皮损的护理：按医嘱使用血管活化药，结缔组织形成抑制药。吸烟能使血管痉挛，应戒烟。洗澡温度要适宜。禁止用热水烫洗。对皮肤干燥、瘙痒的患者，洗浴后用滋润皮肤、温和润滑剂止痒，避免搔抓、擦破皮肤，保护好受损皮肤的完整性，防止皮损长期受压。避免强阳光暴晒及冷热刺激。

⑦在心理上：患者应该对疾病有正确认识，树立战胜疾病的信心，乐于接受治疗及护理。严格掌握口服药的时间及准确的剂量，坚持服药。

3.健康教育

(1)注意保暖，避免受寒。特别秋冬季节，气温变化剧烈，及时增添保暖设施。

(2)防止外伤，注意保护受损皮肤，即使较小的外伤，都要引起足够的重视。

(3)戒烟。

(4)患者应给予高蛋白质、高纤维化饮食，忌刺激性强的食物。如有吞咽困难时，应给予流质饮食，且注意慢咽。

(5)注意生活规律性，保证睡眠时间。

(6)防止精神刺激和精神过度紧张，保持愉快乐观的情绪。

(7)加强关节的活动，保持关节的功能位置，防止烫伤，冻伤，外伤等。

(8)通过健康教育，调整患者及家属的心态，提高对系统性硬化症疾病知识的认识。

十、纤维肌痛综合征

纤维肌痛综合征(fibromyalgia syndrome，FMS)是一种非关节性风湿病，临床表现为肌肉骨骼系统多处疼痛与发僵，并在特殊部位有压痛点。纤维肌痛综合征可继发于外伤、各种风湿病，这一类纤维肌痛综合征被称为继发性纤维肌痛综合征(secondary fibromyalgia syndromen)，如不伴有其他疾患，则称为原发性纤维肌痛综合征(primary fibromyagia syndrome)。

【常见病因】

1.睡眠障碍　表现为睡眠易醒、多梦，晨起精神不振、疲乏，有全身疼痛和晨僵感。

2.神经递质分泌异常　文献报道血清素(serotonin，5-HT)和P物质(substanceP)等神经递质在本病的发病中起重要作用。

3.免疫紊乱　在纤维肌痛综合征病人的真皮-表皮交界处有免疫反应物沉积，组织缺氧及通透性增强。

【临床表现】

1.女性多见,发病高峰 20～60 岁。

2.主要症状是全身疼痛和僵硬感,以肩胛带肌和骨盆带肌群为著。

3.慢性起病,有逐渐加重趋势,外界环境刺激可使病情恶化。

4.其他表现包括　肠激惹综合征、紧张性头痛、感觉异常、感觉手肿胀、明显乏力和睡眠不足等。

5.特殊压痛点包括　枕骨下肌肉附着处、颈 5～7 横突间隙前部、斜方肌外缘中点、肩胛嵴中点、第 2 肋软骨结合、肋骨外上髁以远 2cm 处、臀外上象限、股骨大转子后部、膝近端内侧脂肪垫,共 9 对。

【辅助检查】

红细胞沉降率(ESR)、C 反应蛋白(CRP)、类风湿因子(RF)、血常规。

【治疗原则】

1.疾病教育　让患者知道本病并非有心理异常,本病不引起畸形,对生命无威胁。

2.应用阿米替林(抗抑郁药)、盐酸环苯扎林(肌肉松弛药)和阿普唑仑。

3.单独给予非甾体抗炎药(NSAIDs)效果并不好。

4.其他治疗　心理咨询。

5.痛点封闭或注射皮质激素和运动治疗等。

【护理】

1.护理评估

(1)肌肉受累:患者是否有肩胛带肌和骨盆带肌群疼痛和僵硬。

(2)睡眠障碍:患者是否有易醒、多梦等。

(3)器官的受累:肠激惹综合征、紧张性头痛等症状。

(4)手的受累:手部肿胀,活动受限。

2.护理要点及措施

(1)病情观察:①观察生命体征;②疼痛的观察:观察疼痛的部位、性质、压痛点的观察,观察疼痛的程度是否加重;③观察病人的睡眠和精神症状。

(2)症状护理

①轻症纤维肌痛可随着紧张的解除而自行消退,但常可能出现反复或转为慢性。介绍本病为良性疾病。伸展练习、有氧健身、改善睡眠、局部热敷、轻柔按摩均能使病情减轻。

②给病人一个安静的休息环境,消除心理压力,放松自己,解除焦虑不安等情绪,提高睡眠质量。

③对焦虑或抑郁的治疗,需要病人更积极的配合和支持。

④患者本人及家属要对疾病有一定的认识,此病是一种功能性疾病,不会造成残疾、重要器官损伤或生命危险,病人不必顾虑重重,否则很容易加重症状。

3.健康教育

(1)纤维肌痛综合征的特点是全身多部位肌肉和软组织疼痛,压痛点多且往往是对称性的；该病患者多有睡眠障碍和精神障碍，如入睡困难、易醒、醒后不易入睡、焦虑不安、忧虑、易怒、惊恐、压抑感等。

(2)由于本病的精神症状较突出，而实验室检查基本都是正常的，病人又总是在诉说痛楚不适，很容易被误解为神经官能症，对这种查无实据的疾病，家人要给予足够的谅解和关心。家人的体谅能够给病人疾病康复创造良好的基础。

(3)患者本人也要对疾病有一定的认识，此病是一种功能性疾病，它不会造成残疾、重要器官损伤或生命危险，因此病人不必顾虑重重，否则很容易加重症状。治疗时不要依靠消炎镇痛类药物或是激素类药物，而是要依靠自我心理调节，放松心情，解除顾虑。平日可作一些体育运动，可以起到改善不良心理状态的作用，在肌肉舒缩的同时也使肌肉紧张疼痛的症状得到改善；要培养多方面兴趣，多与人交往接触，以消除抑郁焦虑情绪，夜间入睡也会更加容易。

(4)纤维肌痛综合征的康复治疗要以精神治疗为主，而药物治疗作用只是暂时的，且必须在医师指导下才可使用。

第二章 外科护理

第一节 外科休克患者的护理

【概述】

休克(shock)是多种病因引起的机体有效循环血容量锐减,组织灌注不足,以细胞代谢紊乱、受损、微循环障碍为特征的综合征。休克可分为低血容量性、感染性、心源性、神经性和过敏性休克五类,其中外科休克主要指低血容量性休克和感染性休克。处理的关键是尽早去除病因,迅速恢复有效循环血量,恢复灌注和对组织提供足够的氧,最终目的是防止多器官功能障碍综合征(MODS)。

【护理】

1.护理评估

(1)健康状态:评估患者是否有严重创伤、大量快速失血,或存在急性腹膜炎、胆道感染、绞窄性肠梗阻等急症。

(2)症状和体征:①休克代偿期(休克早期)患者表现为烦躁不安、四肢湿冷、心率加快、脉压小、呼吸加快、尿量减少。②休克抑制期(休克期)患者表现为神志淡漠、反应迟钝,面色苍白、口唇发绀、脉搏细速、呼吸浅促、血压进行性下降、尿少或无尿。

(3)辅助检查:评估血生化指标、凝血机制、动脉血气分析结果,评估血流动力学监测指标,如中心静脉压、肺毛细血管楔压等。

(4)休克分期和严重程度。

(5)社会心理评估:评估病情危急情况下患者及家属产生的紧张、恐惧情绪。

2.护理措施

(1)急救处理:补充血容量是纠正休克引起的组织低灌注和缺氧的关键。①迅速建立两条以上静脉通道,必要时可行中心静脉插管,同时监测 CVP。②合理补液。首先快速输入晶体液和人工胶体液复苏,必要时进行成分输血。若血压及中心静脉压低时,提示血容量严重不足,应快速补液。若血压低而中心静脉压升高时,提示血容量超负荷,应减慢补液速度,限制补液量,以防肺水肿及心功能衰竭。

(2)改善组织灌注,维持有效气体交换:①取休克卧位。将患者置于仰卧中凹位,避免不必要的搬动和翻身,注意保暖。②经鼻导管给氧。氧流量为 6~8L/min,严重呼吸困难时,可行气管插管或气管切开，并尽早使用呼吸机辅助呼吸。③保持呼吸道通畅。及时清除口、咽部和气道内分泌物，协助患者咳嗽、咳痰，鼓励患者定时做深呼吸，必要时给予超声雾化吸入，促进痰液稀释和排出。

（3）药物治疗与护理：①应用血管活性药物过程中，注意监测血压的变化，及时调整输液速度。使用时从低浓度、慢速度开始，并按药物浓度严格控制滴速，严防药物外渗。血压平稳后，逐渐降低药物浓度，减慢速度后再停药，以防突然停药引起不良反应。②心功能不全的患者，在使用强心药过程中，要注意观察患者心率变化及药物不良反应。③休克患者由于组织缺氧，常伴有不同程度的酸中毒，在使用碱性药物时，注意监测呼吸功能，保持呼吸功能完整，预防 CO_2 潴留和继发性酸中毒。

（4）病情观察：①根据病情严密监测脉搏、呼吸、血压及 CVP 变化，注意观察患者意识、皮肤温度及色泽的变化，每 15～30 分钟观察 1 次。若患者意识从淡漠、迟钝转为清醒、烦躁再转为平静，则提示病情好转。若患者面部和口唇色泽由苍白转为红润、肢体转暖，则提示休克好转。②留置尿管，动态监测尿量及尿比重。当尿量＜25ml/h、比重增加者表明仍存在肾供血不足，当尿量维持在 30ml/h 以上时，则提示休克已纠正。③注意观察 CVP 监测指标。当 CVP＜0.49kPa（5cmH_2O）时，表示血容量不足；当 CVP 高于 1.47kPa（15cmH_2O）时，则提示心功能不全；当 CVP 超过 1.96kPa（20cmH_2O）时，则表示存在充血性心力衰竭。

（5）预防感染：严格执行各项无菌操作规程，遵医嘱合理应用抗生素，采取有效措施预防肺部感染。保持床单清洁、平整、干燥，预防压疮的发生。

（6）预防意外损伤：对于烦躁或神志不清的患者，应加床旁护栏以防坠床，必要时，四肢以约束带固定于床边。

（7）心理护理：护士应安慰和鼓励患者，以减轻其恐惧及焦虑。一切治疗操作均需小心、细致，尽量减少患者痛苦。

3.健康指导

（1）了解手术前后的相关健康知识，掌握引流管及伤口或创面的保护方法。

（2）预防呼吸道感染，指导患者积极翻身、排痰，预防感冒。

（3）指导患者加强自我保护，避免或减轻意外损伤。

（4）指导患者掌握意外损伤后的初步处理和自救知识，如伤处加压包扎止血等。

4.护理评价　经过治疗和护理，评价患者是否达到：①血容量正常，生命体征平稳，CVP、尿量正常。②组织灌注量改善，四肢末梢温暖；呼吸平稳，血气分析正常。③未发现感染征象，体温、血象正常。④未发生意外损伤。⑤情绪平稳，恐惧、焦虑等心理得到缓解。

第二节　外科感染患者的护理

外科感染（surgical infection）是指需要外科手术治疗的感染。按致病菌种类和病变性质分为非特异性感染和特异性感染两种。按感染病程分为急性感染、慢性感染和亚急性感染。处理原则为消除感染病因和毒性物质（脓液、坏死组织），控制细菌繁殖，增强机体抗感染能力，促进组织修复。

一、浅部软组织化脓性感染

【概述】

浅部软组织化脓性感染包括疖、痈、急性蜂窝织炎、丹毒、急性淋巴管炎和脓肿。

疖(furuncle)是指皮肤单个毛囊和所属皮脂腺的急性化脓性感染,好发于毛囊和皮脂腺丰富的部位,致病菌以金黄色葡萄球菌为主。发病常与机体免疫力低下有关。

痈(carbuncle)是指多个相邻毛囊及其周围组织的急性化脓性感染,也可由多个疖融合而成,致病菌以金黄色葡萄球菌为主。多见于免疫力差的老年人和糖尿病患者。

急性蜂窝织炎(acute cellulitis)是指发生于皮下、筋膜下、肌肉间隙或深部疏松结缔组织的急性化脓性感染。致病菌多为溶血性链球菌、金黄色葡萄球菌等。

丹毒(erysipelas)是指皮肤淋巴管网的急性炎症感染。由乙型溶血性链球菌感染所致。好发于下肢及面部。

急性淋巴管炎(acute lymphangitis)和淋巴结炎(acute lymphadenitis)是指致病菌经破损的皮肤、黏膜或其他感染病灶,沿淋巴间隙浸入淋巴管,引起淋巴管及其周围淋巴结的急性炎症。主要致病菌为乙型溶血性链球菌、金黄色葡萄球菌等。

【护理】

1.护理评估

(1)健康史:患者的健康状况,皮肤是否有损伤,是否有糖尿病史。

(2)症状和体征:局部是否存在红、肿、热、痛和局部功能障碍的典型表现。体表皮肤是否有脓肿形成,触之有无波动感。评估全身情况,如发热、头痛、乏力、呼吸心跳加快、食欲减退等,严重者应评估是否并发感染性休克和多器官功能障碍。

(3)实验室检查:血常规、分泌物或渗出液涂片结果,以及药物敏感试验结果。

2.护理措施

(1)保持感染部位周围皮肤清洁、干燥,防止感染扩散。

(2)减轻疼痛,促进局部血液循环:①抬高感染肢体并制动,疼痛严重者,按医嘱给予镇痛剂。②适当被动活动关节,鼓励患者经常翻身,预防血栓性静脉炎。

(3)控制感染:①感染初期,局部热敷或理疗(超短波或红外线)等,有利于炎症消退。②遵医嘱应用抗生素,必要时采集创面分泌物做细菌培养和药物敏感试验,注意观察疗效。③脓肿有波动感时,及时切开排脓,促进炎症消退。

(4)创面护理:①早期可用70%乙醇或20%~50%的硫酸镁溶液湿敷,也可用2%鱼石脂软膏外敷,外敷药物每天更换1次,妥善包扎。②排脓或脓肿切开引流者,保持切口引流通畅,及时清洁创面并换药,保持敷料干燥。③对厌氧菌感染者,用3%过氧化氢溶液冲洗创面并湿敷。

(5)维持正常体温:高热患者给予物理降温,鼓励患者多饮水,必要时遵医嘱给予退热药物降温,并做好出汗较多患者的皮肤护理。

(6)休息和营养:嘱患者注意休息,指导其摄入高蛋白质、高能量、富含维生素的饮食,促进机体抵抗力的提高。

3.健康指导

(1)注意个人卫生,做到勤洗澡、勤换内衣,经常修剪指甲、清洗消毒剃须刀,减少感染来源。

(2)避免挤压未成熟的疖,尤其是"危险三角区"的疖,防止感染扩散引起颅内感染。

(3)加强锻炼,增强体质,对免疫力差的老年人、小儿应加强防护,糖尿病患者应注意控制血糖。

(4)积极预防和治疗原发灶,如扁桃体炎、龋齿、手足癣、皮肤损伤及皮下化脓性感染等。预防急性淋巴管炎和淋巴结炎的发生。

4.护理评价　经过治疗和护理,评价患者是否达到:①感染得到控制,炎症消退或部分消退。②疼痛减轻或缓解,肿胀消退。③体温正常。

二、全身性外科感染

【概述】

全身化脓性感染是指病原菌侵入人体血液循环,并生长繁殖,产生毒素,引起严重的全身性感染或中毒症状。通常指脓毒症(sepsis)和菌血症(bacteremia)。脓毒症是伴有全身性炎症反应,在体温、循环、呼吸、神志上有明显改变者。菌血症是脓毒症中的一种,即血培养检出病原菌者。处理原则是积极应用综合治疗,关键是处理原发感染灶。

【护理】

1.护理评估

(1)健康史:患者是否有营养不良或免疫缺陷、糖尿病等全身性疾病;评估是否有局部病灶、长期留置静脉导管、长期使用免疫抑制剂、糖皮质激素等。

(2)症状和体征:全身和局部症状和体征。①突发寒战、高热达40~41℃或低温、头痛、头晕;严重者可出现大量出汗。②食欲减退、恶心、呕吐、腹胀;肝、脾大,黄疸、皮下瘀血。③神志烦躁或淡漠、呼吸急促、心跳加快。④严重的感染性休克、多器官功能障碍或衰竭。⑤局部原发感染病灶的性状和组织破坏程度。

(3)实验室检查:血常规、血生化指标、血细菌或真菌培养结果;以及药物敏感试验结果。

(4)社会心理评估:患者及家属的焦虑、恐惧的心理反应。

2.护理措施

(1)防治感染,维持正常体温:①提供安静、舒适的休息环境,保证患者充分休息,减少消耗。②高热的患者,给予物理降温或遵医嘱应用降温药,减少机体消耗,预防水、电解质紊乱的发生。③加强静脉输液通道管理,严格无菌操作,避免导管性感染。④及时做血细菌培养及药敏试验,利于确定致病菌,提高治疗效果,注意采血时应在寒战、高热发作时进行,以提高阳性率。

(2)药物治疗及护理:①及时、准确地应用抗生素,注意观察药物疗效。②了解细菌培养及药敏试验结果，及时告知医师调整抗菌药物。

(3)病情观察：①严密观察生命体征变化，如出现体温持续上升或突然下降、意识障碍、呼吸急促、面色苍白或发绀，则应警惕感染性休克的发生，需及时与医生联系处理。②注意观察尿量，若 24 小时尿量少于 500ml 或每小时尿量少于 20ml，应警惕肾衰竭的发生，并及时通知医师处理。③注意观察有无新的转移性脓肿出现，如发现新病灶，要及时通知医师进行切开引流，术后注意伤口换药并保持引流通畅。

(4)营养支持：给予高热量、高蛋白、富含维生素、易消化饮食，并鼓励多饮水，必要时给予肠外营养，以增强抵抗力。

(5)心理护理：①关心体贴患者，及时告知患者及家属治疗过程。②针对患者的情绪变化，提供相应的安慰与鼓励。③患者病情发生变化时，护士应保持镇静，以缓解患者焦虑程度。

3.健康指导

(1)保持口腔清洁与饮食卫生，预防真菌性口腔炎，避免肠源性感染。

(2)注意个人卫生，保持皮肤清洁，发现局部感染灶或受伤后应及时就诊。

(3)积极主动运动和加强锻炼，提高机体免疫功能，增强抵抗力。

(4)加强营养，提高机体抵抗力。

4.护理评价　经过治疗和护理，患者是否达到：①全身性感染得到控制，体温正常，未出现新的感染灶。②未发生感染性休克、体液失衡、肾衰竭等并发症，或者发生后得到及时发现和处理。③营养素摄入满足机体代谢需要，机体抵抗力增强。④情绪平稳，焦虑心理得到缓解，情绪变化能及时被发现和处理。

三、破伤风

【概述】

破伤风(tetanus)是由破伤风杆菌侵入人体伤口并生长繁殖，产生毒素所引起的一种特异性感染。常继发于各种创伤后。处理原则为清除毒素来源，中和游离毒素，控制和解除痉挛，保持呼吸道通畅和防治并发症。

【护理】

1.护理评估

(1)健康史：①受伤情况，了解受伤的时间及伤口的污染程度、深度、开口大小。②伤口处理情况。③发病情况，是否有肌肉痉挛及持续时间等。

(2)症状和体征：①有无乏力、头痛、头晕、咀嚼肌紧张、烦躁不安等早期症状，有无张口困难、“苦笑”面容、颈项强直、角弓反张、呼吸困难等，有无因各种轻微的刺激诱发的全身肌群痉挛和抽搐。②损伤部位，有无骨折等。③有无呼吸困难或肺部感染等并发症。

(3)辅助检查：了解伤口渗出物涂片的检查结果，通过影像学检查了解有无重要脏器损害及有无骨折等。

(4)社会心理评估：患者常产生恐惧、焦虑等情绪。

2.护理措施

(1)环境与隔离:①将患者置于隔离的单人病室,避免强光,减少一切外界刺激,室内无噪声,专人守护。②严格消毒隔离,防止交叉感染。所有器械及敷料均需专用,使用后高压灭菌,污染敷料焚烧,患者的用品和排泄物均应严格消毒处理。③工作人员接触患者需穿隔离衣,所有检验标本均应做好隔离标记后再送检。

(2)保持呼吸道通畅:①床边备气管切开包,对病情较重、抽搐频繁者,应尽早行气管切开,以利清除呼吸道分泌物,预防或减少肺部并发症的发生。②痉挛发作控制间隙,应注意协助患者翻身、叩背、雾化吸入,以协助排痰。警惕呼吸道持续性痉挛引起分泌物阻塞气道。

(3)药物治疗与护理:①清除毒素来源:有创口者,在控制痉挛的前提下彻底清除坏死组织,用3%过氧化氢溶液冲洗或湿敷,随后敞开引流,消除厌氧环境。②中和游离毒素:注射破伤风抗毒素2万~6万U,肌内注射或加入5%葡萄糖1000ml内静脉缓慢滴入,注射前应做皮内过敏试验。亦可用人体破伤风免疫球蛋白,一般只需深部肌内注射1次,剂量为3000~6000U。③控制和缓解痉挛:抽搐严重者使用镇静剂和安眠药。可选用10%水合氯醛20~40ml保留灌肠;苯巴比妥钠0.1~0.2g肌内注射;地西泮10~20mg肌内注射或静脉滴注,病情严重者可用冬眠I号合剂,但低血压者忌用。④痉挛发作频繁且不易控制者,可用2%硫喷妥钠0.25~0.5g缓慢静脉注射。用药期间应警惕喉头痉挛和呼吸抑制,最好在有气管切开的情况下使用。

(4)病情观察:①观察痉挛发作前的征兆,记录痉挛持续的时间、间隔时间及所受累的肌群。②观察患者呼吸困难的程度;监测生命体征变化及其他脏器功能状态等。③注意观察因膀胱直肠括约肌痉挛引起的尿潴留、便秘,适当给予缓泻剂或留置导尿管。

(5)保护患者,防止意外损伤:①使用有护栏的病床,以防患者坠床。②放置合适的牙垫以免痉挛时咬伤舌。③治疗、护理操作等尽量集中实施,动作要轻,所有操作可在使用镇静剂后30分钟内进行,以免刺激患者引起抽搐。

(6)营养支持:给予高热量、高蛋白、富含维生素的饮食,必要时可给予肠内或肠外营养支持。进食应少量多餐,避免呛咳与误吸。

(7)心理护理:护士应保持镇静,给予患者安慰,减轻患者焦虑与恐惧情绪。

3.健康指导

(1)宣讲破伤风的预防知识:破伤风是可以预防的疾病,伤后早期彻底清创是预防的关键。因此,伤后需及时就医,正确处理伤口。

(2)指导被动免疫:告知伤前未接受自动免疫的患者,尽早前往医院行破伤风抗毒素注射,有一定的预防作用。

4.护理评价　经过治疗和护理,患者是否达到:①呼吸道通畅,呼吸平稳;未发生呼吸困难,或发生时被及时发现和处理。②能自行排尿。③排便正常。④未发生意外伤害,如坠床、舌咬伤等。⑤营养素摄入满足需求,恢复经口进食。⑥情绪平稳,焦虑、恐惧情绪减轻。

四、气性坏疽

【概述】

气性坏疽(gas gangrene)是由梭状芽孢杆菌引起的一种严重的急性特异性感染。人体发生气性坏疽感染取决于梭状芽孢杆菌的存在和伤口是否处于缺氧状态。治疗原则是及早控制坏疽扩展,抢救生命,降低残肢率。

【护理】

1.护理评估

(1)健康史:①患者有无开放性损伤,伤口是否处于缺氧环境;②伤口处理情况,如是否彻底清创或放置引流等。

(2)症状和体征:感染局部和全身情况。①伤口局部有无水泡或气泡溢出,皮下有无积气,是否触及捻发音。②患肢是否有剧痛、局部皮肤苍白、肢体肿胀程度与创伤所能引起的程度不成比例,且进行性加重等。③局部组织有无坏死、恶臭等征象。④有无烦躁不安、高热、脉速、呼吸急促、口唇皮肤苍白、大汗淋漓等全身症状。

(3)实验室检查:细菌学检查结果,了解是否检出革兰阳性杆菌,血常规和血生化检查结果,了解贫血状态及各脏器功能。

(4)辅助检查:X线检查软组织间有无积气。

(5)社会心理评估:患者的心理状态,了解家人及社会支持程度。

2.护理措施

(1)严密隔离:①严格消毒隔离,防止交叉感染。所有器械及敷料均需专用,使用后高压灭菌,污染敷料焚烧,患者的用品和排泄物均应严格消毒处理。②工作人员接触患者需穿隔离衣,所有检验标本均应做好隔离标记后再送检。

(2)加强伤口护理,控制感染:①伤口处及早彻底清创,敞开引流,用3%过氧化氢溶液冲洗,湿敷创面,经常更换敷料。②对接受高压氧治疗的患者,要注意观察氧疗后的伤口变化情况。③遵医嘱及时、准确应用合理有效的抗生素。

(3)缓解疼痛:注意分辨疼痛的性质,酌情止痛;对疼痛剧烈者,可按医嘱给予麻醉镇静剂或镇痛泵止痛。

(4)病情观察:对高热、烦躁、昏迷患者,应密切观察生命体征变化,警惕感染性休克的发生,如已发生感染性休克按休克处理。

(5)维持正常体温:高热者给予物理降温,必要时遵医嘱应用退热药物;出汗多者注意皮肤的护理。

(6)心理护理:①护士应保持镇静,给予患者安慰,减轻患者焦虑与恐惧情绪。②对于需截肢的患者应向患者及家属解释截肢的必要性,鼓励患者正确看待肢体残障,增强适应日常生活变化的信心。

3.健康指导

(1)加强宣教气性坏疽的发病原因和预防知识,指导患者认识正确处理伤口、及时就诊的重要性。

(2)指导截肢患者进行有效地患肢按摩及功能锻炼,促进患肢功能尽快恢复。

(3)指导患者进行残肢训练,适应义肢安装要求。

4.护理评价　经过治疗和护理,患者是否达到:①感染得到控制,生命体征平稳,体温正常。②疼痛减轻或缓解,肿胀消退。③创伤组织修复,皮肤恢复完整性。④能够接受和适应自身形象和肢体功能的改变。⑤情绪平稳,焦虑恐惧心理得到缓解。

第三节　外科手术围术期的护理

手术是外科系统治疗疾病的重要手段,又是一个创伤过程。但由于麻醉和手术创伤的刺激,机体处于应激状态,引起人体不同程度的代谢紊乱和脏器功能障碍。围术期包括三个阶段,即手术前期、手术期、手术后期。手术前后护理旨在全面评估患者生理、心理状态,采取相应措施,使患者具有充分的心理准备和机体条件,配合手术治疗,预防或减少术后并发症,促进早日康复。

一、手术前患者的护理

【概述】

完善的术前准备是手术成功的重要条件之一。根据疾病种类、时限性及性质,手术的类型大致分为三类。①急症手术:病情危急,需在最短时间内进行必要准备后迅速实施手术,如外伤性肝、脾破裂和肠破裂等。②限期手术:手术时间选择有一定时限,应在尽可能短的时间内做好术前准备,如各种恶性肿瘤的切除手术。③择期手术:可在充分的术前准备后进行手术,如一般的良性肿瘤切除术。手术前护理的重点是在全面评估的基础上,充分做好术前准备,稳定患者的心理状态,加强健康指导,提高患者对手术和麻醉的耐受能力,使手术的危险性降至最低程度。

【护理】

1.护理评估

(1)健康史:评估患者一般状况、既往健康状况。既往有无高血压、糖尿病及心脏病等。了解有无服用与手术或术后恢复有关的药物,如抗凝剂、抗菌药、镇静药、地西泮类药物。

(2)身体状况:通过评估生命体征和主要体征,了解内脏器官的功能、营养状况,评估手术的安全性。

(3)辅助检查:了解各项实验室检查结果、影像学检查结果,以及心电图、内镜检查及其他特殊检查结果。

(4)心理和社会支持状况:评估患者对待手术的心理反应,识别及判断现有的心理状态,以便及时提供有效的心理护理。

2.护理措施

(1)呼吸系统准备:术前2周戒烟,进行深呼吸、咳嗽、排痰训练。对有呼吸系统感染患者,术前给予有效的抗菌治疗。

(2)胃肠道准备:①饮食:普通疾病术前12小时禁食,4小时禁水,胃肠道手术患者术前1～2日给予流质饮食;非肠道手术患者术前不受饮食种类限制。②清洁肠道:结肠或直肠手术患者,术前晚及术晨清洁灌肠。一般手术患者术前1日晚行肥皂水灌肠,以减轻术后腹胀。急诊手术患者术前禁止灌肠。③留置胃管:一般在手术日晨放置,防止术中呕吐和误吸。

(3)配血:中、大型手术者,术前应做好血型鉴定和交叉配血试验。

(4)药物过敏试验:术前1日做好抗生素、普鲁卡因等易过敏药物的皮内试验。必要时做碘过敏试验。

(5)适应性训练:指导患者训练术中或术后所需的特殊体位,以适应术中及术后体位的变化。术前指导患者练习床上使用便盆排便、排尿,减轻术后不适。

(6)休息和营养:创造良好的睡眠环境。必要时使用镇静安眠药物。鼓励患者术前摄入足够的富含热量、蛋白质和维生素的食物,增强术后组织修复能力和防御感染的能力。

(7)皮肤准备:手术前1日能活动的患者自行沐浴、理发、剃须、修剪指(趾)甲,更换清洁衣服;无法沐浴者应床上擦浴。注意清洁手术区皮肤污垢,腹部手术应注意脐部清洁,剃除切口周围影响手术操作的毛发。

(8)减轻恐惧、焦虑:①保持环境舒适,安静,避免过多的人员探视。②关怀、体贴患者,根据心理问题来源做好解释工作,告知手术的必要性、手术过程及可能出现的不良反应等。③取得家属配合,协助做好患者的心理准备工作。

(9)手术日晨护理:①测量体温、脉搏、呼吸、血压,如有发热、感冒、血压升高、月经来潮(女性)或其他病情变化,及时与医生联系,考虑延期手术。②术晨嘱患者排空膀胱,必要时给予灌肠、置胃管、尿管。③更换清洁的衣裤。嘱患者摘去耳环、项链、戒指、手表等首饰,贵重物品交家属妥善保管。摘掉眼镜、义齿,擦去化妆品、指甲油等。④根据医嘱执行术前用药。⑤根据手术需要,将患者的病历、X线片、胸腹带及术中所需特殊用药或物品一并清点,交手术室接送人员。⑥与手术室工作人员核对患者姓名、住院号、诊断等相关信息,交接患者。⑦患者去手术室后,按手术大小、麻醉种类准备好床位及术后所需用物。⑧安慰患者家属,及时告知相关手术情况。

3.健康指导

(1)疾病相关知识宣教:麻醉的种类及方式、手术部位、术后镇痛的方法、术后并发症的识别、引流管的种类及保护的方法。

(2)术前营养指导:告知富含营养的食物种类和食用方法,达到全面营养吸收的目的。

(3)预防感染:戒烟;早晚刷牙、饭后漱口,保持口腔卫生;采取保暖措施,预防上呼吸道感染;保持皮肤清洁,预防切口感染。

(4)术前各种训练指导:包括呼吸功能训练、床上活动、床上使用便器等。

4.护理评价　经过治疗和护理,患者是否达到:①对疾病的认知提高,了解有关术前准备的相关知识,了解手术方式和术后注意事项,能够配合术前各项准备和做好术前相关训练。②

情绪平稳，焦虑恐惧等心理缓解，能够配合各项检查和护理。③营养摄入充足，营养不良得到纠正，营养状态和体重维持正常。④生命体征平稳，无感染征象。⑤能够得到充分的睡眠和休息。

二、手术后患者的护理

【概述】

术后护理是指患者手术完毕回到病室直至出院这一阶段的护理。其目标在于帮助患者尽快地恢复正常生理功能；消除疼痛；减轻术后不适；促进伤口愈合；促进术后早期活动，并为患者提供心理支持。

【护理】

1.护理评估

(1)手术情况：了解手术类型和麻醉方式，详细了解手术过程及术中出血、输血和补液情况，评估手术创伤大小及对机体的影响程度。

(2)身体状况：①评估患者生命体征、切口部位、引流管的种类及引流物的情况。②评估患者对疼痛的耐受能力：是否使用镇静剂或镇痛泵。③评估麻醉平面恢复情况：了解肢体的活动度及肢端末梢的感觉、温度、色泽。④评估受压皮肤的情况。

(3)并发症：评估相关并发症的征兆和体征，评估切口有无出血、感染、裂开等情况。

(4)社会心理状况：评估患者术后情绪及心理反应。

2.护理措施

(1)维持呼吸、循环功能稳定：①监测生命体征变化，每15～30分钟观察记录1次，平稳后改为每2小时观察记录1次。②及时清除呕吐物及气管内分泌物，防止误吸；给予氧气吸入；鼓励患者咳嗽、做深呼吸运动，必要时行超声雾化吸入或气管切开。③观察尿液的颜色和量，必要时记录24小时液体出入量。④确保静脉补液及药物治疗，补充术中液体量的丢失，维持有效循环。

(2)合理安置术后卧位：全麻患者术后取去枕平卧位，头偏向一侧，防止窒息或误吸。椎管内麻醉的患者术后应去枕平卧6～8小时，以防头痛。全麻清醒后，患者生命体征平稳，可根据需要选择体位。颈部、胸部、腹部和阴囊腹股沟手术患者可取半卧位；颅脑手术患者可采取15°～30°头高脚低卧位，有利于减轻脑水肿；脊柱、臀部手术患者可取仰卧或俯卧位；四肢手术后应抬高患肢，减轻水肿。

(3)术后不适的护理：①及时判断患者疼痛的程度，协助患者取合适体位，可采取措施降低切口部位张力，减轻疼痛。必要时遵医嘱使用止痛剂，或采用自控镇痛泵控制疼痛。②外科手术热是术后患者最常见的症状，但应警惕感染性发热。③出现恶心、呕吐时，立即给予侧卧位以防误吸。详细记录呕吐次数、呕吐物的量及性状；腹部手术后反复呕吐者，应考虑是否有肠梗阻、幽门持续痉挛或急性胃扩张，及时通知医生，并给予胃肠减压。④如有呃逆发生，可采用压迫眶上缘、抽出胃内积气和积液等方法控制，必要时给予镇静、解痉药物。上腹部手术后出现顽固性呃逆，应警惕有无膈下感染等并发症。⑤术后可有腹胀发生，腹胀的常见原因是胃肠道功能受抑制，肠腔内积气过多，可行持续胃肠减压、肛管排气及高渗性溶液低压灌肠等。⑥严密观察患者排尿情况，记录自行排尿的时间。术后 8～10 小时尚未排尿者，应询问有无尿意，检查下腹部膀胱区是否胀满，必要时诱导排尿或导尿。

(4)补充营养，维持水、电解质平衡：术后禁食期间，根据要求记录 24 小时液体出入量。局麻及小手术者，术后 6 小时后即可进正常饮食。全麻非胃肠道手术患者，术后 6 小时如无恶心、呕吐，可先进流质，以后根据病情改为半流质。胃肠道手术患者，术后 24～48 小时禁食，第 3～4 天肠功能恢复、肛门排气后可进少量流质，逐渐增加到全量流质，第 5～6 天进食半流质，一般术后 2 周可进软食或普食。观察患者肠蠕动和排气、排便情况。

(5)引流管护理：①标记各类引流管，妥善固定，防止引流管脱落。②保持引流管通畅，如有阻塞、扭曲、受压，及时予以处理。③观察、记录引流液的颜色、性质和量，判断有无术后出血、感染等。④每天更换引流袋(瓶)，严格遵守无菌操作原则。

(6)术后并发症的识别及护理：①术后出血，判断术后出血的速度和量，少量出血时行加压包扎及止血剂止血.出血量大时，应加快输液速度，并通知医生，做好输血或再次手术止血的准备。②术后感染，常见有切口、肺部和泌尿系统感染，如有切口感染，需增加更换敷料次数，必要时做清创处理。如发生肺部感染，除静脉使用敏感抗生素外，应教会患者有效排痰：痰液黏稠者，行超声雾化吸入，每日 2～3 次。如发生泌尿系统感染，应根据尿培养和药敏试验结果选用有效抗生素治疗，鼓励患者多饮水，保持排尿通畅。③腹部切口裂开，常因腹内压突然增高(如剧烈咳嗽、严重腹胀)而发生。应立即嘱患者平卧，用无菌生理盐水纱布覆盖切口，并用腹带包扎，以防内脏脱出，立即通知医生，尽快处理。

3.健康指导

(1)早期活动：早期活动可从手术后病情稳定即开始，指导患者在床上翻身、移动、咳嗽及深呼吸、屈伸踝膝关节等，活动度和活动范围循序渐进。休克、心衰、严重感染、出血、极度衰弱或实施特殊制动措施的患者应根据其耐受程度而定。

(2)饮食指导：根据手术部位摄入合理均衡饮食，促进机体康复。

(3)术后用药指导：术后需继续服药者，应指导患者服药方法，强调按时、按量服用，特殊用药除重点指导(如抗结核、抗肿瘤等药物)外，还应告知患者药物不良反应的识别方法，以便及时就诊。

(4)术后功能锻炼指导：术后功能锻炼可促进机体功能恢复，根据手术部位制订相应的功能锻炼计划，循序渐进地指导患者实施。

(5)切口保护方法指导：保持切口周围皮肤清洁、敷料干燥，出院后预约换药时间，特殊情况及时就诊。

(6)通过随访评估和了解患者康复过程，指导后期功能锻炼方法。

4.护理评价　经过治疗和护理，患者是否达到：①生命体征平稳，呼吸通畅。②体液平衡，尿量正常，引流液量正常，未发生水、电解质或酸碱平衡紊乱。③术后不适如疼痛、腹胀、恶心、呕吐等减轻，能得到充分休息。④体温正常，或体温升高得到及时控制，降至正常，无感染征象发生。⑤营养素摄入满足机体需求，营养状况得到改善。⑥术后出血、感染、切口裂开等并发症得到有效预防，或及时被发现和处理。

第四节　普通外科护理

一、甲状腺疾病

甲状腺分左右两叶，覆盖并附着于甲状软骨下方的器官两侧。中间以峡部相连，有内外两侧被膜包裹。手术时分离甲状腺即在此两层被膜之间进行。

甲状腺的血液供应非常丰富，主要来自两侧的甲状腺上、下动脉。甲状腺有3条主要静脉即甲状腺上、中、下静脉。甲状腺的神经支配来自迷走神经，其中喉返神经穿行于甲状腺下动脉的分支之间，支配声带运动。喉上神经的内支（感觉支）分布于喉黏膜，外支（运动支）支配环甲肌，与甲状腺上动脉贴近走行，使声带紧张。

甲状腺有合成、贮存和分泌甲状腺素的功能。其主要作用是加快全身细胞的利用氧的效能加速蛋白质、糖类和脂肪的分解。全面增加人体的代谢热量的产生，来促进人体的生长发育，在出生后影响脑与长骨的生长、发育。

【评估】

1.一般评估　生命体征，有无家族史、既往史。

2.专科评估　甲状腺肿物的生长速度、活动度及质地，有无压迫症状，患者是否有情绪急躁，容易激动、失眠、两手颤动、怕热、多汗、食欲亢进，进而体重减轻、消瘦、心悸、胸闷、月经失调等症状。

【护理要点】

1.术前护理

（1）饮食护理：进食高热量、高蛋白、高维生素食物，禁止饮用对中枢神经有兴奋作用的浓茶、咖啡等刺激性饮料。

（2）皮肤的准备：男性患者刮胡须，女性患者发际剪低。

（3）胃肠道的准备：术前禁食8～12小时，禁水4～6小时。

（4）体位：术前指导患者进行头颈过伸拉的训练，用软枕垫高肩部保持头低位，以适应术中体位。

（5）心理护理

①讲解手术的必要性，讲解手术的类型及麻醉方式。

②加强与患者的沟通，了解患者的动态心理变化。多关心患者，耐心聆听患者的主诉，耐心解答患者的问题，建立良好的护患关系，消除紧张情绪打消顾虑，调动社会支持体系，给患者予以协助和鼓励。

③对于精神过度紧张或失眠者，遵医嘱适当应用镇静药或安眠药。

2.术后护理

（1）甲状腺腺瘤患者的术后护理：护士在重视术后患者主诉的同时，密切观察生命体征、呼吸、发音和吞咽状况及早发现甲状腺术后的并发症，及时通知医生并配合抢救。呼吸困难和窒息的预防和急救措施具体如下。

①体位：患者回病室后取平卧位，待血压平稳或全麻清醒后去枕平卧位，以利于呼吸和引流。

②引流：对手术野放置橡胶片引流管者，护士应告知患者一般引流会持续 24～48 小时，引流的目的是为了便于观察切口内出血情况，及时引流切口内的积血，预防术后气管受压。

③保持呼吸道通畅：避免引流管阻塞导致的颈部积血、积液、压迫气管而引起呼吸不畅，鼓励和协助患者进行深呼吸和有效咳嗽，必要时行雾化吸入，以利于痰液及时排出。

④急救准备：常规在床旁准备气管切开包和手套，以备急用。

⑤急救配合：对因血肿压迫所致呼吸困难或窒息者，须立即配合进行床边抢救，即剪开缝线，敞开伤口，迅速取去血肿，结扎出血的血管。若患者呼吸仍无改善则需行气管切开、吸氧；待病情好转，再送手术室做进一步检查、止血和其他处理。对喉头水肿所致的呼吸困难或窒息者，应即刻遵医嘱应用大剂量激素，如地塞米松 30mg 静脉滴入，若呼吸困难无好转，可行环甲膜穿刺或气管切开。

⑥喉返和喉上神经损伤：鼓励术后患者发音，注意有无声调降低或声音嘶哑，以及早发现喉返神经损伤的征象，及早护理。喉上神经内支受损者，因喉部黏膜感觉丧失所导致反射性咳嗽消失，患者在进食尤其是饮水的时候易发生误咽和呛咳，故要加强对该类患者饮食过程中的观察和护理。

(2)甲状腺危象患者的急救护理：甲状腺危象表现为术后 12～36 小时内出现高热（>39℃），脉快且弱（>120 次/分），烦躁、谵妄，甚至昏迷，常伴有恶心、呕吐。急救护理具体如下。

①物理或药物降温，必要时可用冬眠药，使其体温维持在 37℃左右。

②吸氧，持续低流量吸氧减轻组织缺氧。

③静脉输入大量葡萄糖溶液，降低循环血液中甲状腺素水平。

④烦躁不安，谵妄者注意患者安全，适当防护，防止外伤。

⑤遵医嘱用药，口服复方碘化钾溶液 3～5ml，紧急时用 10%碘化钠溶液 5～10ml 加入 10%葡萄糖 500ml 中静脉滴入，氢化可的松每日 200～400mg 分次静脉滴注；拮抗应激：利舍平 1～2mg 肌内注射或普萘洛尔 5mg 加入 10%葡萄糖 100ml 中滴注以降低周围组织对儿茶酚胺的反应；镇静药常用苯巴比妥钠 100mg 或冬眠合剂Ⅱ号半量肌内注射 6～8 小时一次，有心衰的患者加用洋地黄制剂。

⑥手足抽搐：补钙，指导患者口服补钙；症状较重长期不能恢复者，可加服维生素 D_3，以促进钙在肠道内的吸收。抽搐发作时，立即遵医嘱静脉注射 10%葡萄糖酸钙或氯化钙 10～20ml。

⑦提供心理支持减轻恐惧和焦虑促进症状缓解。

(3)甲状腺癌的术后并发症护理

①出血：术后 48 小时内出现，表现颈部迅速肿大、呼吸困难、烦躁不安，甚至窒息；伤口的渗血或出血。

预防术后出血:适当加压包扎伤口敷料,予以半坐卧位,减轻术后颈部切口张力,避免大声说话剧烈咳嗽,以免伤口裂开出血。术后 6 小时内进食温凉流质、半流质饮食,避免进过热饮食,减少伤口部位充血,并观察患者吞咽过程中有无呛咳、说话有无嘶哑。

观察伤口渗血情况及颈部有无渗血,观察患者呼吸情况,有无呼吸困难。观察患者颈部情况,有无颈部肿大,床旁备气切包,如发生出血应立即剪开缝线,消除积血,必要时送往手术室止血。

观察伤口引流管,颜色、性状、量,并准确记录。

②呼吸困难和窒息:表现为颈部压迫感、紧缩感或梗阻感。还可以表现为进行性呼吸困难、呼吸费力、烦躁、发绀及气管内痰鸣音。

术后 24～48 小时内严密观察病情变化,每小时监测生命体征,并记录,观察伤口敷料及引流管引流液的情况,尤其注意颈部有无渗血。护士通过密切观察生命体征、呼吸、发音和吞咽状况及早发现有无呼吸困难,及时通知医师、配合抢救。

保持呼吸道通畅,指导患者有效咳嗽、排痰,具体方法:先深吸一口气,然后用手按压伤口处,快速用力将痰咳出,避免剧烈咳嗽致伤口裂开。如痰液黏稠不易排出时给予雾化吸入,协助患者翻身叩背。若发现患者颈部紧缩感和压迫感、呼吸困难、烦躁不安、心动加速、发绀时应立即检查伤口,并及时通知医师,如果是出血引起立即就地松开敷料,剪开缝线,敞开切口,迅速除去血肿,如血肿清除后患者呼吸无改善则应立即实施气管切口,并予以吸氧,待患者情况好转后,再送手术室进一步检查止血和其他处理。

术前常规在床旁准备气管切开包和抢救药品。

手术后如近期出现呼吸困难,宜先试行插管,插管失败后再做气管切开。

③喉返神经损伤,可分为暂时性(2/3 的患者)和持久性损伤两种。评估患者有无声音嘶哑、失声,如果症状出现注意给予安慰和解释,减轻其恐惧和焦虑,使其积极配合治疗。

④喉上神经损伤,可引起环甲肌瘫痪,使声带松弛,患者发音变化,常感到发音弱、音调低、无力,缺乏共振,最大音量降低,尤其是喝水时出现呛咳。

⑤甲状旁腺功能减退,注意患者安全,医护人员不要用手强力按压患者制止抽搐发作,避免受伤。可出现低血钙,表现为面部、口唇周围及手、足如针刺样感及麻木感或强直感,还可以表现为畏光、复视、焦虑、烦躁不安。严重地手足抽搐。

限制含磷较高的食物,如牛奶、瘦肉、蛋类和鱼类等。

症状轻者可口服葡萄糖酸钙 2～4g,每日 3 次。

抽搐发作时,注意患者安全,医护人员不要用手强力按压患者制止抽搐发作,避免受伤。

【健康教育】

1.在甲状腺流行的地区推广加碘盐,告知患者碘是甲状腺素合成的必需成分,鼓励进食海带、紫菜等含碘丰富的海产品。

2.用药教育:告知患者甲亢术后继续服药的重要性并督促执行,保证剂量准确。若出现心悸、手足震颤、抽搐等情况及时就诊。

3.伤口拆线后适当进行颈部运动,防止瘢痕挛缩。

4.甲状腺全切除患者需终身服用甲状腺制剂以满足机体对甲状腺素的需要,不能随意自行停药或变更剂量。

5.保持心情舒畅，建立合理的生活作息制度，促进充足睡眠时间，做到劳逸结合及合理搭配饮食。

6.嘱咐患者定时门诊复查。

二、肺癌

肺癌多数起源于支气管黏膜上皮，因此也称支气管肺癌。近50年来，全世界肺癌的发病率明显增高，发病年龄大多在40岁以上，以男性多见，男女之比为(3～5)∶1。但近年来，女性肺癌的发病率也明显增加。

【评估】

1.一般评估　吸烟状况，家庭史、既往史，心理和社会支持状况等。

2.专科评估　有无咳嗽、是否为刺激性；有无咳痰，痰量及性状；有无痰中带血、咯血，咯血的量、次数；有无疼痛，部位和性质，如有无放射痛、牵扯痛；有无呼吸困难；营养状况。有无发绀、贫血；有无杵状指。

【非手术治疗的护理要点】

1.一般护理

(1)环境：保持室内空气的流通与新鲜，并维持适宜的温度与湿度，避免花粉、螨虫导致的过敏，尤其在化疗期间。必要时用紫外线消毒，以避免感染的发生。

(2)休息：由于患者疼痛、焦虑、害怕，无法获得足够的休息与睡眠，应为患者创造安静、舒适、清洁、整齐的良好休息和睡眠环境。必要时遵医嘱用镇静药。

(3)饮食护理：向患者提供营养丰富、易消化的食物，鼓励进食。一般每天需要蛋白质100～150g，总热量20920～25104kJ(5000～6000kcal)，注意调整食物的色、香、味，配制患者喜爱的食物，以适口、清淡为原则，少量多餐。有恶心、呕吐者饭前给予口腔护理。若无法进食时，则应肠道外营养或鼻饲，补充足够热量和营养。

2.戒烟　指导并劝告患者停止抽烟。因为吸烟会刺激肺、气管及支气管，使气管、支气管分泌物增加，妨碍纤毛的清洁功能，使支气管上皮活动减少或丧失活力而致肺部感染。

3.用药护理

(1)伴有慢性支气管炎、肺内感染、肺气肿的患者，结合痰液及咽部分泌物细菌培养，应用抗生素、支气管扩张药、祛痰药等药物。

(2)化学治疗

①化疗指征

a.辅助手术治疗，以消灭残存的或亚临床癌灶，防止复发和转移。

b.手术或放疗后出现局部复发或转移。

c.小细胞肺癌、暂时不能手术或放疗者，先用化疗使肿瘤缩小，症状缓解，为手术或放疗创造条件。

d.配合放疗以提高放疗敏感性，消灭亚临床病灶。

e.不宜手术或放疗的中晚期肺癌或伴有远处转移者。

f.具有肿瘤压迫症状或癌性心包炎、胸腔积液的晚期患者。

②常用药物：环磷酰胺、氮芥、表柔比星、长春新碱、卡铂、顺铂、氟尿嘧啶等。

4.稳定情绪　随时观察患者的情绪变化，多与患者交流，给予发问的机会和心理上的支持，以减轻其焦虑情绪和对手术的担心。

5.腹式呼吸与有效咳嗽训练

(1)腹式呼吸是以膈肌运动为主的呼吸。患者采用鼻吸气，吸气时将腹部向外膨起，屏气1～2 秒，以使肺泡张开，呼气时让气体从口中慢慢呼出。开始训练时，护理人员可协助同患者一起练习：将双手放在患者腹部肋弓之下，患者吸气时将双手顶起，呼气时双手轻轻施加压力，使膈肌尽量上升，以后让患者自行练习，并逐渐除去手的辅助作用，术前每天均应坚持训练数次。

(2)咳嗽训练时，患者尽可能坐直，进行深而慢的腹式呼吸，咳漱时口型呈半开状态，吸气后屏气 3～5 秒后用力从肺部深部咳嗽，不要从口腔后面或咽喉部咳嗽，用两次短而有力的咳嗽将痰咳出，对术后胸痛、呼吸肌疲劳的患者，可先轻轻地进行肺深部咳嗽，将痰引至大气管时，再用力咳出，咳嗽后要休息片刻以恢复体力。

6.机械辅助的呼吸功能训练　吹气球或应用呼吸训练器。

【术后护理要点】

1.观察生命体征　术后密切监测血压、心率、呼吸等变化，注意有无血容量不足和心功能不全的发生。

2.安排合适体位　麻醉清醒、血压平稳后改为半卧位。

(1)肺叶切除患者可取侧卧位。

(2)一侧全肺切除患者，避免完全侧卧，以防止纵隔移位压迫健侧肺，可采取 25°侧卧位。

(3)肺段切除术或楔形切除术者，健侧卧位，促进术侧肺组织扩张。

(4)全肺切除术，避免过度侧卧，25°侧卧位，预防纵隔移位和压迫健侧肺。

(5)若有血痰或支气管瘘管，取患侧卧位。

(6)避免采用垂头仰卧式，以免横膈上升妨碍通气。

3.呼吸道护理

(1)术后带气管插管返回病房的患者，应严密观察导管的位置，防止滑出或移向一侧支气管，造成通气量不足。观察呼吸深度、频率、动脉血氧饱和度是否正常。

(2)对于术前心肺功能差，术后动脉血氧饱和度过低者，术后早期可短时间使用呼吸机辅助呼吸，机械通气时，应及时清除呼吸道分泌物。吸痰操作宜轻柔敏捷，每次吸痰不超过 15 秒，吸痰前吸氧浓度调至 70%以上。

(3)鼓励并协助深呼吸及咳嗽，每 1～2 小时叩背排痰 1 次，实施方法如下。

①护士站在患者健侧，双手环抱住伤口部位以支托固定胸部伤口。固定胸部时，手掌张开，手指并拢。指导患者先慢慢轻咳，再用力将痰咳出。

②护士站在患者患侧，一手放在术侧肩膀上并向下压，另一手置于伤口下支托胸部协助。

当患者咳嗽时，护士的头在患者身后，可保护自己避免被咳出的分泌物溅到。

4.闭式胸腔引流护理（八字原则：观察、密封、无菌、通畅）

(1)保持管道的密闭：定时观察胸腔引流是否通畅，术后早期特别注意观察引流量。当患者翻身时，注意保持引流管避免牵拉、受压或脱出。

①随时检查装置的密闭及引流管有无脱落。

②水封瓶长玻璃管没入水中 3～4cm。

③引流管周围用油纱布包盖严密。

④搬动患者或更换引流瓶时，需双重夹闭。

⑤若引流管连接处脱落或引流瓶损坏，立即双钳夹闭并更换引流装置。

⑥若引流管从胸腔滑脱，立即用手捏闭伤口处皮肤，消毒处理后，用凡士林纱布封闭伤口。

(2)严格无菌操作，防止逆行感染

①引流装置保持无菌。

②保持胸壁引流口处敷料清洁干燥。

③引流瓶应低于胸壁引流口平面 60～100cm。

④每日更换引流瓶，严格遵守无菌操作规程。

(3)保持引流管通畅

①患者取半坐卧位。

②定时挤压引流管，防止引流管阻塞、扭曲、受压。

③做咳嗽、深呼吸运动及变换体位，以利胸腔内液体、气体排出，促进肺扩张。

(4)观察记录引流液的量及色。

5.术后上肢功能康复训练　适时早期活动可促进呼吸运动，防止肺不张、肩关节僵硬及手臂挛缩。

6.术后并发症预防及护理

(1)肺不张与肺部感染：大多发生于手术后 48 小时内。预防的主要措施是术后早期协助患者深呼吸、咳痰及床上运动，避免限制呼吸的胸廓固定和绑扎。发生肺不张或感染后，协助患者排痰，雾化吸入，或用支气管镜吸痰。

(2)急性肺水肿：肺切除术后特别是伴有心、肾功能不全的患者，避免补液过多、过快，以减少急性肺水肿的发生。一旦出现急性肺水肿，应立即减慢输液速度，迅速采取利尿、强心等治疗措施。

【健康教育】

1.术后需要化疗或放疗时，应使患者理解治疗意义，并按时接受治疗检查血常规。

2.出院返家后数周内，进行呼吸运动及有效咳嗽，活动量逐渐增加，以不出现心悸、气短、乏力等症状为标准。

3.预防呼吸道感染。术后一段时间内避免出入公共场所或与上呼吸道感染者接触，避免与烟雾、化学刺激物接触，万一发生呼吸道感染，应尽早返院就医；讲解吸烟的危害，鼓励戒烟。

4.若出现伤口疼痛、剧烈咳嗽及咯血等症状时，应返院治疗。

三、胃癌术后

胃癌系位于上皮的恶性肿瘤，发病率在男性恶性肿瘤中仅次于肺癌，占第二位，在女性恶性肿瘤中居第四位。胃癌在我国各种恶性肿瘤中居首位，年死亡率为25.23/10万，好发年龄在50岁以上，男性发病率明显高于女性，男女比例约为2∶1。

【评估】

1.一般评估　饮食喜好、生活习惯、生活与工作环境，吸烟史、家族史，既往史，心理和社会支持状况等。

2.专科评估

(1)局部身体状况：有无上腹或胸骨后疼痛、腹部有无肿块，肿块大小、质地、是否活动；有无腹胀或腹水征；有无反酸、嗳气、食欲缺乏；有无呕血和黑粪等。

(2)全身状况：有无消瘦和体重下降，有无胃癌远处转移的迹象，如左锁骨上淋巴结肿大或黄疸；有无消瘦、贫血、营养不良和体重下降，甚至恶病质的表现等。

【术前护理要点】

1.一般护理

(1)患者应少量多餐，进食高蛋白、高热量、富含维生素、易消化的食物。

(2)对于营养状态差的患者，术前应予以纠正，必要时静脉补充蛋白、血浆或全血，以提高手术耐受力。

(3)术前一日进流食，晚间及术晨肥皂水灌肠。

(4)合并幽门梗阻者，注意纠正水、电解质及酸碱失衡；术前3天每晚用300～500ml温生理盐水洗胃，以减轻胃黏膜水肿，有利于吻合口愈合。

(5)贲门癌有开胸可能的同时按开胸护理准备。

2.术前准备

(1)术前1天皮肤准备：备皮的范围是上至剑突、下至大腿上1/3(包括会阴，洁净脐部)、两侧至腋中线。

(2)术前1天根据医嘱交叉配血，根据手术大小，备血600～1000ml；做好药物过敏试验。

(3)术前禁食12小时，禁水6小时。

(4)术前晚保持充足的睡眠，必要时口服镇静药物。

(5)术日晨留置胃管(根据医嘱留置营养管)及尿管；术前半小时肌内注射苯巴比妥钠0.1g、阿托品0.5mg。

3.心理护理　根据患者情况做好安慰工作，消除患者心理负担，增强对手术的信心。

【术后护理要点】

1.一般护理

(1)体位与活动：术后回病房一般取平卧位，头偏向一侧。待患者全麻清醒，血压平稳后取半卧位。患者卧床期间，协助患者翻身。如病情允许，鼓励患者早期活动。

(2)禁食与营养

①术后暂禁食,禁食期间,遵医嘱静脉补充液体,维持水、电解质平衡并补充必要营养素。

②准确记录 24 小时出入量,以保证合理补液。

③静脉补液,维持水和电解质平衡。若患者营养状况差或贫血,遵医嘱补充蛋白、血浆或全血。

④一般在术后 3～4 天胃肠道功能恢复后,试验饮水或米汤,拔除胃管后进流食,逐渐过渡到半量流食、全量流食、半流食、软食至正常饮食。

2.病情观察　监测生命体征,每 30 分钟 1 次,病情平稳后 1～2 小时测量 1 次。应定时观察患者神志、体温、尿量、出汗,伤口的渗血、渗液和引流液的情况等。

3.胃肠减压　胃肠减压可减轻胃肠道的张力,促进吻合口的愈合,应注意妥善固定,保持胃管通畅,观察并记录引流液的色、质、量。注意口腔护理。

4.引流管的护理　引流管标识明确,保持管道引流通畅,妥善固定引流管,防止脱出,观察并记录引流液的颜色、性状和量。

5.疼痛护理　根据患者疼痛情况,适当应用止痛药物。

6.鼓励患者早期活动　除年老体弱或病情较重者,术后第 1 天坐起做轻微活动,第 2 天协助患者下地、床边活动,第 3 天可在病室内活动。患者活动量应根据个体差异而定,早期活动可促进肠蠕动,预防术后肠粘连和下肢静脉血栓等并发症。

7.并发症的观察和护理

(1)术后胃出血:手术后 24 小时内因术中残留或缝合创面少量渗血,可从胃管内流出少量暗红或咖啡色胃液,一般不超过 100～300ml,以后胃液逐渐转清,属于术后正常现象。若术后短期内从胃管引流出大量鲜红色血液,持续不止,应警惕有术后出血,需及时报告医师处理。出血原因:主要是术中止血不彻底或结扎线脱落。处理方法:绝大多数可经非手术治疗(包括禁食、止血药物、输鲜血)而停止。

(2)十二指肠残端破裂:是毕Ⅱ式胃大部切除术后的早期并发症,一般多发生于术后 3～6 天,表现为右上腹突发剧痛、发热和腹膜刺激征;白细胞计数增加;腹腔穿刺可抽得胆汁样液体。原因:十二指肠溃疡局部瘢痕水肿,残端关闭困难;手术技术缺陷,缝合不严;因输入段肠梗阻致十二指肠内张力过高。处理方法:需立即进行手术治疗,术后持续负压吸引,积极纠正水、电解质紊乱、经静脉或空肠造口管提供营养支持,给予抗生素抗感染,用氧化锌软膏保护引流管周围皮肤。

(3)胃肠吻合口破裂或瘘:少见,多发生于术后 3～7 天。原因:组织愈合不良,缝合不够紧密,吻合处张力过大或低蛋白血症,组织水肿等。处理方法:早期引起明显腹膜炎症状和体征,须立即手术处理;后期形成脓肿或腹外漏,行局部引流、胃肠减压和积极支持治疗。

(4)残胃蠕动无力或称胃排空障碍:常发生于术后 7～10 天。原因:含胆汁的十二指肠液进入残胃,干扰胃功能;输出襻空肠麻痹,功能紊乱;与变态反应有关。处理方法:禁食、胃肠减压、肠外营养支持,纠正低蛋白,维持水、电解质和酸碱平衡,应用促胃动力药物。

(5)倾倒综合征

①早期倾倒综合征:多发生于餐后 30 分钟内,以循环和胃肠道症状为主。原因:多因餐后

大量高渗性食物快速进入肠道所致肠道内分泌细胞大量分泌肠源性血管活性物质，加上渗透作用使细胞外液大量进入肠腔，而引起血管舒缩功能紊乱和胃肠道症状。此症状于术后半年至 1 年可自愈。餐后应平卧 30 分钟后活动。

②晚期倾倒综合征：餐后 2～4 小时患者出现低血糖反应。原因：进食后胃排空过快，含糖食物迅速进入小肠而刺激胰岛素大量释放。出现症状时稍进食，尤其是糖类，即可缓解。

(6)术后梗阻：分为输入襻梗阻、吻合口梗阻和输出襻梗阻三类。共同症状是大量呕吐、不能进食。临床表现为进食后 15～30 分钟，上腹突感胀痛，一阵恶心后，大量喷射状呕出含胆汁液体，呕吐后症状消失。可手术解除梗阻。

【健康教育】

1.向患者及家属讲解有关疾病康复知识，学会自我调节情绪，保持乐观态度，坚持综合治疗。

2.指导患者饮食应定时定量，少量多餐，营养丰富，逐步过渡为正常饮食。少食腌、熏制食品，避免进食过冷、过硬、过烫、过辣及油煎炸的食物。

3.告知患者注意休息、避免过劳，同时劝告患者放弃喝酒、吸烟等对身体有危害的不良习惯。

4.告知患者及家属有关手术后期可能出现的并发症的表现和预防措施。

5.定期门诊随访(胃癌术后 1 年内，每隔 3 个月来门诊复查，第 2 年每隔半年 1 次，以后每年 1 次)，若有不适及时就诊。

4.保持大便通畅，养成定时大便的习惯。活动过多、进食粗糙、大便秘结均可使焦痂过早脱落、损伤创面而出血。

5.保持心情舒畅、忌怒，如发生腹痛、黑粪等症状应立即复诊。

四、乳腺癌

乳腺癌是女性最常见的恶性肿瘤之一。在我国占全身各种恶性肿瘤的 7%～10%，仅次于子宫颈癌，但近年来乳腺癌的发病率呈上升趋势，有超过子宫颈癌的倾向。部分大城市报告乳腺癌占女性恶性肿瘤之首位。

【评估】

1.一般评估　月经史，孕育史，哺乳情况，饮食习惯，生活环境，既往史，家族史，心理和社会支持状况等。

2.专科评估

(1)局部身体状况：乳房外形和外表，有无肿块及肿块大小、质地、活动度，肿块与深部组织的关系，表面是否光滑、边界是否清楚，有无局限性隆起或凹陷等改变。

(2)全身状况：有无癌症远处转移的征象，如锁骨上、腋窝淋巴结和其他部位有无肿大淋巴结，淋巴结的位置、大小、数目、质地及活动性；有无肺、骨和肝转移的征象；全身的营养状况等。

【术前护理要点】

1.心理护理　乳房是女性性征之一,因术前患者对癌症有恐惧感、对手术害怕、对预后恐惧及对根治术后胸部形态改变存在担忧,故应多了解和关心患者,倾听患者的想法和要求,加强心理疏导,向患者和家属解释手术的必要性和重要性,解除其思想顾虑。介绍患者与曾接受过类似手术且已痊愈的妇女联系,通过成功者的现身说法使其相信一侧乳房切除将不影响正常的家庭生活、工作和社交;告知患者今后行乳房重建的可能,鼓励其树立战胜疾病的信心、以良好的心态面对疾病和治疗。

2.术前常规准备

(1)术前1天皮肤准备:备皮范围是上自锁骨上部、下至髂嵴,自健侧腋前线或乳头线、后过背正中线,包括患侧上臂和腋下。若手术时需要植皮,应同时做好供皮区的皮肤准备,由于乳头、乳晕部位皮肤不甚平滑,更要注意清洁,并避免割伤皮肤。操作时动作要轻柔,以免疼痛。

(2)术前1天根据医嘱交叉配血,做好药物过敏试验。

(3)术前禁食12小时,禁水4小时;术前晚保持充足的睡眠,必要时口服镇静药物。

(4)术前半小时肌内注射苯巴比妥钠0.1g,阿托品0.5mg。

3.术前适应性训练

(1)术前3日指导患者进行腹式呼吸的锻炼。具体方法:患者取立位、平卧位或半卧位,两手分别放于前胸部和上腹部。用鼻缓慢吸气时,令膈肌最大限度的下降,腹肌松弛,膈肌随腹腔内压增加而上抬,推动腹部气体排出,手感到腹部向上抬起。呼气时用口呼出,腹肌收缩,膈肌松弛,膈肌随腹腔内压增加而上抬,推动肺部气体排出,手感到腹部下降。

(2)指导患者掌握在床上使用大、小便器的方法。

4.注意事项

(1)在健侧行PICC穿刺置管术,上肢在24小时内应限制剧烈活动,指导患者做握拳运动。

(2)如病情允许,术前晚上可进行个人卫生清洁。

【术后护理要点】

1.全麻苏醒期的护理

(1)清醒前:①采取去枕平卧位,头偏向一侧。②清除口咽内分泌物,保持呼吸道通畅,防止呕吐误吸引起窒息。③注意观察瞳孔的对光反射是否恢复,以判断患者麻醉清醒的状况。

(2)清醒后:①血压平稳后改为半卧位,利于呼吸和引流。②评估疼痛程度,必要时遵医嘱给予镇痛药。③心理护理,主动到床前关心患者、细心照顾患者,通过亲切的语言、行为来表达对患者的同情、关怀和问候,有的放矢地进行心理疏导。

2.病情观察

(1)密切监测患者生命体征的变化。

(2)扩大根治术注意患者的呼吸情况,及时发现有无气胸,鼓励患者做深呼吸,防止肺部并发症。

3.饮食护理　术后6小时,若无恶心、呕吐等麻醉反应,可给予流质饮食,如豆浆、米汤、面汤、牛奶等;术后第1天可给予半流质饮食,如八宝粥、豆腐脑、鸡蛋羹、烂面条等,以后渐恢复正常饮食,应给予高热量、高蛋白质、高维生素饮食,以促进伤口愈合,身体康复。

4.疼痛的护理　为使患者不被疼痛困扰,有良好的休息和睡眠,术后短时间内适当应用哌替啶，必要时可重复给药。另外，可使用分散患者注意力的方法减轻患者疼痛。

5.胸部锻炼的指导　鼓励患者深呼吸，并使用有效咳嗽排痰的方法，必要时更换体位。对于痰液黏稠者给予雾化吸入；也可使用电振动叩击排痰。

6.患肢的护理

(1)观察皮瓣颜色及创面愈合情况并记录。注意伤口敷料，用胸带或弹力绷带加压包扎，保持患侧手臂血液循环通畅及淋巴回流通畅。平卧时：用软枕抬高患侧上肢 20°～30°；半卧时：屈肘 90°放于胸腹部，以预防或减轻上肢水肿。同时，注意患者卧位舒适。

(2)严密观察患侧上肢皮肤颜色、温度、脉搏等。

(3)避免在患肢手臂测血压、输液、注射及抽血。

(4)嘱患者术后 3 周内患侧不要承担 1kg 以上重物，伤口愈合后也应避免患侧肩部承担超过体重 1/4 的重物。

(5)在护士的指导下循序渐进地实施功能锻炼

①术后 24 小时开始，指导患者伸指握拳动作，以活动腕关节。每天 4 次，每次 10 下。

②术后 2～3 天，做前臂伸屈运动，前伸小于 30°，后伸小于 15°，坐位练习屈肘屈腕。每天 4 次，每次 10 下。

③术后 4～5 天，练习患侧上肢摸同侧耳廓、对侧肩。

④术后 5～7 天，患侧上肢慢慢伸直、内收、屈曲肩关节，抬高 90°。

⑤术后 7～10 天，练习手指“爬墙”运动，直至患侧手指能高举过头，自行梳理头发，功能锻炼应循序渐进，并避免用患肢搬动、提拉重物。

7.引流管的护理

(1)观察引流液色、质、量并记录，注意有无出血。

(2)妥善固定引流管，患者卧床时固定于床旁，起床时固定于上衣。

(3)保证引流通畅和有效的负压吸引，连接固定，定时挤压引流管或负压吸引器。

(4)引流过程中若有局部积液、皮瓣不能紧贴胸壁且有波动感，应报告医生，及时处理。

(5)一般术后 1～2 天，每日引流血性液体 50～100ml，并逐日减少。术后 3～5 天，皮瓣下无积液、创面与皮肤紧贴，引流量小于 10～15ml 即可拔管。若拔管后仍有皮下积液，可在严格消毒后抽液并局部加压包扎。

8.并发症的护理

(1)患侧上肢肿胀：为乳腺癌根治术后患侧腋窝淋巴结切除后上肢淋巴回流不畅或头静脉被结扎、腋静脉栓塞、局部积液或感染等因素导致回流障碍所致。

①指导患者平卧时用软枕抬高患侧上肢 20°～30°，下床活动时用上肢吊带托扶上肢。

②需他人扶持时应扶健侧，以防腋窝皮瓣滑动而影响创面愈合。

③患侧上肢间断向心性按摩可减轻或防止上肢水肿。

④肢体肿胀严重者，可戴弹力袖或使用弹力绷带以利于回流。

(2)皮下积液

①严密观察引流管有无堵塞、受压、扭曲、脱出。

②观察引流液的性状、颜色和量并记录。

③一般情况术后 20 小时内引流液量不超过 150ml，若术后 8 小时内引流液量超过 100ml，为红色血性液体，提示有内出血；若引流液量突然减少，提示引流管不通畅。

④术后伤口加压包扎，可帮助排出伤口内的积血、积液，包扎松紧要适宜，不影响患者呼吸为度。

(3)皮瓣坏死：最严重的并发症。

①严密观察皮瓣的血供情况：皮瓣缺血时，温度低于健侧，颜色苍白；皮瓣坏死时，颜色呈黑色，皮瓣下有脓性分泌物。

②告知患者及家属严格按照护士的指导进行上肢活动。

【健康教育】

1.活动　术后近期避免用患侧上肢搬动、提取重物。

2.避孕　术后 5 年内应避免妊娠，以免促使乳腺癌的复发。

3.义乳或假体　出院时暂佩戴无重量的义乳，有重量的义乳在治愈后佩戴。根治术后 3 个月行乳房再造术。

4.自我检查　定期的乳房自查有助于及早发现乳房的病变。检查最好在月经后的 7～10 天。自查方法如下。

(1)站在镜前以各种姿势(两臂放松垂于身体两侧、双手撑腰、向前弯腰或双手高举枕于头后)比较两侧乳房大小、形状是否对称、轮廓有无改变、乳头有无内陷及皮肤颜色的改变；

(2)于不同体位(平卧或侧卧)，将手指平放于乳房，从外向乳头环形触摸，检查有无肿块；

(3)检查两侧腋窝有无肿大淋巴结；

(4)用拇指及示指轻轻挤压乳头查有无溢液。

疑有异常应及时就医。

5.其他　根据雌激素、孕激素受体情况，按医生意见是否服用三苯氧胺等药物。

五、大肠癌

大肠癌包括结肠癌及直肠癌，是常见的消化道恶性肿瘤之一。

【评估】

1.一般评估　饮食习惯，有无烟酒、饮茶嗜好，家族史、既往史，心理及社会支持状况等。

2.专科评估

(1)局部身体状况：排便习惯有无改变，是否出现肠梗阻症状，有无粪便表面带血、黏液和脓液的情况；腹部有无肿块及肿块大小、部位、硬度、活动度，有无局部压痛。

(2)全身状况：全身营养状况，有无肝大、腹水、黄疸、消瘦或贫血等。

【术前护理要点】

1.心理护理

(1)关心和安慰患者，向患者介绍手术的目的、注意事项及结肠造口术等知识。

(2)介绍治疗成功的病例，增强患者战胜疾病的信心。

2.一般护理

(1)给予高蛋白、高热量、高维生素、易于消化的少渣饮食,对有不全肠梗阻患者,给予流质、少渣不产气的饮食,静脉补液,纠正体液失衡和补充营养。

(2)必要时少量多次输入新鲜血,以增强手术耐受力。

(3)协助患者做好必要的术前检查,如心、肺、肝、肾功能等,密切观察脓血便情况,便血严重者,肌内注射止血药物,如维生素K1等。

3.肠道准备 目的是避免术中污染腹腔,减少切口感染和吻合口瘘。

(1)控制饮食:手术前1周开始进少渣饮食,手术前3～5日开始进无渣半流质饮食,术前2～3日始改流质饮食,以减少粪便的产生,有利于清洁肠道。

(2)使用肠道抗菌药物:术前3天口服链霉素、庆大霉素、甲硝唑片等。

(3)清洁肠道:术前1日晚及术日晨用1%～2%肥皂水或生理盐水行清洁灌肠。首次灌肠时,肛管插入肠道约15cm,灌肠液滴速宜慢,以便使灌肠液与肠道充分接触,更好地软化大便,以后可将肛管适当插深,滴速加快,每次灌入一定液体后,患者明显便意时,便嘱患者排便,直到排出的液体无粪便残渣为止。

(4)有肠梗阻时禁食水,术前灌肠、胃肠减压。

4.术前常规准备

(1)术前1天皮肤准备:备皮的范围是上至剑突、下至大腿上(包括会阴及肛门部位,洁净脐部)、两侧至腋中线。

(2)术前1天根据医嘱交叉配血,做好药物过敏试验。

(3)术前禁食12小时,禁水4小时;术前晚保持充足的睡眠,必要时口服镇静药物。

(4)术日晨留置胃管及尿管;术前半小时肌内注射苯巴比妥钠0.1g及阿托品0.5mg。

(5)女性直肠癌患者,术前3日每晚应冲洗阴道。

【术后护理要点】

1.全麻苏醒期的护理

(1)清醒前:①采取去枕平卧位,头偏向一侧。②清除口咽内分泌物,保持呼吸道的通畅,防止呕吐误吸引起窒息。③注意观察瞳孔的对光反射是否恢复,以判断患者麻醉清醒的状况。

(2)清醒后:①血压平稳后改为半卧位,利于呼吸和引流。②评估疼痛,必要时遵医嘱给予镇痛药。③心理护理,主动到床前关心患者、细心地照顾患者,通过亲切的语言、行为来表达对患者的同情、关怀和问候,有的放矢地进行心理疏导。

2.一般护理

(1)体位:生命体征平稳后,给予半卧位。

(2)饮食护理:禁食水,静脉输液补充营养,维持体液平衡。2～3日后肛门排气或造瘘口开放后,拔出胃管,开始进流食,1周后改为少渣饮食,2周左右方可进普食。

3.病情观察

(1)如出现脉搏快、血压下降,应注意有无内出血发生,发现问题报告医生及时处理。

(2)术后3日内体温升高,一般38℃左右,是外科吸收热;若3日体温仍高,且诉切口疼痛加重,应警惕切口感染及吻合口瘘,应及时报告医生检查切口,妥善处理,按医嘱应用抗生素并继续加强营养支持疗法。

(3)观察造瘘口处肠黏膜的血供情况,如发现异常(变黑)时应及时报告医生并协助处理。

4.疼痛的护理　术后1～2日切口疼痛难免,若影响休息和睡眠,应给予止痛,如肌内注射布桂嗪或哌替啶,以减轻患者的不适。

5.引流管的护理

(1)胃管:保持胃管有效的负压吸引,并观察胃液的量、色、质;待肠蠕动恢复、肛门或结肠造口处排气后,可拔除胃管。

(2)腹腔及骶前引流管:保持各管道通畅,防止引流管堵塞,并注意观察引流液的量和性状;骶前引流管在术后1周可逐渐拔除,拔管后要填塞纱条,防止伤口封闭形成死腔。

(3)尿管

①保留肛门:按术后常规尿道护理。

②不保留肛门:留置导尿管2周,每日2次进行尿道口护理,术后5～7天起开始夹闭导尿管,每4～6小时开放1次,训练膀胱收缩功能。

6.术后活动的指导　术后6小时如血压平稳,可改半卧位,以利于呼吸、引流和创口愈合,鼓励患者床上翻身,活动下肢,以防压疮和下肢静脉血栓形成。保肛手术3日后可下床活动,以防止肠粘连、坠积性肺炎等;经腹会阴联合直肠癌根治术者,视病情而定,尽量争取早日下床活动。

7.人工肛门的护理

(1)观察造口情况:开放造口前用凡士林或生理盐水纱布外敷结肠造口,敷料浸湿后应及时更换。观察造口肠段的血液循环和张力情况,若发现有出血、坏死和回缩等异常,应及时报告医生并协助处理。

(2)保护腹部切口:人工肛门于术后2～3日肠蠕动恢复后开放,为防止流出稀薄的粪便污染腹部切口,取左侧卧位,并用塑料薄膜将腹部切口与造瘘口隔开。

(3)保护造瘘口周围皮肤:经常清洗消毒造口周围皮肤,并以复方氧化锌软膏涂抹周围皮肤,以免浸渍糜烂。造口每次排便后,以凡士林纱布覆盖外翻的肠黏膜,外盖厚敷料保护。

(4)正确使用人工肛门袋:根据造口大小选择合适造口袋,造口袋内充满1/3排泄物,应更换造口袋。人工肛门袋不宜长期持续使用,以防止瘘口黏膜及周围皮肤糜烂。

(5)并发症的预防

①造口狭窄:为防止造口狭窄,待造口处拆线后每日进行肛门扩张1次,同时观察患者有无恶心、呕吐、腹痛、腹胀、停止排气排便等肠梗阻症状。

②切口感染:保持切口周围清洁干燥,及时应用抗生素,会阴部切口于术后4～7天开始给予1∶5000的高锰酸钾溶液坐浴,每天2次,以促进局部伤口愈合。

③吻合口瘘:术后7～10天不可灌肠,以免影响吻合口愈合。

【健康教育】

1.预防大肠癌的知识

(1)摄入低脂肪、适量蛋白及富含纤维素食物的均衡饮食,不吃发霉变质的食物,少吃腌、熏、烧烤和油煎炸的食品,多吃新鲜蔬菜。

(2)防止慢性肠道疾病,如肠息肉、慢性结肠炎等。

(3)高危人群应定期行内镜检查,以便早期发现,早期诊断,早期治疗。

2.教会患者自我护理人工肛门

(1)介绍造口护理方法和护理用品。

(2)指导患者每 1～2 周扩张造口 1 次,持续 3 个月,以防人工肛门狭窄。

(3)训练患者每日定时结肠灌洗,可以训练有规则的肠蠕动,养成定时排便习惯,保持每天排便 1～2 次,最好选择清晨或患者原来习惯排便的时间。

3.术后 1～3 个月勿参加重体力劳动,适当掌握活动强度。

4.坚持术后化疗,3～6 个月门诊复查 1 次。

六、全身麻醉

全身麻醉是麻醉药作用于中枢神经系统并抑制其功能,以使患者全身疼痛消失的麻醉方法。全身麻醉是目前临床麻醉最常用的方法,因麻醉药物对中枢神经的控制可控、可逆、也无时间限制,患者清醒后不留任何后遗症,且较局部和阻滞麻醉更舒适和安全,故适用于身体各部位手术。

【评估】

1.一般评估　吸烟饮酒史、药物成瘾史、既往病史、既往手术史、麻醉史、家族史,心理和社会支持状况等。

2.专科评估　局部(有无牙齿缺少或松动、是否安有义齿)和全身(意识、生命体征、营养状况、皮肤情况等)的身体状况,辅助检查(血常规、尿常规、便常规、血生化检查、血气分析、心电图及影像学等检查结果;有无重要脏器功能不全、凝血机制障碍及贫血、低蛋白血症等)等。

【麻醉前护理要点】

1.缓解焦虑和恐惧　予以适当的心理护理。在访视和日常、护理过程中关心患者。向患者及家属介绍麻醉师情况、麻醉方法、术中可能出现的意外、急救准备情况,术中可能出现的不适感及麻醉后常见的并发症的原因、临床表现和预防,护理措施和配合方法等;并针对其顾虑的问题作耐心解释。

2.禁食　成人择期手术前常规禁食 12 小时、禁饮 4 小时;小儿择期手术前常规禁食(奶)4～8 小时、禁水 2～3 小时,以保证胃排空,避免术中发生胃内容物反流、呕吐或误吸。

3.术前用药

(1)镇静催眠药:巴比妥类和地西泮类,根据医嘱,多在术前 30～60 分钟应用,如苯巴比妥钠 0.1g 肌内注射。

(2)抗胆碱能药:主要作用为抑制涎腺、呼吸道腺体分泌,有利于保持呼吸道通畅,如阿托品 0.5mg 术前 30 分钟肌内注射。

4.其他　麻醉前应改善患者的全身状况,纠正生理功能的紊乱和治疗身体其他系统的疾病,以增强身体对麻醉和手术的耐受力。

【麻醉后护理要点】

1.体位　麻醉未清醒时取平卧位，头偏向一侧；麻醉清醒后，若无禁忌，可取斜坡卧位。

2.生命体征　密切监测血压、脉搏、呼吸，防止麻醉后并发症的发生。

3.保持呼吸道的通畅　在药物未完全代谢之前，随时可出现循环、呼吸等方面的异常，特别是苏醒前患者易发生舌后坠、喉痉挛、呼吸道黏膜阻塞、呕吐物窒息等，引起呼吸道梗阻。各种呼吸道梗阻均需紧急处理。

4.防止意外发生　患者苏醒过程中常出现躁动不安和幻觉，应加以保护，必要时加以约束，防止患者不自觉地拔出静脉输液管和各种引流导管，造成意外。

5.常见并发症的防治及护理

(1)呼吸系统

①呼吸暂停：多见于未行气管插管的静脉全身麻醉者。一旦发生，务必立即实行人工呼吸，必要时可在肌松药辅助下气管内插管行人工呼吸。预防：麻醉中加强监测，备好各项急救物品；麻醉中用药尽可能采用注射泵缓慢推注。

②上呼吸道梗阻：见于气管内插管失败、极度肥胖、静脉麻醉未行气管内插管、胃内容物误吸及喉痉挛者。一旦发生应立即处理，置入口咽或鼻咽通气道或立即人工呼吸。舌后坠至梗阻者托起下颌，喉痉挛或反流物所致者，注射肌松药同时行气管内插管。

③急性支气管痉挛：好发于既往有哮喘或对某些麻醉药过敏者，气管内导管插入过深或诱导期麻醉过浅也可诱发。处理：在保证循环稳定的情况下，快速加深麻醉，松弛支气管平滑肌；经气管或静脉注入利多卡因、氨茶碱、平喘气雾药等。预防：避免使用易诱发支气管痉挛的药物；选用较细的气管导管及避免插管过深，或在插管后经气管导管注入利多卡因，均有良好的预防和治疗作用。

④肺不张：多见于胸腔及上腹部术后患者。治疗：在完善镇痛的基础上，做深呼吸和用力咳痰。预防：术前禁烟2～3周，避免支气管插管，术后有效镇痛，鼓励患者咳痰和深呼吸。

⑤肺梗死：多见于骨盆、下肢骨折后长期卧床的老年患者。抢救极为困难，应及时开胸心脏按压，并行肺动脉切开取栓。预防：对原有血脂高、血液黏稠度大的老年患者，术前口服阿司匹林；麻醉诱导后翻身时动作宜轻柔。

⑥脂肪栓塞：多见于老年长管骨骨折行髓内钉固定或关节置换术患者。抢救以循环、呼吸支持和纠正低氧血症为主。麻醉后适当扩容和血液稀释有助于预防。

(2)循环系统

①高血压：是全身麻醉中最常见的并发症。术中应加强观察、记录，当患者血压>140/90mmHg时，即应处理；包括加深麻醉，应用降压药和其他心血管药物。

②低血压：应根据手术刺激强度，调整麻醉状态；根据失血量，快速输注晶体和胶体液，酌情输血。预防：施行全麻前后应给予一定量的容量负荷，并采用联合诱导、复合麻醉，避免大剂量、长时间使用单一麻醉药。

③室性心律失常：对频发室性期前收缩及室颤者，应予药物治疗同时电击除颤。预防：术前纠正电解质紊乱，特别是严重低钾者；麻醉诱导气管插管过程中，注意维持血流动力学平稳，

避免插管操作所致心血管反应引起的心肌负荷过度;对术前偶有或频发室性期前收缩者,可于诱导同时静脉注射利多卡因 1mg/kg;麻醉中避免缺氧、过度通气或通气不足。

④心搏停止:是全身麻醉中最严重的并发症。需立即施行心肺复苏。预防:严格遵守操作流程,杜绝因差错而引起的意外;严密监测,建立预警概念。

(3)术后恶心、呕吐:为最常见的并发症,发生率自 26%~70%不等。多见于上消化道手术、年轻女性、吸入麻醉及术后以吗啡为主要镇痛药物的患者。全麻术后发生的恶心、呕吐,可用昂丹司琼、甲氧氯普胺治疗。预防:术前经肌内或静脉注射甲氧氯普胺、昂丹司琼等均有一定效果。

(4)术后苏醒延迟与躁动:常见原因为吸入麻醉药洗出不彻底及低体温。苏醒期躁动与苏醒延迟有关,多与苏醒不完全和镇痛不足有关。预防:正确施行苏醒期操作,并于拔管前应用肌松药拮抗药,补充镇痛药及避免低体温。

七、急性胰腺炎

急性胰腺炎是常见的急腹症之一。一般认为该病是由胰腺分泌的胰酶在胰腺内被激活,对胰腺自身“消化”而引起的急性化学性炎症。按病理分类可分为单纯性(水肿性)和出血坏死性(重症)胰腺炎。前者病情轻,预后好;后者病情发展快,并发症多,死亡率高。

【评估】

1.一般评估　生命体征、精神状态、饮食习惯、既往健康状况及患者的心理状况。

2.专科评估　呕吐的次数、呕吐物的量及性状;腹痛的程度、性质及伴随体征;有无休克的征象;辅助检查结果。

【非手术治疗的护理要点】

1.用药护理

(1)解痉止痛:哌替啶、阿托品肌内注射。在腹痛剧烈、诊断明确时予以应用。不宜单独使用吗啡止痛,因其导致 Oddi 括约肌痉挛,合用阿托品可对抗其所引起的痉挛,效果好;盐酸山莨菪碱、东莨菪碱抑制胰液分泌,宜早期反复应用;同时应给予制酸药西咪替丁 200mg、每日 4 次,氢氧化铝、碳酸氢钠口服以中和胃酸,抑制胰液分泌。

(2)应用抗生素:一般常用青霉素、链霉素、庆大霉素、氨苄西林、磺苄西林、先锋霉素等,为控制厌氧菌感染,可同时使用甲硝唑。由于胰腺出血坏死、组织蛋白分解产物常是细菌繁殖的良好培养基,故在重型病例中尤应尽早使用,可起到预防继发感染及防止并发症等作用。

(3)减少胰液分泌:生长抑素具有抑制胰液和胰酶的分泌,抑制胰酶合成的作用。生长抑素和其类似物八肽(奥曲肽)疗效较好,它还能减轻腹痛,减少局部并发症,缩短住院时间。首剂 0.1g 静脉注射,以后生长抑素/奥曲肽每小时 0.25g/25~50μg 持续静脉滴注,持续 3~7 天。

(4)中药:对急性胰腺炎有一定疗效。主要有柴胡、黄芩、芒硝、黄连、厚朴、木香、白芍、大黄(后下)等,随症状加减。

(5)辅助治疗补钙:表现有低血钙时可静脉补葡萄糖酸钙。其他如 H2 受体阻断药西咪替丁 300mg,每日 4 次,静脉滴入,可抑制胃酸分泌,减少对胰腺的刺激。

2.一般护理

(1)饮食和胃肠减压:轻症者可进少量清淡流食,忌食脂肪、刺激性食物,重症者需严格禁饮食,以减少或抑制胰液分泌。病情重或腹胀明显者,应行胃肠减压,可抽出胃液,减少胃酸刺激十二指肠产生促胰液素、胆囊收缩素等,使胰液分泌减少,并可防治麻痹性肠梗阻。禁食期间应予输液、补充热量、营养支持。维持水电解质平衡,纠正低血钙、低镁、酸中毒和高血糖等。必要时可给予全胃肠外营养(TPN)以维持水电解质和热卡供应。优点是可减少胰液分泌,使消化道休息,代偿机体分解代谢。

(2)补液护理:发病早期应迅速建立两条静脉通路,必要时留置尿管,准确记录 24 小时出入水量、电解质失衡情况,密切观察有无休克征象。

(3)呼吸道护理:保持呼吸道通畅,氧气吸入,指导深呼吸、有效咳嗽,协助翻身拍背,预防呼吸道感染;因腹腔高压导致呼吸困难时给予呼吸机辅助呼吸。

3.并发症的观察和护理

(1)多器官功能障碍:急性胰腺炎常引起全身炎症反应综合征,若不及时有效地治疗,可引发多器官功能障碍(MODS)。护理上应严密观察生命体征变化,保证中心静脉管道通畅,每 30 分钟记录患者呼吸频率、血压、心率、尿量,定时测中心静脉压,及时调整输液速度,保持水电解质平衡,早期肠内营养支持,判断患者整体病情变化,保持氧气供应。

(2)感染:急性胰腺炎患者的感染发生率高达 40%,病死率为 20%,其死亡原因中 80%是感染所致,工作中需认真执行无菌操作,处置前后认真洗手,每日雾化吸入 2 或 3 次,合理使用抗生素,定时取血、尿、痰、引流液、咽拭子等送检并监测,手术患者则于术中常规取腹水或坏死组织行细菌学检查。

(3)腹腔内出血:急性胰腺炎并发腹腔内大出血可发生在病程的任何阶段,无论什么原因引起的大出血,迅速恢复血容量和尽快止血是抢救生命的关键。腹腔内出血还包括感染性出血、合并消化道出血、术中及术后出血、凝血功能异常引起的出血等。护理:①注意严密观察生命体征变化,每小时测脉搏、呼吸、血压 1 次。②加强巡视,出血量小者可出现血压下降、脉搏增快等改变;而出血量大者可出现出血性休克,重点观察相关的腹部表现,有无腹膜刺激征等,当出现十分剧烈的腹痛时,应迅速恢复血容量和尽快止血。③密切观察切口敷料是否干燥及引流管中引流液的颜色和量,如有异常及时报告。

4.心理护理　患者由于发病突然,病情进展迅速,常会产生恐惧心理。此外,由于病程长,治疗期间病情反复,患者易产生悲观消极情绪。护士应为患者提供安全舒适的环境,了解患者的感受,耐心解答患者的问题,讲解有关疾病治疗和康复的知识,配合患者家属,帮助患者树立战胜疾病的信心。

【逆行胰胆管造影(ERCP)及十二指肠乳头切开取石术(EST)的护理要点】

1.术前护理

(1)心理护理:告诉患者术中配合要点,要求患者配合好,做好吞咽动作及深呼吸。医生和护士严密观察患者的病情变化,解除患者恐惧,缓解紧张的心理压力。

(2)术前准备:术前充分评估病情和患者的心肺功能,查血常规、凝血时间、血淀粉酶、尿淀粉酶、肝功能、结石大小等。

(3)做碘过敏试验及抗生素过敏试验,备好造影剂:碘过敏试验阳性者可选用碘海醇。告诉患者术前禁食水 8 小时,患者穿着要符合拍片要求,不能太厚,并去除金属物品(如皮带、首饰、钥匙)及义齿等。

(4)体位练习:术前 2 天指导患者进行体位练习,以提高对手术中体位改变的适应性,增加舒适度。

(5)根据情况决定是否建立静脉通道。

(6)术前用药:术前 20~30 分钟,肌内注射 654-2、地西泮 10mg 和(或)哌替啶 50mg;术前 10~15 分钟,用 2g/L 丁卡因做咽部喷雾麻醉。

2.术后护理

(1)病情观察:严密观察患者面色、体温、脉搏、呼吸、血压等变化,如患者出现血压下降、脉搏细数、面色苍白等症状应立即报告医生处理。注意患者大便情况,有无黑粪,便中有无碎石排出。术后患者均有不同程度的腹痛,一般不需特殊处理。术后 2 小时和第 2 天抽血测血淀粉酶,若＞200U/L,同时伴腹痛、发热,应积极按急性胰腺炎处理。

(2)用药护理:术中使用碘剂或镇静药可能发生皮疹、心慌等过敏反应,特别是老年患者和心血管、呼吸系统疾病患者,应注意观察药物反应,术后常规静脉滴注抗生素、止血药及生长抑素(奥宁/善宁)以预防胰腺炎。

(3)饮食与休息护理:术后禁食 12~24 小时,如无不适,可由清流食过渡到低脂流食,再到低脂半流食,避免粗纤维食物的摄入,防止对术后十二指肠乳头的摩擦而导致渗血。1 周后可进普食。术后卧床休息 24 小时,以免切开处出血,鼓励患者取坐位,以利排石。

(4)鼻胆管引流护理:留置鼻胆管要妥善固定,末端接一次性引流袋,定时检查引流管是否通畅、引流液的量及颜色并准确记录,对引流欠通畅者可遵医嘱用 0.9%氯化钠 20ml,庆大霉素 8 万 U 或 0.2%甲硝唑溶液 20ml,6~8 小时冲洗 1 次,连续 2~3 次,冲洗时严格无菌操作,控制压力,压力一般为每分钟 10 滴,防止将胆总管的泥沙样结石冲入肝总管。

3.并发症的护理

(1)术后胰腺炎:临床症状为左上腹痛,一般解痉镇痛药难以缓解,血淀粉酶明显升高,恶心、呕吐、体温升高等,胰腺炎的发生常与术中胰管直接损伤及胰管内压力升高有关。

(2)胃肠道大出血、穿孔:术后给予常规禁食、输液、应用止血药物。如患者出现腹痛但不能用胰腺炎及胆管炎解释,应考虑穿孔可能,及时报告医生,行详细检查。

(3)胆道感染:由于绝大多数胆总管结石患者的胆管内都有细菌生长,在胆道压力升高的条件下,感染胆汁中的细菌可以进入血循环引起菌血症,或胆道内操作损伤胆管黏膜,都是胆汁中细菌进入血液循环的主要原因。表现为高热、可达 39℃以上,寒战,黄疸,恶心、呕吐,白细胞、中性粒细胞增高。因此 ERCP 及 EST 术前、术后都应预防性经静脉给予抗生素,一般 3 天;造影剂中也可加入广谱抗生素,如庆大霉素,术中严格无菌操作;营养缺乏者,可采用胃肠外营养供给能量,增强机体抵抗力;做好基础护理,保持皮肤、口腔清洁;高热时行物理降温、药物退热,必要时抽血做血培养及药敏试验,选择有效的抗生素。

【健康教育】

1.告知患者及家属饮食管理的重要性,宜采用低脂易消化饮食,忌食刺激性食物,如油炸食品,多食纤维素性食物,少食过甜的食物,睡前不宜进食。

2.饮食要适量、有规律,绝对禁酒、戒烟。

3.心情舒畅,避免情绪过于激动。

4.治疗原有疾病:如胆石症、胆道炎症等胆道疾病或蛔虫症。

5.定期门诊随访。

第五节 泌尿外科护理

一、泌尿系统结石

【概述】

泌尿系统结石包括上尿路的肾结石(renal calculi)、输尿管结石(ureteral calculi)和下尿路的膀胱结石(vesical calculi)。目前临床上的治疗方法分为非手术治疗和手术治疗的两大类。非手术治疗方法有口服排石药物和体外冲击波碎石治疗。手术治疗方法分为微创手术和开放手术两类。其中微创手术,主要为钬激光碎石术。近年来,因为创伤小,疼痛轻,术后恢复快,微创治疗手术率已占临床泌尿系统结石手术的80%以上。

【护理】

1.护理评估

(1)术前评估

1)健康史:了解患者的既往史和家族史,有无泌尿系统梗阻、感染和异物史,有无甲状旁腺功能亢进、痛风、肾小管酸中毒及长期卧床病史。

2)相关因素:了解患者的年龄、职业、生活环境、饮水习惯及特殊爱好。

3)症状和体征:肾、输尿管结石的患者评估疼痛及血尿的性质及程度,患者有无面色苍白、出冷汗甚至休克,有无恶心/呕吐等伴随症状。膀胱结石的患者评估是否有膀胱刺激症状及排尿突然中断等情况。

4)辅助检查:主要评估患者的影像学检查及输尿管肾镜、膀胱镜检查结果。另外,直肠指检可触及较大的膀胱结石或后尿道结石。影像学检查主要包括:腹部KUB、排泄性尿路造影片(IVP)、B超、CT、MRI等检查项目。

5)实验室检查:主要评估肾功能、肌酐、尿素氮、尿常规、尿细菌培养、尿酸及尿蛋白的检测结果。

6)社会心理评估:了解患者的年龄、职业、生活习惯、饮水习惯及特殊爱好,评估患者的情绪及心理反应。

(2)术后评估

1)康复状况:结石排出、尿液引流和切口愈合情况,有无尿路感染。

2)肾功能状态:尿路梗阻解除程度,肾积水和肾功能恢复情况,残余结石对泌尿系统功能的影响。

2.护理措施　泌尿系统结石的处理原则是解除梗阻,根据患者的具体情况,治疗方法分为非手术治疗及手术治疗两种。

(1)非手术治疗的护理:非手术治疗适用于治疗结石直径＜0.6cm、肾绞痛、光滑、无尿路梗阻的患者。

1)疼痛护理:肾绞痛发作时患者应卧床休息,遵医嘱应用止痛药物,654-2 10mg 肌内注射,或双氯芬酸钠栓 50mg 纳肛。必要时使用哌替啶 50mg 肌内注射,可有效缓解疼痛。

2)促进结石的排出:大量饮水,保持每天尿量在 3000ml 以上,有利于结石排出。药物排石,常用黄体酮 20mg/d,肌内注射,能扩张输尿管平滑肌,增加输尿管蠕动。另外,友莱特、中药制剂排石冲剂均可促进结石排出。

3)控制感染:根据尿细菌培养及药物敏感试验结果选用抗生素。

(2)手术治疗的护理

1)术前护理:①行心理护理,多关心和帮助患者,解除思想顾虑,消除恐惧心理。②观察患者有无排尿异常情况及尿液性状的改变。③有感染或有血尿者,需先控制感染后方可手术。④完善术前各项检查如心、肺、肝、肾功能检查。⑤戒烟,预防肺部炎症。⑥做好术前准备,禁食、备血、皮肤准备。⑦术前加强营养及锻炼,增强手术耐受性。⑧输尿管结石术前 1 小时拍定位片。

2)术后护理:①注意观察出血情况,定时监测血压、脉搏变化,观察切口有无渗血、渗液情况。②术后暂禁食,肠功能恢复后即可进食,可进高蛋白、富含维生素、营养丰富半流质或软食,鼓励患者多饮水,每日饮水量 2500～3000ml。③术后卧床休息 2～3 日,上尿路结石术后第 2 天可取半卧位,以利引流及排石。鼓励早期下床活动,但肾部分切除术和肾实质切开取石术后,应绝对卧床休息 1～2 周,防止出血。④做好引流管的护理,观察引流液的颜色、量和性质。留置双 J 形管期间,保持尿管通畅,防止尿液反流,双 J 形管大约术后 1 个月拔除。肾造瘘管一般于手术 12 日后拔除。拔管前先夹管 2～3 日,若患者无患侧腰痛、漏尿、发热等不良反应,即可拔除肾造瘘管。开放手术术后留置腹膜后引流管,一般于术后 3～5 日后拔除。留置膀胱造瘘管的患者,可采取适时夹管、间歇引流方式,以训练膀胱功能。膀胱造瘘管应在手术 10 日以后拔出,拔管前应先行夹管试验,排尿通畅后才可拔管。

3.健康指导

(1)大量饮水:肾功能恢复良好者,鼓励患者多饮水,每天宜饮水 2500～3000ml。成人保持每日尿量 2000ml 以上,以防结石复发。

(2)饮食护理:根据结石成分调节饮食。含钙结石者宜食用含纤维丰富的食物,限制含钙、草酸成分多的食物,如牛奶、奶制品、豆制品、巧克力、坚果、浓茶、菠菜、番茄、土豆、芦笋等。磷酸盐结石宜少吃排骨。少饮牛奶、咖啡及矿泉水。尿酸结石者不宜摄入含嘌呤高的食物,如动物内脏、肉、鱼、螃蟹、家禽、豆制品及啤酒等。

(3)活动与休息:告知患者在饮水后多活动,以利结石排出。

(4)药物预防:采用药物降低有害成分,碱化或酸化尿液,预防结石复发。

(5)定期复诊:泌尿系统结石复发率高,应告知患者定期行尿液化验、X线或B超检查,观察有无结石复发、残余结石情况。

4.护理评价　经过治疗及护理,患者是否达到:①疼痛程度减轻或消失。②排尿形态和功能正常。③未出现并发症,若出现得到及时发现和处理。④焦虑减轻,情绪稳定。

二、良性前列腺增生

【概述】

良性前列腺增生(benign prostatic hyperplasia,BPH)是老年男性的常见病,排尿梗阻是引发临床症状的主要原因,临床症状轻,残余尿量＜50ml者可口服药物治疗。症状严重者需采用手术治疗,手术方法有前列腺电切术或前列腺摘除术,其中前列腺电切术具有损伤小、费用少、术后恢复快等优点,为临床上治疗前列腺增生的主要手术方法。近年来,临床上开始使用钬激光、绿激光、1470激光等方法治疗前列腺增生,术中及术后出血少,手术效果好。

【护理】

1.护理评估

(1)术前评估

1)健康史:了解患者吸烟、饮食、饮酒和性生活情况,有无高血压及糖尿病病史以及相关疾病的家族史。

2)相关因素:评估患者平时的饮水习惯,是否有足够的液体摄入和尿量。

3)症状和体征:评估患者尿频、排尿困难程度及夜尿次数,有无尿潴留、血尿及尿路刺激症状。评估重要内脏器官功能情况及营养状况,对手术的耐受性。

4)辅助检查:根据直肠指检、B超和尿流动力学等检查结果评估前列腺的大小和尿路梗阻程度。

5)实验室检查:主要评估肾功能、尿常规、尿细菌培养的检测结果。

6)社会心理评估:前列腺增生是一种症状进行性加重的疾病,尿频、排尿困难、夜尿增多严重影响到了患者的休息与睡眠。护士应评估患者的情绪及心理反应及对手术的认知程度,给予相应的心理支持。

(2)术后评估

1)评估膀胱冲洗是否通畅,膀胱造瘘管及尿管有无阻塞、扭曲,膀胱冲洗引流液的颜色、血尿程度及持续时间。

2)评估术后切口愈合情况,是否出现膀胱痉挛。

3)评估水、电解质平衡状况,了解有无TUR综合征表现。

2.护理措施

(1)术前护理

1)检查心、肺、肝、肾功能及全身状况,以防发生意外。

2)合并尿潴留、尿路感染、尿毒症等应留置导尿管或行耻骨上膀胱造瘘,保持尿液引流通畅,改善肾功能。

3)鼓励患者多饮水或适当补液,保持每天尿量1500～2000ml。

4)术前按医嘱给患者在短期内口服雌激素,使前列腺收缩,减少术中出血。

5)留置引流管:合并尿潴留、尿路感染、尿毒症等应留置导尿管或耻骨上膀胱造瘘管,保持尿液引流通畅,改善肾功能。

6)术前1日准备下腹部及会阴部皮肤,根据医嘱备血,术前晚行普通灌肠1次。

7)术晨准备膀胱冲洗液数袋。

(2)术后护理

1)病情观察:密切观察生命体征及患者意识状态,老年患者多有心血管疾病,加上麻醉及手术刺激可引起血压下降或诱发心脑并发症。

2)体位:术后平卧2天,下肢伸直外展15°,牵拉和牢固固定气囊导尿管,防止因体位改变导致气囊移位,失去压迫前列腺窝止血的作用。

3)持续膀胱冲洗的护理:①术后用生理盐水持续冲洗膀胱3～5日。冲洗速度可根据尿色而定,色深则快、色浅则慢。②确保膀胱冲洗管道通畅,若引流不畅应及时施行注洗器高压冲洗抽吸血块。③因手术创伤刺激,术后患者常会出现膀胱痉挛性疼痛,容易诱发出血。禁食期间可予双氯酚酸钠栓剂25～50mg纳肛,能有效缓解膀胱痉挛症状。进食后,可予酒石酸托特罗定片(舍尼亭)1mg,口服,每日1次。

4)引流管护理:行开放手术者,耻骨后引流管于术后3～4日引流量很少时拔除。行前列腺电切术者,术后3～5日,尿液颜色清澈即可拔除导尿管。术后7～10日,可拔除膀胱造瘘管。拔管前先试夹管1日,若排尿通畅,即可拔除。

5)预防感染:保持切口敷料干燥,术后应观察体温及白细胞变化,若有畏寒、发热症状,早期应用抗生素治疗,每天用消毒棉球擦拭尿道外口2次,防止感染。

6)并发症的护理:①积极预防便秘,术后可常规使用缓泻剂。避免因排便困难导致腹内压增高而引起前列腺窝出血。②注意预防压疮,因患者多为老年男性,应加强基础护理及生活护理,防止压疮发生。③拔除尿管后,部分患者可能会出现短时间的尿频、尿失禁,多在2～5日内自行缓解。可指导患者进行腹肌、肛门括约肌收缩练习,促进尿道括约肌功能的恢复。④TUR综合征是术后最严重的并发症,患者可出现烦躁、恶心、呕吐、抽搐、昏迷,严重者出现肺水肿、脑水肿甚至心力衰竭危及生命。此时应立即通知医生,减慢输液及膀胱冲洗速度,给予利尿剂、脱水剂等对症处理,并密切观察病情变化。

3.健康指导

(1)采用非手术治疗的患者,应避免因受凉、劳累、饮酒、便秘而引起的急性尿潴留。

(2)预防出血:术后1～2个月内避免剧烈活动,如跑步、骑自行车、性生活等,防止继发性出血。

(3)排尿功能的训练:若有溢尿现象,应告知患者有意识地经常做提肛动作,锻炼肛提肌,以尽快恢复尿道括约肌功能。

(4)自我观察及护理:前列腺手术后,因前列腺窝的修复需要3～6个月。因此,术后可能仍会有排尿异常现象，应多饮水及避免久坐。

(5)定期复诊：定期行尿液化验，复查尿流率及残余尿量。

4.护理评价　经过治疗及护理，评价患者是否达到：①排尿形态恢复正常，排尿通畅。②疼痛减轻。③未出现并发症，若出现得到及时发现和处理。④心理状态恢复良好，焦虑减轻，情绪稳定。

三、肾癌

【概述】

肾癌(renal carcinoma)通常指肾细胞癌，占原发肾肿瘤的85%.是最常见的肾实质恶性肿瘤。肾癌对化疗、放疗均不敏感，治疗方法以手术治疗为主，手术方式为单纯肾切除术和根治性肾切除术。近年来开展的腹腔镜肾癌根治术，此方法具有创伤小、患者痛苦小、术后恢复快等优点。

【护理】

1.护理评估

(1)术前评估

1)健康史：初步判定肾癌的发生时间，有无对生活质量的影响及其发病特点。

2)相关因素：了解患者家族中有无肾肿瘤的发病者，评估患者是否有吸烟、饮咖啡等的习惯。

3)症状和体征：评估有无肾细胞癌三联征(血尿、疼痛和腰腹部包块)的出现。评估重要内脏器官功能情况，有无转移灶的表现及恶病质。

4)辅助检查：评估CT、MRI等特殊检查及有关手术耐受性检查的结果。

5)实验室检查：主要评估血常规、肾功能、尿常规、凝血酶原时间的检测结果。

6)社会心理评估：肾癌是泌尿系统的一种恶性肿瘤，患者及家属心理及精神上的压力相当大。护士应评估患者的情绪及心理反应及对手术的认知程度，给予相应的心理支持。

(2)术后评估：评估手术后是否有肾积液、积脓、尿瘘、腹腔内脏器损伤，继发出血，切口感染等并发症。

2.护理措施

(1)术前护理

1)心理护理：根据患者的具体情况，给予耐心地心理疏导，以消除其恐惧、焦虑、绝望心理。

2)饮食护理：给予易消化、营养丰富的食物，改善全身营养状况，增强手术的耐受力。

3)术前做好肾分泌性造影和逆行造影、B超、CT、尿脱落细胞等检查以明确诊断。

(2)术后护理

1)密切观察病情：严密观察生命体征变化，早期发现休克的症状和体征，及时进行治疗和护理。

2)根据医嘱应用止血药物，注意切口有无出血及漏尿情况，敷料渗湿及时更换。

3)注意观察对侧肾功能情况,准确记录尿量。

4)休息与活动:患者术后卧床休息2～3日,鼓励早期床上活动,预防下肢静脉血栓的形成。

5)引流管的护理:保持腹膜后引流管通畅,注意引流液的量和性质,并妥善固定。

6)遵医嘱应用抗生素,防止感染的发生。

3.健康指导

(1)康复指导:保证充分的休息,适度身体锻炼,加强营养,增强体质。

(2)用药指导:由于肾癌对放疗、化疗均不敏感,生物素治疗是康复期的主要治疗方法。应告知患者用药的作用及目的。用药期间,患者可能会出现低热、乏力等症状,若症状较重,应及时就医。

(3)肾癌的近、远期复发率均较高,所以术后需定期复查,有利于及时发现复发或转移。

4.护理评价　经过治疗及护理,评价患者是否达到:①术后营养状态正常,恢复良好。②恐惧与焦虑减轻,情绪稳定。③在治疗过程中无出血、伤口感染。若发生,得到及时的医治。

四、膀胱癌

【概述】

膀胱癌(carcinoma of bladder)发病率在我国泌尿生殖系统肿瘤中占第一位,治疗方法以手术治疗为主,有经尿道膀胱肿瘤电切术(TURBT)、膀胱部分切除术、膀胱全切加肠代膀胱术等。其中经尿道膀胱肿瘤电切术是治疗膀胱肿瘤的首选方法。因膀胱肿瘤术后复发率高,并对化疗药物较敏感,所以保留膀胱者术后常给予膀胱化疗药物灌注治疗。

【护理】

1.护理评估

(1)术前评估

1)健康史:了解患者的年龄、职业、生活环境等。吸烟是导致膀胱癌的重要因素之一,评估患者的吸烟史,职业是否为长期接触联苯胺及β萘胺的橡胶行业。

2)相关因素:评估患者是否有过血尿史,有无腰、腹部和膀胱手术创伤史。

3)症状和体征:评估患者肉眼血尿的时间,程度、排尿形态以及有无尿路刺激症状。

4)辅助检查:评估膀胱镜所见肿瘤位置、大小、数量,组织病理学检查结果。IVP、CT等特殊检查的结果。

5)实验室检查:主要评估血常规、肾功能、尿常规、凝血酶原时间的检测结果。

6)社会心理评估:膀胱癌是泌尿系统的一种恶性肿瘤,复发性高,患者及家属心理及精神上的压力很大。护士应评估患者的情绪及心理反应,给予相应的心理支持。

(2)术后评估:评估手术后是否有盆腔脓肿、尿瘘、直肠损伤、肠瘘、肠梗阻、术后感染等并发症。

2.护理措施

(1)术前护理

1)饮食护理:给予高蛋白、高热量、易消化、营养丰富的饮食,增强手术耐受性。多饮水可稀释尿液,以免血块引起尿路堵塞。

2)完善术前各项检查如心、肺、肝、肾功能检查。

3)吸烟的患者劝其戒烟。

4)做好术前准备,禁食、备血、皮肤准备。

5)全膀胱切除加肠代膀胱术术前需行肠道准备:①术前3日口服抑制肠道细菌的抗生素,并根据患者的体质及耐受情况,酌情给予缓泻剂。术前1日给予30%硫酸镁60ml分上午、下午2次口服,将灌洗粉一份(19.66g)加入2000ml温水中,1小时内服完。并观察患者排便情况。②术前3日开始给予无渣饮食,鼓励患者多饮水,术前禁食20小时,禁水8小时,酌情给予静脉补液。③术前皮肤准备,准备腹部及会阴部皮肤。行膀胱全切加肠代膀胱术的患者,协助医生选择腹壁肠造口位置,做好标记。④术前晚及术晨行清洁灌肠数次,术晨遵医嘱留置胃管,必要时留置尿管。⑤根据患者的具体情况,给予耐心地心理疏导,解释尿流改道的必要性,增强患者对手术治疗的信心。

(2)术后护理

1)体位与活动:麻醉清醒,血压平稳者可取半卧位,以利引流。膀胱肿瘤电切术后卧床休息2~3日,避免过早下床活动引起出血。膀胱全切加肠代膀胱术的患者,术后2日可以开始适当床上活动,以促进肠蠕动恢复及预防下肢静脉血栓的形成。

2)饮食护理:膀胱肿瘤电切术后待肛门排气后可进流食或半流质饮食,24小时后即可正常饮食。每日饮水量要求达到2000~3000ml,以起到内冲洗的作用。膀胱全切术加肠代膀胱术的患者,需待肛门排气后,拔除胃管方可进少量流食,然后逐步恢复到正常饮食。

3)病情观察:严密观察生命体征变化,观察切口有无出血及漏尿情况,敷料渗湿及时更换。

4)膀胱冲洗的护理:膀胱肿瘤电切术后给予持续膀胱冲洗1~3日,保持冲洗通畅,注意观察冲洗引流液的颜色、性质及量。

5)引流管护理:膀胱全切术加肠代膀胱术后留置多根引流管,注意保持其通畅。明确标记各引流管的名称及位置,观察引流液的颜色、性质及量,做好护理记录。

6)腹壁肠造口护理:膀胱全切术加肠代膀胱术后有腹壁造口患者,注意观察造口肠管血运情况,造口周围可涂皮肤保护膜保护皮肤。指导患者正确使用造口袋,做好肠造口的护理。

7)膀胱化疗灌注护理:膀胱肿瘤电切或膀胱部分切除术后应定期行膀胱化疗药物灌注治疗。膀胱灌注前应先排空膀胱,将药液灌入膀胱后,告知患者分别取左侧、右侧、平卧、俯卧位,每15~30分钟更换体位1次,保留1~2小时,使灌注的药液充分和膀胱壁接触。

3.健康指导

(1)康复指导:适当锻炼、加强营养、积极戒烟,避免接触苯胺类致癌物质。

(2)饮食指导:告知患者多进食豆类、谷物、蔬菜、水果等食物,少进食高脂肪食物。

(3)坚持膀胱灌注:术后坚持膀胱化疗灌注,每周1次,共8次,然后改为每月1次,共10次,时间为1年。

(4)定期复诊:行膀胱肿瘤电切术的患者,术后1年内,每3个月复查1次膀胱镜检,了解肿瘤有无复发。定期复查肝、肾、肺等脏器功能,及早发现转移病灶。

(5)加强锻炼,积极戒烟,对密切接触致癌物质者加强劳动保护。

(6)自我护理:尿流改道术后腹壁造口者,指导患者学会护理造口,保持清洁,定时更换造口袋,以免发生感染。

(7)心理护理:对于全膀胱切除加肠代膀胱术行尿流改道的患者,进行及时的心理疏导,帮助患者接受自我形象改变的事实及护理,树立起融入社会、开始新的生活的信心。

4.护理评价　经过治疗及护理,评价患者是否达到:①恐惧与焦虑减轻或消失,情绪稳定。②能接受自我形象的改变的事实,主动配合治疗和护理。③在治疗过程中无出血、伤口感染。若发生,得到及时的医治。

五、皮质醇增多症

【概述】

皮质醇增多症(hypercortisolism)又称库欣综合征(Cushing's syndrome),肾上腺性皮质醇增多症的组织分型主要是肾上腺皮质腺瘤及腺癌。肾上腺腺瘤可行肾上腺皮质肿瘤摘除术。近年来采用微创治疗方法,如腹腔镜经腹膜后径路切除肿瘤,创伤小、术后恢复快,已成为肾上腺疾病治疗的主要手术方法。

【护理】

1.护理评估

(1)术前评估

1)健康史:了解患者的年龄、职业,有无高血压、糖尿病、骨质疏松等疾病。

2)相关因素:评估女性患者有无月经异常等变化,男性患者有无性功能障碍。

3)症状和体征:评估患者有无多血质面容,是否出现满月脸、水牛背等向心性肥胖的特征性临床表现。皮肤有无出现紫纹。有无性功能紊乱和副性征的变化,评估患者有无出现高血压、低血钾、糖尿病及糖耐量减低、骨质疏松等症状。

4)辅助检查:评估腰腹部B超、CT检查或MRI检查的结果,了解有无肾上腺区肿瘤或垂体肿瘤。

5)实验室检查:主要评估实验室检查的血浆皮质醇、24小时尿游离皮质醇、血浆ACTH及血糖测定的结果以及血常规、肾功能、尿常规、凝血酶原时间的检测结果。

6)社会心理评估:评估患者的心理状态和情绪。

(2)术后评估:评估手术后有无继发感染及邻近组织脏器损伤。

2.护理措施

(1)术前护理

1)心理护理:①解释手术的必要性、手术方式、注意事项。②鼓励患者表达自身感受,帮助患者适应并接受身体改变。③教会患者自我放松的方法。④给予患者精神及心理支持,增强其自信心、尊重其自尊。

2)饮食护理:给予高蛋白、富含维生素、高钾、低热量、低钠易消化的食物,以增强身体素质,提高手术耐受性。

3)病情观察:定时监测血压及血糖,做好护理记录。遵医嘱及时给予降压药物及治疗糖尿病药物,用药后密切观察疗效。按医嘱留24小时尿做17-羟皮质激素、17-酮皮质激素测定,并做血电解质检查。

4)预防意外发生:避免碰撞、跌倒、剧烈活动等。按时服药,控制血压,避免因血压骤升引起的脑出血及左心衰竭。

5)预防感染:保持床铺清洁、平整。注意患者皮肤卫生,观察有无软组织及呼吸道感染。术前应做好各项准备,认真备皮,清理切口周围皮肤的污垢,剃净体毛。同时保持个人卫生,勤换内衣。

6)完成术前常规准备:①术前行抗生素皮试,术晨遵医嘱带入术中用药。②协助完善相关术前检查:心电图、胸部X线检查、B超、CT或MRI。③完成各项血液及体液检查,血生化、出凝血试验、血浆皮质醇、24小时尿游离皮质醇及血浆ACTH等。④术前1日备皮、沐浴,更换清洁病员服。⑤术晨酌情留置胃管及尿管。

(2)术后护理

1)饮食护理:手术当天禁食,肛门排气后,可进流食。宜进低热量、低糖、高蛋白、高钾、低钠、营养丰富、容易消化食物,忌生冷、产气、刺激性食物。

2)严密观察生命体征的变化:了解麻醉和手术方式、术中情况、切口和引流情况,给予持续低流量氧气吸入及床边心电监护,严密监测生命体征的变化。

3)切口的观察及护理:观察切口有无渗血、渗液,若有渗湿.应及时更换敷料,观察腰腹部体征,有无腰痛、腰胀等。

4)各引流管的观察及护理:①尿管保持通畅,避免扭曲、打折,观察尿液颜色、性质及量,认真做好护理记录。②保持腹膜后引流管的通畅,妥善固定。观察腹膜后引流液性状、颜色、量,正常情况下,早期引流液为暗红色,后期为血清样淡红色。

5)加强基础护理:由于患者肥胖,皮肤薄,术后因疼痛活动受限,易出现压疮,故应保持皮肤清洁、干燥。做好口腔护理、温水擦洗等基础护理工作,预防感染等并发症。

6)疼痛护理:术后为患者提供安静舒适的环境,评估患者疼痛情况,如有使用镇痛泵,注意评价镇痛效果是否满意。

7)肾上腺危象的观察及护理:肾上腺危象是手术后最严重的并发症,情况紧急,可危及患者生命。一般可以在术中和术后给予静脉补充皮质激素以预防危象的发生。术后应密切观察患者有无出现心率快、呼吸急促、发绀、高热、昏迷、休克等肾上腺危象的临床表现。一旦出现,应立即通知医生,快速静脉补充皮质激素,纠正水、电解质紊乱,严密监测病情变化直至病情稳定。

8)心理护理:向患者宣教皮质醇增多症是由于内分泌紊乱而引起的多系统病变,使患者认识到本病的特点,保持情绪稳定,积极配合治疗。

3.健康指导

(1)饮食与营养:饮食规律,宜进低热量、低糖、高蛋白、高钾、低钠、营养丰富、容易消化食物，防止水、电解质紊乱。

(2)活动与休息：根据体力适当活动，因患者骨质疏松，应避免碰撞硬物，预防跌倒，预防感染。

(3)遵医嘱用药：应用糖皮质激素的，应遵循按病情需要逐渐减量的原则，按时服药，不得擅自减药或停药。若有肾上腺皮质功能不足的表现时，应到医院就诊。

(4)术后定期门诊复查：术后定期复查 B 超，检查肝功能、血常规、血皮质醇等，观察其变化。

4.护理评价　经过治疗及护理，评价患者是否达到：①恐惧与焦虑减轻或消失，情绪稳定。②自我形象紊乱得到纠正，患者认可自我形象改善，主动配合治疗和护理。③未发生意外损伤，术后未发生肾上腺危象，未发生出血、感染等相关并发症，或并发症发生后能得到及时治疗与处理。

六、肾损伤

【概述】

肾损伤(injury of kidney)按受伤机制可分为开放性肾损伤和闭合性肾损伤。按损伤所致的病理改变可分为轻度肾损伤、重度肾挫伤和肾蒂损伤，其中以肾蒂损伤最为严重，患者可因大出血和剧烈疼痛引起休克。轻度肾损伤如病情稳定可行保守治疗，重度肾挫伤和肾蒂损伤需行紧急行手术治疗。

【护理】

1.护理评估

(1)术前评估

1)健康史：了解患者的一般情况，受伤的原因、时间、地点、部位、姿势等。

2)相关因素：评估暴力的作用部位、强度及受伤至就诊期间的病情变化，就诊前采取的急救措施及效果。

3)症状和体征：严重肾裂伤、肾蒂撕裂伤常因大失血导致休克而危及生命。评估患者血尿的程度、性质，患侧腰、腹部疼痛及包块情况，有无腹膜刺激征、高热、寒战及感染性休克症状。

4)辅助检查：评估腰腹部 B 超、CT 或 MRI 检查的结果，了解肾损伤的范围、程度和对侧肾功能。

5)实验室检查：主要评估血常规、肾功能、尿常规、凝血酶原时间的检测结果。

6)社会心理评估：评估患者对伤情和并发症产生的恐惧、焦虑程度，家属对病情的认知程度和患者对治疗费用的承受能力。

(2)术后评估：评估手术后伤口愈合情况，引流管是否通畅，肾功能恢复情况，是否合并感染。以及患者及家属的心理状况，对治疗的配合及有关康复知识的掌握程度。

2.护理措施

(1)肾挫伤、轻型肾裂伤及无其他脏器合并损伤的患者，可先行保守治疗。

1)生命体征的观察：每 1～2 小时测量血压、脉搏一次，如血压下降、血尿加重，应及时通知医生。

2)观察伤侧肾区及腹部体征情况：评估伤侧有无触痛、肿胀、腹肌紧张等症状。

3)引流管的护理：根据病情留置导尿管，观察尿液颜色、量及性质变化。

4)活动与休息：限制活动，绝对卧床休息 2～4 周。

5)饮食护理：给予高热量、富含维生素、易消化的食物，以增强身体素质，促进康复。

6)遵医嘱给予止痛、止血、预防感染等治疗。

(2)开放性肾损伤、严重肾裂伤、肾盂破裂、肾蒂损伤及合并腹腔脏器损伤者，需行手术治疗。

1)术前护理：①完成术前常规准备：禁食、备皮、抽血行血型鉴定及交叉配血。②病情观察：严密监测生命体征变化，给予心电监测及低流量氧气吸入。③休克的护理：失血性休克者，按休克处理，建立静脉通路，给予输血及补液治疗，补充血容量。④引流管的护理：留置导尿管，观察尿液颜色、性质变化，准确记录尿量。

2)术后护理：①生命体征的观察：严密监测生命体征变化，持续心电监护，及时、准确地做好护理记录。②切口的观察：观察切口敷料有无渗血、渗液，如有浸湿及时更换，并做好引流管的护理。③引流管的观察及护理：尿管保持通畅，避免扭曲、打折，观察尿液颜色、性质及量，认真做好护理记录。保持腹膜后引流管的通畅，妥善固定腹膜后引流管。每日无菌操作下更换引流袋一次，腹膜后引流管一般于术后 3～5 日拔除。④按医嘱给予抗炎、止血药物，禁食期间通过静脉输液补充营养。⑤活动与休息：肾修补术后绝对卧床休息至少 2～4 周，待病情稳定，尿检查正常后才能离床活动。病情恢复后 2～3 个月不参加体力劳动，以免引起出血。⑥饮食护理：给予高热量、富含维生素、低盐易消化的食物，并适量饮水，以增强身体素质、促进康复。

3.健康指导

(1)活动与休息：肾损伤非手术治疗患者出院后应保证伤后绝对卧床休息 2～4 周，防止损伤部位再次继发损伤，患者应适时变化体位，预防压疮的发生。

(2)康复指导：非手术治疗、病情稳定后的患者，出院后 3 个月不宜从事体力劳动或竞技运动；损伤肾切除后的患者须注意保护健肾，防止外伤，不得使用对肾功能有损害的药物。

(3)心理护理：对于行肾切除的患者，患者情绪容易焦虑、紧张，护士应进行及时的心理疏导，帮助患者树立起生活的信心。

4.护理评价 经过治疗及护理，评价患者是否达到：①恐惧与焦虑减轻或消失，情绪稳定。②生命体征平稳、皮肤温暖、毛细血管充盈正常。③术后切口及损伤肾愈合良好，体温正常，未发生切口感染，或发生并发症得到及时的医治。

第六节　骨关节外科护理

一、股骨颈骨折

股骨颈骨折是指股骨头下至股骨颈基底部之间的骨折。多发生于老年人，以女性为多。常出现骨折不愈合(约 15%)和股骨头缺血性坏死(20%～30%)。

【评估】

1.一般评估　生命体征，既往史，家族史，心理及社会支持状况。

2.专科评估　了解受伤原因及受伤的部位和程度；骨折的时间；髋关节的疼痛和活动度；股四头肌的肌力；肢体肿胀程度；末梢血供感觉运动情况（观察伤肢末端的皮肤色泽和温度，有无肿胀，足背动脉搏动，知觉，运动有无障碍，足趾活动情况，以及患者的主诉）。

【非手术治疗护理要点】

1.牵引的护理

(1)骨牵引：密切观察患者全身情况，加强护理，牵引的重量为体重的1/7，不可随意加减或移去，随时检查牵引力线有无偏移，要求牵引绳与患肢长轴成平行线，抬高床尾20～25cm，牵引装置勿受压，牵引砣勿拖地，保持有效牵引，针眼处用碘仿纱布敷盖，预防感染。牵引期间要保持患肢外展中立位，防止腓骨小头受压引起腓总神经损伤而引起足下垂。鼓励患者上身及健肢在床上运动，防止压疮。

(2)皮牵引：皮牵引者抬高床尾10～15cm，注意牵引套有无松动滑脱，避免压迫足内外踝，并要注意松紧适中，牵引套内垫毛巾以预防压疮。作为临时牵引措施，牵引重量不能太重，注意观察体位及牵引力线。

(3)注意事项：牵引过程中要注意观察伤肢末梢的血液循环、感觉、皮肤温度；定时测量双下肢的长度，避免过度牵引。

2.抗外旋鞋的护理　选择合适的鞋码，内垫毛巾以预防压疮，嘱患者不能随意脱去，并保持足跟悬空，每2小时打开外旋鞋，受压部位涂抹赛肤润并给予按摩。两大腿中间置一软枕，保持伤肢外展中立位，防止伤肢内收或外旋。

3.饮食护理　持续牵引者，卧床时间长，老年人胃肠蠕动慢，极易造成消化功能减退。饮食宜清淡，进食高蛋白、高维生素、高纤维素、高矿物质食物，如米粥、鱼汤、骨汤、牛奶、豆制品、动物肝脏及新鲜蔬菜、水果等，适量补给维生素D，以利于钙的吸收，有效预防骨质疏松。

4.皮肤的护理　骶尾部及足跟部极易发生压疮，特别是老年、尿失禁患者。保持床褥平整干燥，每2小时做1次骶尾部皮肤护理：先做抬臀训练10～20次，温热毛巾擦拭骶尾部后保持皮肤清洁干燥，局部涂抹赛肤润，以防压疮。

5.心理护理　老年人股骨颈骨折后生活不能自理，耐受性差，有时不配合治疗与护理。针对老年患者的思想变化及悲观失望情绪，护士应及时给予安慰和鼓励，和他们亲切交谈，并介绍典型病例，打消其思想顾虑，积极配合治疗，树立战胜疾病、早日康复的信心。

6.功能康复训练

(1)骨牵引期间的功能训练：骨牵引早期，由于克氏针眼的疼痛，可轻微做股四头肌和膝关节按摩。3～5天后，做被动髌骨松动训练，并指导患者做股四头肌主动舒缩训练、股四头肌的等长收缩，及踝关节跖屈、背伸训练，以防下肢静脉血栓、足下垂、肌肉萎缩、关节僵硬等；双上肢可以利用拉环抬起上身，还可以做肩、肘、腕关节的各种功能训练。

(2)去牵引后的功能康复训练：首先进行股四头肌舒缩训练，然后用连续被动运动机（CPM机）进行膝、髋关节的功能康复训练，从45°开始，每隔2天增加10°，每天训练2次，每次30分钟。健肢可进行直腿抬高，膝、髋关节的屈曲伸直运动，也可以用脚使劲蹬床尾。指导患者正确用拐，持拐步行顺序：身体稍向前倾，拐→健腿→患腿→拐。

【手术治疗护理要点】

1.术前护理

(1)一般护理：充分做好术前检查，术前1周应用便盆训练患者在床上大、小便，以防术后因不习惯而引起尿潴留和便秘。

(2)评估全身情况：准确评估患者术前健康情况，详细询问患者既往病史，了解术前髋关节功能及对手术的耐受性，有吸烟、饮酒史者，嘱术前戒烟、戒酒。

(3)心理护理：患者因担心术后效果及患肢能否痊愈，常感焦虑、恐惧，让患者解除思想顾虑，消除紧张情绪，积极主动配合治疗和护理。护士应该多关心患者及患者家属，让患者及其家属了解该手术的必要性、可行性及优越性，为患者介绍手术成功的病例及手术方法、手术操作者的技术等，增强患者战胜疾病的信心。

(4)肢体及关节功能锻炼：教会患者做一些力所能及的功能活动，如股四头肌等长舒缩运动(踝关节背屈，绷紧腿部肌肉10秒后放松，再绷紧再放松，反复进行，20～30次/组，3组/天)。同时进行踝关节足趾的屈伸功能锻炼，防止出现肌肉萎缩或关节僵硬。

(5)术前准备：根据医生医嘱常规进行术前准备工作。

2.术后护理

(1)搬运：术毕回病房时，应在医生的指导下进行搬运，有专人保护患肢，严防髋关节脱位或骨折部位再移位。

(2)一般护理：术后根据医嘱测量患者生命体征，注意观察血氧饱和度及尿量、伤口出血情况，要警惕潜在失血性休克，有异常及时报告医生，及时处理。

(3)体位

①术后平卧6小时，保持正确的体位，髋关节轻度外展15°～30°，两腿之间夹枕头。

②做到三防：一防过度屈曲和伸直，术后在膝关节下垫一软垫；二防内外旋，术后穿抗外旋鞋或下肢皮牵引，保持外展30°中立位；三防内收，两腿之间放一软枕，肢体外展位。

③正确的翻身方法：向术侧翻身时，应伸直术侧髋关节，保持旋转中立位；向健侧翻身时，也应伸直患侧髋关节，两腿之间加软枕，防止髋关节内收，同时伸直同侧肢体，以便用手掌保护髋关节后方，以防引起假体脱位。

(4)引流管的护理：术后切口一般采用负压引流。按无菌技术将引流管接无菌负压引流瓶(袋)，妥善固定，防止移位、扭曲、受压、脱落。术后1～2天内特别是24小时内要密切观察引流液的颜色、性状和量。色浓，示含血红蛋白多；量多，提示有活动性出血。准确记录引流液的量，术后24小时量一般不超过500ml。注意保持负压引流管的通畅，引流液多时要及时倾倒。保持引流装置的负压状态，防止引流液倒流。引流管一般术后放置48～72小时，当引流量＜50ml时拔除。如引流量较多，可根据情况适当延长1～2天。

(5)疼痛的护理：术后24小时内患者疼痛较剧，疼痛可影响患者的生命体征平稳、饮食、睡眠和休息，从而影响伤口愈合，同时也可影响患者的康复锻炼。故应重视术后的疼痛控制，积极采取镇痛措施，适当应用镇痛药或术后使用镇痛泵。术后3天仍疼痛较剧者，抬高患肢利于静脉血回流，避免患肢肿胀而致的胀痛。

(6)预防并发症的护理

①预防感染:感染多发生在术后早期,是造成手术失败的主要原因之一。感染一旦发生,处理困难,致残率高,并有较高的病死率。术后应保持切口敷料清洁干燥,换药时严格无菌操作,严密观察体温变化并及时报告医师。手术后由于手术部位的无菌性坏死性物质的吸收引起的吸收热,体温往往会升高,但一般不超过38℃,体温多在1周内恢复正常。如果患者的体温持续升高或恢复正常后再次升高,出现"双峰热",这时要警惕感染的发生。

②预防下肢静脉血栓:髋关节置换术后下肢深静脉血栓形成的发生率很高,血栓脱落后可发生肺、脑栓塞,高龄、肥胖、心功能不全、长期卧床制动等是静脉血栓的危险因素。

a.术后应注意严密观察患者的神志、反应灵敏度、呼吸、肢体血供及皮色、皮温是否正常,有无疼痛、肿胀及触及条索感等。

b.指导患者做踝关节背伸和跖屈运动,以及股四头肌舒缩锻炼,每日督促按计划进行。

c.应用抗血栓药物:如低分子肝素钙5000U皮下注射每天1次;低分子右旋糖酐500ml静脉滴注,每天1次,利伐沙班100mg口服,每天1次。

d.抗血栓泵的应用:每日2次,每次30分钟。

③预防髋关节脱位:由于手术破坏了髋关节正常结构,术后易发生脱位,向患者及家属强调患肢保持外展中立位和穿抗外旋鞋的重要性。

a.护士应定时观察患肢的体位,发现问题及时改正。

b.引流管拔除后,伤口无出血情况,应鼓励患者尽早坐起,坐起时应避免髋屈曲超过90°。

c.患肢穿抗外旋鞋,保持外展30°中立位,两大腿之间可放置一软枕,防止患肢外旋、内收。

d.术后放置便盆时应注意保护患侧髋关节,防止脱位。生活中应避免容易脱位的危险动作,譬如盘腿、跷腿、下蹲、坐矮凳或软沙发等。

(7)功能锻炼:患者行人工髋关节置换术后,早期进行功能锻炼能取得较好的效果。

①手术当日:稍抬高患肢并使患肢保持外展15°～30°的中立位,麻醉清醒后,当生命体征平稳时即可开始踝关节的主动背伸和跖屈活动,每个动作保持10秒,然后放松,重复练习,10组/小时。

②术后第1～2天:鼓励患者进行深呼吸、有效咳嗽,防止肺部感染。指导患者进行腓肠肌、股四头肌、股二头肌、臀大肌的肌肉等长收缩练习及踝关节屈伸训练,每个动作保持收缩状态10秒,然后放松,以不感到疲劳为主,循序渐进。

③术后第3天:继续患肢肌肉训练,拔除引流管后,进行持续被动活动:使用CPM机行髋、膝关节的被动活动,开始活动度为40°,每次1小时,每天2次。以后每天增加5°～10°,当膝关节的活动达90°时,髋关节超过85°时,不再增加活动度。

④术后第4～7天:继续患肢肌力训练、起坐及下地行走训练,在床边坐起时应避免髋屈曲超过90°,要注意患肢保持外展,同时要注意观察患者有无不适症状。行走时避免将全身重量放在患肢,使用助行器或拐杖支撑重量,小步行走。

⑤术后第8天至出院:继续患肢肌力及步行练习,在患者可以耐受的情况下,加强髋部活动度练习,在髋关节外展的同时做屈曲和伸展活动,循序渐进逐步恢复髋关节功能。

【健康教育】

1.教会患者及其家属在家锻炼的方法及注意事项,坚持股四头肌等长收缩运动,踝关节主动跖屈、背伸运动,主动臀肌收缩运动。

2.避免坐矮凳或软沙发,指导家庭用坐厕,防止身体前倾。

3.上床患肢先上,健肢随后;下床健肢先下,患肢随后。

4.上楼梯时健肢先上,拐杖及患肢随后,下楼梯时拐杖先下,患肢随后,健肢最后。

5.合理饮食,严格控制体重,爱惜假体,延长假体使用寿命。

6.3 个月内避免患侧卧位,术后 6 个月内要养成睡觉时两腿之间夹一枕头的习惯。嘱患者做到"三不""四避免":即不过度负重,不做盘腿动作,不做矮凳子;避免体力活动和奔跑等髋关节大范围剧烈活动的项目,避免在髋关节内收、内旋位时从座位上站起,避免在双膝并拢双足分开的情况下,身体向术侧倾斜取物或接电话,避免在不平整或湿滑的路面上行走。

7.术后 6 周摄 X 线片复查,观察假体有无松动,位置有无改变,随时电话咨询。

二、锁骨骨折

锁骨骨折好发于锁骨中外 1/3 处,儿童多为青枝骨折,成人多为斜行骨折。

【评估】

1.一般评估　生命体征,既往史,家族史,心理及社会支持状况。

2.专科评估　了解受伤原因及受伤的部位和程度;骨折的时间;骨折局部有肿胀、疼痛;患肩下沉,并向内倾斜;患肩及患肢活动障碍;末梢血供感觉运动情况。

【非手术治疗护理要点】

1.对无移位的锁骨骨折可采用三角巾或上肢吊带悬吊 2~4 周即可。

2.有移位的骨折先行手法复位,使患者维持双肩后伸的体位,再用"8"字绷带或锁骨带固定 3~6 周。注意选择型号适宜的锁骨牵引带,以免牵引带太小引起固定过紧,或牵引带太大引起固定不牢。

3.功能锻炼:固定后即可开始练习手握拳动作,腕关节伸、屈、旋转,肘关节屈、伸活动及肩后伸活动;解除外固定后,开始练习肩关节前屈,肩关节旋转,两臂做划船动作。在内固定或外固定期间禁做肩关节前屈、内收动作。

【手术治疗护理要点】

1.术前护理

(1)术前准备:完善术前各项检查如 X 线、静脉采血、心电图等。术前行药物过敏试验,术前备皮、禁食 12 小时、禁水 4 小时。遵医嘱术前 30 分钟使用抗生素,以预防感染。

(2)心理护理:耐心向患者讲解手术的目的、必要性及手术治疗的优点。患者情绪稳定,积极主动配合手术治疗。

2.术后护理

(1)生命体征监测:患者术后遵医嘱进行心电监护,术后 8 小时内密切监测患者生命体征的变化，每小时测量血压、脉搏、呼吸 1 次，给予中流量吸氧 6 小时。尤其关注呼吸变化，因该手术部位靠近肺尖部。

(2)体位护理：患者返回病房睡硬板床，去枕、采用平卧位，禁止术侧卧位。此时护士应帮助患者将患肢妥善放置在软枕上。术后第 1 天即可下床活动。用上肢吊带悬吊患肢，肘关节屈曲 90°，可减少上肢的自然垂力，限制肩和肘关节大范围活动。

(3)观察末梢血供及感觉运动情况：因锁骨下动脉、锁骨下静脉和颈内动脉都在此走行，其中锁骨下静脉被腱膜固定于锁骨，易发生撕裂导致出血，而神经与锁骨中 1/3 接近易受累。因此常规观察患肢的皮肤颜色、温度、感觉、手指的运动、桡动脉搏动等情况，每天 3 次。

(4)观察切口情况：术后 24 小时内，每 2 小时查看 1 次切口，查看伤口敷料有无渗血并记录。如渗血较多，报告医生，及时更换敷料。

(5)饮食：术后 6 小时后无恶心、呕吐，应进全流食；术后第 1 天进清淡易消化食物，以后渐进普食，以含钙丰富、高蛋白、高维生素、高热量食物为主，多食蔬菜、水果，多饮水。保证营养丰富，以增强机体抵抗力。

(6)心理护理：术后应即时向患者解释麻醉反应、手术所造成的相关症状，以及减轻不适的应对方法。及时观察.患者的心理状况，关心安慰患者，介绍疾病相关的知识及成功病例，解除患者思想顾虑，消除不良情绪，积极配合治疗护理。

(7)康复指导：术日麻醉消退后即开始指导患者做轻微手指主动屈指伸指活动，25 次/组，3 组/天。术后第一天指导患者行患肢手、腕、前臂的主动活动及肘关节被动屈曲和主动伸直功能训练，30 次/组，3 组/天。术后第 4 天起嘱患者用健侧手托患肢进行肩关节屈伸和收展活动，10 次/组，3 组/天。2 周后可指导患者做肘关节活动及肩关节内收、外展、内旋、前屈等主动功能锻炼，30 次/组，3 组/天。6～8 周后即可做肩关节负重训练。

【健康教育】

1.多数患者切口拆线即可出院，大部分的功能锻炼在家进行，首先应告诉其保持正确姿势。

(1)患肢用上肢吊带固定于胸前，保持挺胸提肩姿势，双手叉腰以缓解对双侧腋下神经、血管的压迫。

(2)卧位时不用枕头，两肩胛间垫一窄枕使两肩后伸外展，有利于保持良好复位。

2.锻炼的目的是恢复肩关节的活动度，常用的方法有主动或被动运动、关节主动牵伸运动。站立位上身向患侧侧屈，做肩前后摆动；向患侧侧屈并略前倾，做肩内、外摆动。双手握体操棒或小型哑铃，左、右上肢互助做肩的前上举、侧后举和体后上举运动。还可做肩关节环转运动，两臂做划船动作等。患者进行功能锻炼时不可过于急躁，活动幅度不可过大，力量不可过猛，以免造成软组织损伤。

3.术后定期复查 X 线片，了解骨折愈合情况。内固定物于骨折完全愈合后取出，一般为 1 年后。

(1)康复过程中出现不适症状如疼痛、肿胀等应及时来院就诊。

(2)主动进行功能锻炼。主动功能锻炼确实有困难时，还可以辅助理疗来弥补主动功能锻炼的不足。

(3)增加与外界的交流,得到他人的认同和关照,有利于患者心理康复和恢复社会化。

三、断肢(指)再植

断肢(指)再植是指对完全离断或不完全断离的肢体,采取清创、血管吻合、骨骼固定、肌腱和神经修复等一系列外科手术,将肢体再重新缝合回机体原位,加之术后各方面的综合处理,使其完全存活并最大限度地恢复功能。

【评估】

1.一般评估　生命体征,心理及社会支持状况,有无休克、急性肾衰竭的发生。

2.专科评估　评估离断肢(指)体的程度和性质,离断肢(指)体的保存情况。

【现场急救护理要点】

现场急救包括止血、包扎创面、保存断肢及迅速运送四方面。

1.注意伤员的全身情况　根据神态、脉搏、呼吸、血压等来判断伤员有无休克及其他危及生命的合并性损伤,如有异常,应迅速抢救。

2.伤员残肢急救　一般采用局部加压包扎即可,尽量少用或不用止血带,如有搏动性出血,可考虑用止血带。

3.离体肢的处理　离体组织在常温下缺血数小时后,即可发生坏死,所以应尽快用无菌或清洁敷料包裹断离的肢体,立即用干冰冷藏的方法保存。方法是先将包裹好的离体肢放入干净的塑料袋,再置于一容器中,周围放入冰块,保持在4℃左右,这样离体肢不与冰块直接接触,防止冻伤,切忌将断离肢体浸泡在任何液体中。

4.迅速转送　记录受伤和到达医院时间,注意左右手的标记。

【术前护理要点】

1.一般护理　了解伤员的受伤史、现场急救情况、断离肢体的保存方法等情况。注意伤员有无伴发性损伤,如休克、急性肾衰竭。

2.全身支持　及时补充血容量;有呼吸困难者,给予吸氧;及时应用抗生素预防感染。

3.术前准备　做好术前一般准备,手术部位的皮肤准备,急查血常规、凝血四项、乙肝五项及输血前三项、血型及配血,留置导尿管,抗生素皮试,应用抗生素等。

【术后护理要点】

1.预防感染

(1)环境的要求:室温应保持在22～25℃,每天开窗通风2次,每次半小时,但不可对流。

(2)病室内要绝对禁烟,因为烟草中的尼古丁会降低血液中的含氧量,危及再植肢体的血液供应。

(3)患者尽量置单间并限制陪伴探视人员,鼓励患者保持乐观平和的情绪,避免情绪的波动,因情绪紧张、焦虑,可致血管痉挛。

(4)创伤局部要保暖,用40～60W的白炽灯泡照射,灯距30～45cm,不能过近,以防烫伤。

2.卧位　患肢适当限制活动,抬高患肢,使再植肢体抬高30cm,保持高于心脏的位置,以利于静脉回流，防止和减轻肢体肿胀。但位置勿过高，以免影响血供。术后一般卧床7～10天，2周后可下床活动。

3.病情观察　观察生命体征，定时测体温、脉搏、呼吸、尿量，记录24小时液体出入量。采用“一看、二摸、三比较”的方法，对患肢进行观察。一看：观察再植肢体的颜色、肿胀情况及毛细血管回流情况，并做好记录。二摸：触摸再植肢体的动脉搏动，测定局部皮温。三比较：健侧与再植肢体颜色、皮温、肿胀度、张力、毛细血管充盈时间进行比较。

4.显微外科血液循环监护指标

(1)皮肤色泽：红润为正常指标。变淡或苍白则预示动脉痉挛或栓塞。随着静脉栓塞时间的延长，皮肤颜色会出现相应的改变，表现为暗红→红紫→紫红→紫黑。动、静脉同时栓塞时则再造指，变黑。

(2)张力：(—)表示张力正常；(＋)表示肿胀，但皮纹存在；(＋＋)表示肿胀、皮纹消失；(＋＋＋)表示肿胀、出现水疱。

(3)毛细血管反应：用针头或棉签轻轻点压，1～2秒恢复正常皮肤色泽，表示正常；毛细血管反应增快，提示静脉栓塞早期时；毛细血管反应减慢，可见于静脉或动脉栓塞。毛细血管反应消失，可见于动、静脉同时栓塞。

(4)动脉搏动：与健侧对比无明显差异时表示正常。动脉搏动减弱则提示动脉痉挛或不完全栓塞。

(5)皮温：与健侧相比温差在2℃以内为正常。

5.饮食护理　教育患者不能饮用含有咖啡因的液体，以免血管收缩。指导患者进食易消化、营养丰富、含高蛋白、高维生素、粗纤维的饮食，禁辛辣、凉食。保持大便通畅，切忌大便干燥，以免因用力排便致使血管痉挛出现血管危象。

6.心理护理　面对意外的打击、患肢的疼痛、对预后的担心及对环境的不适应等，患者易出现焦虑、恐惧的情绪，甚至对治疗失去信心，护士应经常深入病房，耐心、细致地与患者交谈，列举成功的例子，解除其思想负担，增强战胜疾病的信心。

7.术后并发症的观察与护理

(1)血管痉挛：体位变动、疼痛、情绪波动、直接或间接吸烟、室温下降、肢体受寒冷的刺激或术后早期突然停用抗痉挛药物等原因引起血管痉挛，使血液循环发生障碍。

(2)动脉危象：皮肤颜色由红润变为苍白，皱纹加深、皮温降低、指(趾)腹塌陷、毛细血管充盈时间延长(超过2秒以上)、动脉搏动减弱或消失，提示动脉危象，即动脉痉挛或栓塞。

(3)静脉危象：若皮肤颜色紫暗、皮纹变浅或消失、皮温下降、指(趾)腹膨胀、毛细血管充盈时间缩短(少于1秒)、动脉搏动存在，提示静脉危象，即静脉回流障碍。

【健康教育】

1.术后3周内主要为软组织愈合创造条件，可作适当按摩、理疗、轻微伸屈未制动的关节。

2.4～6周以主动活动为主，可做关节伸屈、握拳等活动，以防关节僵直、肌粘连和萎缩，注意被动活动要轻柔。

3.6～8周以促进神经功能恢复、瘢痕软化为主，此时骨折已愈合，可加强受累关节各方位的主动活动，配合使用理疗、中药熏洗等，以促进肢体的活动和感觉功能恢复。

四、骨科常见并发症

(一)压疮

1.选择合适的电子气垫床,以防止压疮。

2.定时用提单翻身法翻身,变换体位:每 2 小时翻身 1 次,翻身时避免拖拉患者,以防组织受剪切力损伤;能自己翻身的患者应鼓励多翻身及改变体位。

3.每 3～4 小时用赛肤润涂抹皮肤受压处,轻轻拍打直至完全吸收。

4.用减压贴或美皮康贴于骨隆凸处,以减小局部组织受压。

5.改善全身营养状况,进食高热量、高蛋白、高维生素、易消化食物。保证患者足够的营养供给。

6.保持卧床患者衣服、床单、被褥清洁、柔软、平整、干燥,防止皮肤长时间处于潮湿状态;每日温水擦浴 2 次,保持患者皮肤完整、清洁、干燥。

7.大小便后要及时清洗会阴部和肛周部,涂痱子粉吸潮并减少摩擦,夏天时慎用。

(二)肺部感染

1.鼓励患者有效咳嗽及咳痰,积极协助深吸气,在呼气约 2/3 时咳嗽,反复进行,以解除呼吸道阻塞,使不张的肺重新膨胀。

2.翻身按摩叩背每 2 小时 1 次,痰液黏稠不易咳出时行雾化吸入,每日 2 次,以稀释痰液,利于排出。

3.深呼吸训练

(1)利用肺功能训练器来增加患者的肺活量。

(2)吹气球和吹气泡训练。吹气泡训练方法是:用一输液空瓶,内盛半瓶清水,嘱患者用塑料吸管向瓶内水中吹气泡,以增大肺活量,减少呼吸道阻力和无效腔。

(3)腹式呼吸训练:腹式呼吸为深呼吸,潮气量大,但较费力,且频率也较慢,其方法是患者取立位、坐位或卧位,一手放在前胸,另一手放在腹部,缩唇、腹内收、胸前倾。由口徐徐呼气,此时切勿用力,然后用鼻吸气,并尽量挺腹,胸部不动。呼与吸时间之比为 2∶1 或 3∶1,每分钟 7～8 次,每日锻炼 2～3 次,每次 10～20 分钟。这种呼吸训练可增强膈肌力量,减少气道阻力或无效腔,增加肺泡通气量,提高潮气量,是预防肺部感染行之有效的理想措施。

(4)呵欠动作:是最简单的深吸气运动,可预防肺不张。如果每 5～10 分钟呵欠 1 次,保持持续深吸气约 3 秒,即可增加动脉含氧量,并且超过连续数次深呼吸的效果,使更多的肺泡打开,故呵欠动作可降低术后及长期卧床患者肺部并发症。

(三)泌尿道感染和结石

1.尽量减少不必要的导尿,在患者能自主排尿的情况下,无特殊情况下尽早拔除导尿管。

2.早期留置导尿,持续引流尿液;2～3 周后,改为定时开放,每 4～6 小时开放 1 次,以预防膀胱挛缩,训练膀胱反射或自主性收缩功能。

3.鼓励患者多饮水,每日达 3000ml,使尿量增加,必要时每日冲洗膀胱 1～2 次,以冲出膀胱内积存的沉渣。

4.用氧化还原液擦洗会阴,每日 2 次。

(四)便秘

1.重建正常排便形态。养成定时排便的习惯,食用促进排泄的食物,摄取充足水分。

2.给患者创造合适的环境,如用屏风或布帘遮挡、充足的时间排便。

3.指导患者采用按摩腹部方法。沿结肠走行的方向,由升结肠-横结肠-降结肠-乙状结肠做环行按摩,起到刺激肠蠕动的作用,可促进降结肠上端之粪便往下移动。

4.合理饮食　选用富含植物纤维的食物,如粗粮、蔬菜、水果、豆类及其他粗糙食物;蜂蜜、凉拌黄瓜、萝卜、白薯等食物也有助于排便;多饮水和喝饮料,每日饮水量 3000ml,可防止粪便干燥;少食多餐,以利于消化吸收;多食酸奶,以促进肠蠕动;避免食用刺激性食物,如辣椒、生姜等。

5.必要时给予开塞露塞肛,或使用轻泻药,以软化大便。

(五)疼痛

1.加强观察,分辨疼痛的原因。手术创伤所致的疼痛于术后 1～3 天内显著,以后逐日递减;创伤、骨折所致的疼痛多在整复固定后随肢体肿胀消退而日益缓解;开放性损伤合并感染时疼痛可进行性加重或呈搏动性,伴局部皮肤红、肿、热、痛;石膏绷带固定过紧或牵引过度影响肢端血供时,患肢有剧烈疼痛等。

2.针对不同的疼痛原因,对症处理,切忌盲目给予止痛药。创伤性骨折者,在现场急救中予以临时固定可缓解疼痛;切口感染者,予以创口开放引流并应用抗生素;并发骨筋膜室综合征者,应及时解除压迫,必要时手术减压;已发生压疮者,做好压疮护理。

3.药物镇痛。对疼痛原因已明确者,在局部对症处理前可应用镇静、止痛药物,以减轻患者痛苦。

4.疼痛轻者,通过分散或转移注意力来减轻不适。

5.在进行各项护理操作时,必须动作轻柔,在移动患者前先做好解释工作,在移动过程中重点托扶损伤部位。

(六)下肢深静脉血栓

卧床患者至少每 2～3 小时翻身 1 次,被动锻炼每 4 小时 1 次;应用抗血栓治疗仪进行预防性治疗;静脉穿刺时注意:尽量避免下肢尤其是左下肢的血管,保证一次性穿刺成功,减少不必要的股静脉穿刺;遵医嘱使用药物:小剂量低分子肝素、血小板抑制药(阿司匹林、右旋糖酐)等。

(七)关节挛缩

应早期进行关节的被动活动,伸展患肢。对于患肢要给予关节全范围内被动活动,先近端大关节,再远端小关节。根据各关节功能做屈伸或旋转运动,活动范围由小到大,循序渐进,直至达到最大生理范围。每个关节活动 3～5 次,每日 2～3 次。

五、颈椎病

颈椎病指颈椎间盘退行性变及继发性椎间关节退行性变所致脊髓、神经、血管损害的相应症状和体征。

【评估】

1.一般评估　生命体征,既往史,心理及社会支持状况。

2.专科评估　患者颈部疼痛的性质、部位及范围,有无椎动脉和神经受压的相关并发症状。

【非手术治疗护理要点】

原则是祛除压迫因素,消炎止痛,恢复颈椎的稳定性。可根据病情选择适宜的方法。

1.颌枕带牵引　患者取坐位或卧位,头微屈,牵引重量为2～6kg,每日1～2次,每次1小时。若无不适,也可行持续牵引,每日6～8小时,2周为一疗程。牵引的作用是解除肌肉痉挛,增大椎间隙,减少椎间盘的压力,使嵌顿于小关节内的滑膜皱襞复位,减轻对神经、血管的压迫和刺激。脊髓型颈椎病一般不宜采用此法。

2.颈托固定　佩戴合适的颈部支具保护,可限制颈椎的过度活动,但不影响患者日常活动。

3.推拿按摩　以松弛肌肉,改善局部血液循环。应由专业人员操作,手法应轻柔,严禁用推板手法,以防发生颈椎骨折、脱位和脊髓损伤。一般每日2次,每次20～30分钟。脊髓型颈椎病忌用此法。

4.理疗　可改善颈肩部血液循环,松弛肌肉,消炎止痛。应用干扰电、激光、骨科疾病治疗。

5.药物治疗　应用营养神经药物(神经妥乐平、甲钴胺),脱水消肿药物(甘露醇),糖皮质激素(地塞米松)。

【颈椎经前路手术治疗护理要点】

1.术前护理

(1)术前准备:教会患者做推移气管的训练,以适应术中牵拉气管操作。术前2～3天给予抗生素,做好术前常规准备。需植骨者,备皮时注意供骨部位的皮肤准备。准备好术中用品,如X线片等。

(2)气管推移训练方法:自确定手术之日起,对患者逐渐进行气管推移训练,具体方法见脊椎骨折合并脊髓损伤患者的护理。

(3)呼吸训练:手术后,由于手术部位的疼痛,患者可能不敢进行深呼吸、咳嗽及咳痰等动作。手术前认真地呼吸训练,有助于手术后的深呼吸及有效的咳嗽,可以明显减少手术后呼吸道内痰液的淤积,减少手术后各种呼吸道并发症的发生。呼吸训练的方法包括充分的深呼吸和有效咳嗽练习。

(4)卧床及床上大小便训练:手术后由于疼痛或者由于手术的特殊要求,不能早期下床活动，而患者大多不习惯在卧位大小便。因此，常发生大小便困难，引起手术后腹胀、便秘等。所以，在手术前数日内，患者应当学会在床上使用便盆及尿壶(男患者)，以减少手术后痛苦。

(5)肢体活动训练：适当的肢体活动，在手术前增加机体代谢，改善心肺功能，可以提高患者对手术的耐受性。方法：加强在床上训练四肢的运动，自己活动困难者，应当由家属或陪护人员加强四肢的被动活动。

(6)心理护理：稳定患者情绪，向患者讲解手术目的、过程、注意事项，多与患者交流，给予心理支持。

2.术后护理

(1)体位：行植骨椎体融合者，在搬送患者回病房过程中，要特别注意颈部确切固定，一般用颈托固定，应有专人护送。回病房后取平卧位，颈部取稍前屈位置，两侧颈肩部放置沙袋限制头颈部偏斜。头下可垫一薄枕，肩部与头同高，使颈部与躯干保持一直线不向任何方向偏离。翻身时呈滚轴式翻身，注意脊柱不可扭曲。

(2)病情观察

①密切观察生命体征的变化，有病情变化，及时报告。

②密切观察呼吸状态：前路手术因术中要反复牵拉气管，可使气管黏膜受损而发生水肿。术后要常规进行雾化吸入，鼓励患者深呼吸和有效地咳嗽。呼吸困难是前路手术后最危急的并发症，一般多发生在术后1～3日。当呼吸费力、呈张口状、应答迟缓、发绀等，应即刻通知医生，做好手术处理准备，以及气管切开术的准备。

(3)伤口护理

①术后切口多数留置负压引流管，注意保持引流管通畅，防止

凝血堵塞、扭曲、漏气，严密观察引流液的颜色与量，正常情况下，术后24小时内切口引流量应少于100ml。观察颈部敷料有无被渗血湿透，一旦湿透及时更换敷料。

②未保留引流管者要严密观察切口情况，注意倾听患者的主诉，如患者出现颈部增粗、进行性呼吸困难应考虑深部血肿形成，如果出现上述情况，立即在床边拆开颈部缝线、清除血肿。

③若引流液过多时，色鲜红，切口敷料渗血多，周围局部隆起，颈部增粗，发音改变，患者自觉呼吸费力，提示有活动性出血，应及时报告医生立即拆除缝线排出积血，必要时伤口加沙袋压迫。

(4)肢体感觉运动的观察：观察患者四肢感觉及运动功能情况，一定要观察双侧肢体并与术前情况相比较。

(5)并发症的预防和护理：常见并发症有切口感染、肺部感染、压疮等，按医嘱合理应用抗生素，勤翻身，保持床面整洁、干燥。

(6)饮食护理：由于手术牵拉食管及气管，多数患者术后出现咽痛、吞咽困难而影响术后饮食和恢复。术后6小时给予进食温凉流质饮食；术后1～2天咽喉部水肿有所减轻后给予半流质饮食；术后1周给予普食。饮食宜清淡、易消化，且富有营养。

(7)心理护理：因颈椎手术后的恢复需要较长时间，一般要几个月甚至更长，所以要给患者做详细的病情解释，及时转告患者病情好转的情况，以使患者增强战胜疾病的耐心和信心。

【经皮激光椎间盘减压术护理要点】

经皮激光椎间盘减压术(PLDD)是治疗颈椎间盘突出症的手术方式之一,该手术具有创伤小、手术时间短、安全有效及术后恢复快等优点,成为根治颈椎间盘突出症的有效治疗手段。

1.术前护理　PLDD手术前除做好患者的心理疏导外无需进行特殊准备。

2.术后护理　PLDD手术后患者取平卧位,注意观察血压、脉搏、呼吸的变化。虽然患者在术后即可下地活动,但应嘱其多卧床休息,及时补充能量,应用脱水药物(如甘露醇)以减轻神经根水肿,术后第一次下床活动时护士应协助患者戴好颈托,守在患者床旁,以防意外发生。同时要密切观察患者头痛、头晕、视物模糊、上肢麻木、颈肩部疼痛等症状是否减轻,手术部位有无烧灼痛等。及时准确掌握术后患者情况,了解手术效果。

3.心理护理　PLDD手术具有切口小、手术时间短、操作简单、安全性高、术后恢复快等优点,但由于它是一种新的微创技术,患者往往对其手术效果和成功率持怀疑态度,担心手术失败加重病情,产生焦虑和紧张情绪。因此与传统手术相比心理护理尤为重要。

【健康教育】

1.注意坐位姿势。长时间固定姿势后要起立活动,注重颈背操的锻炼,日常生活中,休息卧床时注意保持正确的睡姿和睡枕的合适高度。应注意保持头颈正确的姿势,睡眠时要选择合适的枕头。一个理想的枕头是符合颈椎生理曲度要求的。以质地柔软透气性好、中间低、两端高的元宝形为佳。不宜过高或过低,以生理位为佳,一般枕头以8～15cm的高度为宜。

2.注意避免颈部的剧烈转动。长期低头伏案工作者,要注意每工作1小时左右就要适当地活动颈部,以消除颈部肌肉、韧带的疲劳,防止劳损。

3.平时要注意保暖,防风寒、潮湿,避免午夜或凌晨洗澡或受风寒吹袭。

4.避免和减少急性损伤,如避免抬重物,不要紧急刹车等。

5.鼓励患者参加体育锻炼,养成良好的生活习惯,利用工作空余时间到户外活动片刻,伸展肢体,活动筋骨。

6.术后颈托保护3个月,防止颈部过度活动。颈托保持清洁、干燥,内垫毛巾,防止皮肤损伤。

7.继续手功能锻炼,并做四肢、颈部按摩,进一步进行较精细活动练习,如写字、做针线活、织毛衣。

8.嘱患者按医嘱继续口服一些神经营养药。

9.饮食要注意补钙,增加蛋白质。

六、骨盆骨折

骨盆骨折多由强大暴力挤压或直接撞击所致。由于骨盆多为骨松质,其邻近有动脉及静脉丛,而这些静脉丛多无静脉瓣阻挡回流,故骨折后可引起大量失血,导致休克。严重的骨盆骨折,应注意全身情况,首先处理危及生命的并发症,如出血性休克,其次才是骨折。骨折的处理原则包括非手术治疗和手术治疗。

【评估】

1.一般评估　生命体征，既往史，心理及社会支持状况。

2.专科评估　了解受伤原因及受伤的部位和程度，骨折的时间、外力的方式，了解伤后患者的病情发展及急救处理情况，观察患者有无休克和内脏损伤、膀胱尿道损伤、直肠损伤、神经损伤。

【非手术治疗护理要点】

1.并发症的观察和处理

(1)休克：骨盆骨折最常见和最严重的并发症是合并大出血导致休克。因此，在护理上要密切观察病情变化，监测患者生命体征、面色、四肢皮肤温度等情况，如患者出现进行性口渴、尿少、血压下降、意识改变、四肢皮肤湿冷等情况时，应及时通知医生，采取抗休克等措施。

(2)膀胱或尿道损伤

①尿道损伤是骨盆骨折常见的并发症，其主要表现为排尿困难及尿潴留，尿道口出血或会阴下腹部胀痛。

②对于下腹肿胀压痛、腹肌紧张、触不到充盈膀胱应警惕膀胱破裂。骨盆骨折患者发生尿道口溢血、排尿困难或尿潴留时，应首先遵医嘱试插导尿管，目的是了解尿道的连续性，这既是一种检查也是一种治疗。导尿管如插入膀胱顺利或稍有阻挡，插入后有尿液流出或先有少量血尿后尿液清澈，可以确认尿管插入膀胱内，可能是尿道部分损伤，则可留管观察。如导尿管插入困难时，禁止反复试插，以免增加局部损伤和感染的机会。在护理上要注意局部清洁，每日 2 次消毒尿道口，嘱患者多饮水，一般每日 1500～2500ml，按医嘱使用抗生素，预防感染的发生。有合并尿道损伤的患者需留置导尿管 2 周，妥善固定。留置导尿管期间，保持引流通畅，每日用生理盐水 250ml 冲洗膀胱 2 次。定时开放导尿管，防止膀胱张力减弱、拔管后不能正常排尿。

③腹腔内脏器损伤：腹腔内脏器分为实质性脏器与空腔脏器，实质脏器损伤为肝、肾与脾破裂，表现为腹痛与失血性休克；空腔脏器损伤是指充气的肠曲在暴力与脊柱的夹击下可以爆破穿孔或断裂，表现为急性弥漫性腹膜炎。骨盆骨折多由于较强的暴力所致，常伴有胸腹部等多处复合伤，因此应该密切观察患者有无腹痛、腹胀、恶心、呕吐、胸腹部不适等症状，如果发现上述情况，应及时通知医生，给予对症治疗。

④神经损伤：主要是腰骶神经丛与坐骨神经损伤。骶神经损伤会发生括约肌功能障碍。

⑤腹膜后血肿：骨盆骨骼主要为松质骨，邻近又有许多动脉、静脉丛，血液供应丰富。骨折可引起广泛出血，巨大的血肿可沿腹膜后疏松结缔组织间隙蔓延形成腹膜后血肿，护理上要密切观察病情变化，有无腹胀及不同程度的腹膜刺激征。

2.骨盆悬吊牵引

(1)行骨盆悬吊牵引时，兜带要保持平坦完整无褶，兜袋内垫一翻身巾以防压疮和湿疹；并根据患者体型调整兜带宽度，确保兜袋不向上、向下移位；大小便时注意兜袋不要污染。

(2)牵引治疗期间，为保证牵引效果，要将患者躯干、骨盆、患肢的体位联系起来观察，要求躯干要放直、骨盆要摆正、脊柱与骨盆在同一水平面上呈 90°。

(3)注意牵引肢体有无麻木、足部背伸无力等现象，警惕因循环障碍而导致的缺血性痉挛，或因腓总神经受压而致的足下垂发生。

3.骨牵引　保持正确体位及有效牵引，骨盆骨折特别合并髋关节脱位者，术前均应行股骨髁上牵引，以便缓解疼痛，减少股骨头对骨折块的接触与挤压，有利于手术复位。同时保持伤肢正确的功能位置，伤肢应稍外展，取中立位，观察牵引装置是否持续有效并预防感染。

4.正确的翻身和变换体位方法　因骨盆结构复杂，每位患者骨折情况和合并其他损伤情况不一样，故在搬动前要向主管医生咨询注意事项。

5.饮食护理　持续牵引者，卧床时间长，老年人胃肠蠕动慢，极易造成消化功能减退。饮食宜清淡，进食高蛋白、高维生素、高纤维素、高矿物质食物，如米粥、鱼汤、骨汤、牛奶、豆制品、动物肝脏及新鲜蔬菜、水果等，适量补给维生素 D，以利于钙的吸收，有效预防骨质疏松。

6.心理护理　骨盆骨折为意外伤，发生突然且严重，立即失去行动自如的能力，患者对此毫无心理准备，因此均有不同程度的心理负担和不良情绪。住院期间，护理人员要注意操作迅速准确，态度热情诚恳，给予患者心理安慰，稳定患者的情绪，使其建立治疗信心，并取得治疗上的配合。

7.功能锻炼　骨盆骨折因剧烈疼痛使患者活动受限，应耐心解释，指导和协助患者进行股四头肌收缩及踝关节、足趾的伸屈运动，能有效地预防患肢深静脉血栓形成、肌肉萎缩、关节僵直的发生。

【手术治疗护理要点】

1.术前护理

(1)一般护理：充分做好术前各项检查，完善术前各项准备。

(2)评估全身情况：准确评估患者术前健康情况，了解患者对手术的耐受性。

(3)心理护理：患者因担心术后效果及患肢能否痊愈，常感焦虑、恐惧，让患者解除思想顾虑，消除紧张情绪，积极主动配合治疗和护理。护士应该多关心患者及其家属，让患者及其家属了解该手术的必要性、可行性及优越性，为患者介绍手术成功的病例及手术方法、手术操作者的技术等，增强患者战胜疾病的信心。

(4)术前准备：根据医嘱常规进行术前各项准备工作。

2.术后护理

(1)一般护理

①按骨科手术术后护理常规，术后 2 天内密切观察生命体征，特别是血压、脉搏、尿量，因这三项是反映患者血容量的简易而敏感的指征。

②术后取仰卧位，卧电子气垫褥，双下肢保持外展中立位，双足跟悬空，预防压疮。

③做好基础护理，预防三大并发症的发生。

(2)外固定架固定术后的护理

①注意观察针眼渗出情况，保持针眼敷料清洁干净。

②经常检查外固定支架有无松动，如有异常及时协助医生调整螺丝钉的松紧，以免固定器松动导致骨折移位。

③冬天注意保暖，但腹部覆盖棉被不宜太重，防止压迫支架。

(3)内固定术后护理：术后密切观察生命体征变化，注意休克症状的发生，如出现血压下降，脉搏加速，尿量减少，可考虑有无内出血，应及时报告医生，采取针对性的措施，并注意观察切口敷料有无渗血、渗液、肿胀及患肢血供、感觉、运动有无异常等情况，保持患者的病情稳定，使患者安全进入康复期。

(4)预防股静脉血栓及栓塞性疼痛：抬高患肢以利于静脉回流，教会并督促患者做踝关节及足趾的屈伸运动及股四头肌的静止性伸缩运动，以消除静脉血的淤滞。同时密切观察患者有无突发性呼吸困难、胸闷及咳嗽等异常情况的发生，如出现以上异常情况，应怀疑有肺栓塞的可能，应立即通知医生，及时采取有效的措施，以挽救患者的生命。

【健康教育】

功能锻炼是骨折治疗的重要阶段，是防止发生并发症和及早恢复功能的重要保障，术后应指导患者循序渐进地进行功能锻炼。

1.术后 2 周内绝对卧床、给予被动按摩或指导患者股四头肌等长收缩、踝关节背伸和跖屈、足趾伸屈等活动。

2.2 周后在床上进行髋关节、膝关节活动。

3.3～4 周搀扶下地。

4.8 周开始负重。

510～12 周负重行走。

七、腰椎间盘突出症

腰椎间盘突出症是指由于椎间盘变性、纤维环破裂、髓核组织突出刺激和压迫马尾神经或神经根所引起的一种综合征，是腰腿痛最常见的原因之一。

【评估】

1.一般评估　生命体征，既往史，心理及社会支持状况。

2.专科评估　了解患者起病初期有无诱发因素、患者的起病年龄和病情的进展情况，了解既往的治疗经过及疗效，评估患者腰部疼痛的性质、部位及范围，了解患者有无神经受压的相关并发症状。

【非手术治疗护理要点】

对于未引起神经功能障碍的轻、中度患者可采用非手术治疗。

1.绝对卧床休息

(1)首先向患者说明卧床休息的目的：卧位时椎间盘承受的压力比站立时下降 50%，故卧床休息可减轻负重和体重对椎间盘的压力，缓解疼痛。卧床 3 周后可考虑佩戴腰围下床活动，腰围能加强腰部稳定性，对腰椎起到保护及制动作用。

(2)采取正确卧位：一般要平卧硬板床，床头可稍抬高 20°，膝关节屈曲，放松背部肌肉，增加舒适感。指导并协助患者进行床上翻身，同时做张口呼吸，以便肌肉放松。

2.腰椎牵引　腰椎牵引可减轻椎间盘的压力，使早期突出的椎间盘部分还纳改善症状。牵引重量一般在 20kg 以内，可以持续或间断牵引。

3.局部理疗　干扰电、骨伤科治疗、激光、微波等治疗可以促进血液循环减轻肌肉痉挛，从而可以缓解疼痛。

4.药物治疗

(1)疼痛明显的患者可应用止痛药物如塞利西卜、氨酚羟考酮、盐酸曲马朵胶囊口服;盐酸曲马朵注射液肌内注射;注射用帕瑞昔布钠或氟比洛芬酯注射液静脉滴注。

(2)同时静脉滴注甘露醇、牛痘疫苗接种家兔炎症皮肤提取物等脱水或营养神经药物,从而减轻神经根的水肿。

5.活动与功能锻炼

(1)指导患者采用正确的方法起床站立:患者佩戴腰围后取俯卧位,将双上肢置于胸前,双肘部用力将头、颈、肩部撑起,以胸腹部为支点转动身体,双下肢慢慢滑下床,待双足着地后,用双上肢将身体撑起,从而由卧位过渡到站位。口诀:"一趴""二滑""三撑""四站"。

(2)指导患者进行腰背肌的功能锻炼:训练量由小到大循序渐进进行。方法:从"五点"支撑、"四点"支撑、"三点"支撑、"飞燕式"逐步进行。

①"五点"支撑即去枕仰卧位,用头、双肘、双足与肩宽支撑将身体抬高离开床面,形成拱桥式。

②"四点"支撑即双手反叉至肩下、双足与肩宽支撑。

③"三点"支撑即用头和双足支撑,双手抱于胸前。

④"飞燕式"即俯卧位,以腹部支撑抬起上身,双上肢肘关节和下肢膝关节伸直抬高。(以上如此抬高持续 8～10 秒,放平 6～8 秒,反复 10～20 次,每日训练 1～2 次。)

⑤若患者不能进行主动练习,在病情允许的情况下,可由医护人员或家属帮助患者活动各关节、按摩肌肉,以促进血液循环,防止肌肉萎缩和关节僵直。

【经皮激光椎间盘减压术(PLDD)的护理要点】

PLDD 治疗作用是利用激光的高能量局部的物理效应,产生燃烧、汽化、变性和凝固作用,将椎间盘髓核"去除掉"。椎间盘是由包围髓核的纤维环和软骨终板构成的密闭结构,很小的椎间盘容积变化可引起椎间盘内压的显著变化,激光照射后,髓核汽化可使间盘内压大幅度下降,使突出的间盘组织发生回缩,解除对神经根的压迫。

1.术前护理

(1)术前准备:常规行手术前各项检查及准备。

(2)健康教育:术前 2 天开始指导患者进行俯卧位训练、训练床上大小便、轴线式翻身、深呼吸及有效咳嗽、指导腰背肌功能锻炼(见非手术治疗)。

(3)心理护理:大多数患者为初次接受手术治疗,对手术相关知识不了解,顾虑大,有恐惧心理,担心术后效果不佳。根据患者及家属的文化层次相应地给予耐心的解释,交代手术的必要性、预后效果、可能发生的并发症及术后恢复过程中的注意事项,介绍手术医生的技术水平,让治疗成功患者介绍经验,使之做好充分的心理准备,消除恐惧心理。

2.术后护理

(1)搬运:患者由手术室回病房,应采用三人或四人搬运法将患者平移至病床上,搬运时保持患者身体轴线平直,同时将患者轻放在床上。

(2)体位:术后平卧硬板床4～6小时,以压迫止血(其间应注意按摩骶尾部、足跟等骨突受压皮肤,防止发生压疮),4～6小时后可取侧位。翻身是患者保持舒适卧位必不可少的活动,也是患者术后最早的活动,遵循轴线式翻身原则,翻身时采用提单翻身法:保持整个脊柱平直,勿屈曲、扭转,可由护士协助翻身,每次体位改变90°,避免拖、拉、推动作。2小时更换1次体位,侧卧位应完全侧卧或稍前倾用稍硬的长枕头置于整个脊柱后,两膝之间垫小软枕。术后可卧床休息3～7天。

(3)药物治疗:应用地塞米松、20%甘露醇减轻神经根水肿,用抗生素预防针孔感染。

(4)下床活动:术后需腰围固定约4周,术后24小时下床活动,禁忌床上坐起后再下床,要求先俯身趴在床上轻移双下肢,两脚着地,再扶床直立慢慢行走。活动顺序:床边站立-床旁行走-离床行走,逐渐增加活动频率和范围。以患者不感疲劳为度。嘱患者勿弯腰、勿坐立。

(5)对原有症状及神经功能的观察:进行双下肢肌力及活动情况、皮肤感觉、神经功能检查。

(6)功能锻炼指导:根据术前指导和已掌握的腰背肌锻炼方法,指导患者进行康复训练,充分发挥患者的主观能动性,积极主动配合训练,遵循尽早锻炼、循序渐进、持之以恒的原则。术后即可进行直腿抬高试验并活动膝踝关节及双下肢,逐日增加活动量。术后24小时进行腰背肌锻炼。

(7)出院指导:出院后继续卧硬板床,坚持腰背肌及肢体功能锻炼,避免弯腰、久坐、久蹲,注意保护腰部。40岁以上患者适当补充钙剂。术后3个月可恢复正常活动,6个月内避免重体力劳动。日常生活中,搬重物时应采取屈髋、屈膝下蹲姿势,使物体尽量贴近胸腹部。腰痛患者不要穿高跟鞋,以免影响下腰椎的稳定性。出院后1,3,6个月复查。

【传统椎间盘切除减压髓核摘除术的护理要点】

1.*术前护理*

2.*术后护理*

(1)搬运:同PLDD。

(2)体位:同PLDD。一般卧床时间为3～4周。

(3)翻身:翻身同PLDD。翻身后用赛肤润涂抹骨突受压部位,保持床铺整洁,无渣屑、无皱褶;护理过程中注意患者的面部表情,同时观察伤口有无渗血、敷料是否脱落或移位等,注意保护各种管道以防脱出。

(4)密切观察病情

①术后密切观察生命体征变化,根据护理等级测量生命体征。

②观察患者双下肢皮肤颜色、温度及感觉运动恢复情况有无异常,主要是与术前相比有无改善。

③妥善固定引流管,保持引流通畅,观察引流液的颜色、性状和量,注意观察有无脑脊液的漏出,是否有活动性出血,并做好记录和交接班。如出现引流液过多且引流液稀薄色淡时,应考虑有硬脊膜破裂,有可能发生脑脊液漏,应立即通知医生处理。负压引流管一般在术后48～72小时内拔除,拔管指征为24小时引流量少于50ml。

④观察手术切口敷料有无渗出,渗出液的量、颜色和性状,渗出多者应通知医生及时给予

换药，以防感染。

(5)并发症的预防：腰椎间盘突出症术后最主要的并发症是神经根粘连。术后早期直腿抬高练习是防止神经根粘连的有效措施。术后麻醉消失后，即应在应用镇痛药物的前提下，协助患者做直腿抬高，初次由30°开始，逐渐加大抬腿幅度，第3天后应鼓励患者做主动直腿抬高动作：患者平卧，膝关节伸直，脚上举，先单腿后双腿，抬腿幅度适当，每日练习2～3次，每次5～10组。在直腿抬高练习的同时，协助患者做压膝、压髋等被动活动。由于下肢伸屈活动可牵拉神经根，使其有1cm的移动范围，从而防止神经根再粘连，这是术后康复中最为重要的一点。

(6)功能锻炼：首先应向患者讲明活动的目的，让患者意识到锻炼的重要性，主动进行锻炼。

①术后卧床期间应坚持四肢活动锻炼，这不仅可以有效地预防肌肉萎缩，而且对增强机体血液循环、提高免疫状态、促进愈合、预防并发症等均有益，如扩胸、深呼吸运动可增加肺活量，促进换气，预防肺部并发症；腹部按摩可增强腹肌肌力，增加肠蠕动，减少腹胀、便秘、尿潴留的发生；踝关节、膝关节的活动可以避免影响日后的下地行走。

②术后1周可在床上开始腰背部锻炼，提高腰背肌力，增强脊柱稳定性。锻炼的方法可先用“飞燕式”，然后用“五点”支撑法，1～2周后改为“三点”支撑法，坚持每日3～4次，每次30～50组，循序渐进，逐渐增加次数，即使痊愈出院，也应坚持锻炼半年以上。

【健康教育】

腰椎间盘突出症术后14天左右拆线，拆线后患者一般都可出院，因此做好患者的康复指导很有必要。

1.拆线后腰部需要佩戴腰围。

2.指导患者卧位时取床头高20°同时轻屈膝位，利于减少脊柱前凸，缓解腰背肌痉挛。

3.充分卧床休息后，可佩戴腰围下地轻度活动。

4.逐渐加强腰背部肌肉力量的锻炼，并注意纠正不良姿势，如拾物时屈膝下蹲、不从仰卧位直接起床等，注意腰背部活动的自我保护，以防止疾病复发。

5.手术后，脑力劳动者可在2～3个月后逐渐恢复工作，体力劳动者则应在3～4个月后才能开始工作。工作应由轻到重，工作时间由短到长，并避免做强烈的弯腰或负重活动。

6.积极参加适当的体育锻炼，增强体质。

八、颈椎骨折合并脊髓损伤

脊髓损伤是脊柱骨折最严重的并发症，发生率高，多发生于颈椎下部和胸腰段。

【评估】

1.一般评估　生命体征与意识，既往史，心理及社会支持状况。

2.专科评估　了解受伤原因及受伤的部位和程度、骨折的时间、外力的方式，了解伤后患者的病情发展及急救搬运情况，观察患者有无休克和排尿排便情况，评估患者的痛、温、触及位置觉的丧失平面及程度，肢体感觉运动和肌力变化情况。

【非手术治疗护理要点】

1.急救搬运　颈椎骨折者的搬运至关重要,搬运时应保持颈部的制动,避免因骨折部位的异常活动而加重或引起脊髓损伤,常用的搬运方式有滚动法和平托法,切忌背、抱等动作。

2.用药护理　甲泼尼龙冲击疗法。

(1)适应证:伤后8小时内应用。

(2)禁忌证:年龄小于13岁,仅神经根或马尾损伤;孕妇;镇静药成瘾。

(3)用法:甲泼尼龙30mg/kg,静脉推注15分钟;间隔45分钟后,甲泼尼龙每小时4mg/kg,静脉持续滴注23小时;若损伤平面进一步加重则应手术治疗。

(4)用药后观察要点

①损伤平面是否下降。

②肢体功能是否恢复。

③有无应激性溃疡。

④有无免疫力下降。

3.体温异常的观察与护理　颈脊髓损伤时患者常出现高热,其主要原因是自主神经功能紊乱,对周围环境温度的变化丧失了调节能力和适应能力,其主要保护措施:高热时,降低室温,保持通风,多饮水,采取物理降温;低温时,升高室温,加盖棉被,注意保暖。

4.牵引治疗

(1)颌枕带牵引:一般轻度压缩的可采用颌枕带卧位牵引复位。牵引重量约为3kg;牵引过程中,注意颈部皮肤有无受压,可在局部垫以棉垫以缓解压力,每日清洁牵引部位皮肤。

(2)颅骨牵引:此技术适用颈椎骨折和脱位,特别是骨折脱位伴有脊髓损伤者。牵引重量根据颈椎骨折和脱位情况而定,一般为6～8kg。如证明颈椎骨折和脱位已复位,应立即在颈部和两肩之下垫薄枕头,使头颈稍呈伸展位,同时立即减轻牵引重量,改为维持牵引。

5.并发症的护理　尿路感染:是颈脊髓损伤早期和晚期最常见的并发症。患者留置尿管期间应注意以下几点。

①严格无菌操作,集尿袋每3天更换1次。

②保持尿液引流通畅,引流管位置低于膀胱水平,注意随时倾倒尿袋中的尿液。

③加强会阴护理,外阴特别是尿道口周围,不应有血迹和分泌物等。会阴护理时用氧化还原液,从尿道口开始向外擦洗。

④早期留置导尿,持续引流尿液2～3周后,改为定时开放,每4～6小时开放1次,以预防膀胱挛缩,训练膀胱反射或自主性收缩功能。

⑤膀胱不宜过度膨胀,第1次放尿不得超过1000ml,以防导尿时腹压急剧下降,引起虚脱。

⑥截瘫6周后,拔除尿管,应训练膀胱的排尿功能。

⑦鼓励患者多饮水,每日达3000ml,使尿量增加。

6.功能锻炼与康复训练　脊髓损伤将导致终身性运动障碍。脊髓损伤后的患者应尽早进行康复训练,通过主动和被动的功能训练,保持关节活动,预防肌肉萎缩和畸形的发生,是提高生活自理能力及生活质量的重要措施。

7.心理护理　应帮助他们树立战胜疾病的信心，坚定生存及生活意识。

【手术治疗护理要点】

1.术前护理

(1)术前准备：根据医生医嘱常规进行术前准备工作。

(2)气管推移训练：自确定手术之日起，对患者逐渐进行气管推移训练，具体方法如下。

①卧位：训练时患者取仰卧位，枕头垫于肩下，头后伸。

②训练者站在患者右侧，用拇指或2～4指指端顺气管侧旁，将气管、食管持续向非手术侧推移，开始时用力尽量缓和，频率为每分钟5次。

③患者适应推移5～8分钟后，用力稍加强，尽量把气管和食管推移超过中线，并尽可能避免牵拉过程的中断。

(3)心理护理：由于脊柱手术风险性较大，患者及家属对手术效果信心不足，往往会出现焦虑，影响康复。应向患者及家属说明手术目的及手术基本方法，稳定其情绪。由于目前手术治疗脊髓损伤的疗效并不理想，可能与脊髓自身的特殊性有关，应向患者及其家属说明，以便理解手术效果。

2.术后护理

(1)物品准备：铺麻醉床、心电监护仪、患者床旁备好各种急救药品和器械(呼吸兴奋药、氧气、气管切开包、人工呼吸器、负压吸引器)等。

(2)严密观察患者生命体征：颈部创伤往往对生命具有潜在的危险性，尤其是颈深部血肿，所以在治疗和护理当中应密切观察患者的生命体征，重点观察患者的呼吸(频率、节律、深浅有无缺氧)、声音情况(有无声音嘶哑及呛咳等神经损伤情况)及颈部有无增粗。

(3)体位：颈椎前路术后，患者术后卧床时，要专人固定头颈部，保持头颈部置自然中立位，避免颈部扭转、过屈或过伸；侧卧时枕高与肩同宽，仰卧位时头下不垫枕或垫一薄枕，颈部两侧用沙袋固定；侧卧位时须将头部垫高与脊柱保持同一水平；术后平卧2小时，然后每2小时翻身1次，翻身时保持头、颈、躯干成一条直线，进行同步翻身。

(4)防止植骨块脱落：患者勿过早进食固体食物以免吞咽动作过大造成植骨块脱落。拔除引流管后，在医务人员的陪同下，患者可以先在床上坐起或者将床头摇高，无头晕等不适，可下地活动，但需要人搀扶。起床时先戴好颈托，由仰卧位翻成侧卧位，然后缓慢坐起，不能起床过猛，躺下顺序与起床顺序相反。

(5)警惕窒息

①当患者有声音嘶哑、憋气、呼吸表浅时，提示有喉头水肿的可能，易并发窒息，需严密观察。

②若出现呼吸困难、颈部增粗者，多因颈深部血肿压迫气管所致；若出现呼吸极度困难、口唇发绀及鼻翼扇动，立即配合医生在床旁剪开缝线，放出积血。

③术后持续低流量吸氧，呼吸平稳24小时后停止。

④术后早期常规给予雾化吸入，每日2次。

⑤注意保持呼吸道通畅，鼓励患者进行有效咳嗽、排痰。

⑥床边常规备气管切开包、吸引器等，以便急救。

(6)肢体感觉运动的观察：观察患者四肢感觉及运动功能情况，了解脊髓压迫症状有无改善；并与术前做比较，以了解病情和判断手术疗效及术后恢复情况，也可判断有无继发性脊髓损伤。

(7)注意观察伤口敷料及引流液的变化

①术后切口多数留置负压引流管，注意保持引流管通畅，防止凝血堵塞、扭曲、漏气，严密观察引流液的颜色与量，正常情况下，术后24小时内切口引流量应少于100ml。

②若引流液过多时，色鲜红，切口敷料渗血多，周围局部隆起，颈部增粗，发音改变，患者自觉呼吸费力，提示有活动性出血，应及时报告医生立即拆除缝线排出积血，必要时伤口加沙袋压迫。

③未保留引流管者要严密观察切口情况，注意倾听患者的主诉，如患者出现颈部增粗、进行性呼吸困难应考虑深部血肿形成，如果出现上述情况，立即在床边拆开颈部缝线、清除血肿。

(8)饮食护理：由于手术牵拉食管及气管，多数患者术后出现咽痛、吞咽困难而影响术后饮食和恢复。术后6小时给予进食温凉流质饮食；术后1～2天咽喉部水肿有所减轻后给予半流质饮食；术后1周给予普食。饮食宜清淡、易消化，且富有营养。

(9)康复指导：康复功能训练主要是双手握力、手指屈伸练习及四肢关节活动练习，要循序渐进，颈部不适时，应暂时停止。拔除引流后，病情许可，应佩戴颈托尽早下床活动。

【健康教育】

1.嘱患者出院后仍以颈托固定3个月。颈托解除前需要经过一段时间的适应，如先在睡觉前取下，以后改为间断使用颈托。

2.一般3个月后如植骨融合可靠、内固定物稳定，可去除颈托，否则应适当延长颈托使用时间。

3.嘱患者按医嘱继续口服一些营养神经药物，饮食要注意补钙，增加蛋白质。

4.进行连续不断的四肢功能锻炼。

5.术后3～6个月及1年时来院复查。

九、四肢骨折

四肢骨折包括上肢骨折和下肢骨折。常见的上肢骨折包括肱骨干骨折、肱骨髁上骨折、尺桡骨干双骨折、Colles骨折；下肢骨折包括股骨颈骨折、股骨干骨折和胫腓骨干骨折。

【评估】

1.一般评估　生命体征，既往史，心理及社会支持状况。

2.专科评估　了解受伤原因及受伤的部位和程度、骨折的时间、外力的方式，了解骨折的类型及局部体征和患肢功能状况，患者的外固定装置是否有效、夹板和石膏的松紧度是否适宜、石膏有无断裂，骨隆凸处皮肤组织有无红肿、破溃，骨牵引针孔处有无红肿及渗出。

【护理要点】

1.一般护理　勤巡视病房，加强对患者生命体征、神志的观察，给予患者生活上的照顾，满足其基本的生活需要，如协助进食水及排出大小便等；对长期卧床患者，定期协助翻身、按摩、洗头、擦浴等，做好患者的口腔及皮肤护理，保持病室环境和床单位整洁、空气新鲜，增加患者的舒适感。

2.采取合适的体位　四肢骨折患者所采取的体位与患者的年龄、骨折部位和类型、治疗方式及有无重要脏器功能障碍有关。骨折患者适当抬高患肢，促进静脉回流，可减轻患肢肿胀和疼痛。股骨颈骨折者，应保持肢体处于外展中立位，防止因髋关节内收、外旋造成髋关节脱位；股骨干骨折者保持患肢外展中立、抬高位；需长期肢体固定及关节内骨折的患者，应置患肢于功能位。

3.减轻肢体肿胀

(1)损伤早期肢体局部冷敷，可使血管收缩，达到止血和减少渗出的效果。

(2)适当抬高患肢，若无禁忌证，应早期进行关节和肌肉的主动运动，促进局部血液循环，以利静脉血液和淋巴液回流。

(3)外固定过紧所致肢端肿胀伴血供障碍者，应及时调整夹板、绷带或石膏的松紧度；对疑有骨筋膜室综合征者，应及时通知医生做减压处理。

(4)感染引起组织肿胀者，应加强换药、引流和抗生素的应用。

4.维持患肢血液灌注　患肢血液循环障碍与骨折合并动静脉损伤、包扎过紧、未正确使用止血带及局部肢体肿胀有关。

(1)应密切观察四肢骨折患者肢端有无剧痛、麻木、皮温降低、苍白或青紫等征象；有无肢端甲床血液充盈时间延长、脉搏减弱或消失等动脉血供受阻征象。

(2)对血液灌注不足的肢体除积极对症处理，如松解压迫，更换石膏外，适当抬高患肢(以略高于心脏水平为宜)，但需防止位置过高加重缺血症状，严禁局部按摩、热敷、理疗，以免加重组织缺血、损伤。

5.石膏固定的护理

(1)维持石膏固定的位置直至石膏完全凝固。

(2)搬运患者时，注意避免折断石膏，如有折断及时修补。

(3)患者回病房后，应抬高患肢，防止肿胀，石膏干燥后立即开始未固定关节的功能锻炼。

(4)要密切观察患肢远端血供循环、感觉运动情况，如有剧痛、麻木或血液循环障碍等不适情况，应及时报告医生，给予处理。

(5)肢体肿胀消退后，如有石膏固定过松，失去固定作用，应及时更换石膏。

(6)天气冷时，要注意石膏固定部位保暖(但不需要加温)，以防因受冷伤肢远端肿胀。

6.夹板固定的护理

(1)防止骨折再易位，在复位固定完成后，上肢要用三角巾或上肢吊带托起，悬吊在胸前，下肢要充分支托，搬运时要局部固定不动。

(2)随时调整绷带，使绷带捆扎松紧合适，一般在复位后三四天内，夹板内压力有上升的趋势，应及时将绷带内压力放松，以后随着肿胀的消退，再每日稍收紧绷带，绷带的松紧应保持上、下活动 1cm 的正常活动度。

(3)固定后抬高患肢，以减少肢体肿胀。密切观察患肢末梢血供循环及感觉运动情况，如发现患者自己不能活动手指或脚趾，无感觉或感觉迟钝，颜色苍白或发青，说明肢体有严重循环障碍，必须立即解开带子放松夹板，并迅速通知医生给予处理。

(4)肢体功能锻炼：固定后及时指导患者进行功能锻炼，向患者讲明功能锻炼的重要性，使之能主动坚持锻炼，并由轻到重，由小到大，由少到多，循序渐进，不可操之过急，功能锻炼应贯穿整个康复过程。

7.外固定支架的护理

(1)严密观察指、趾端血供及神经功能：骨折早期，由于局部肿胀明显，使用外固定器致血管、神经过度牵拉，易发生肢端血供循环和神经功能障碍。因此应严密观察患肢末梢皮肤颜色、温度、感觉、肿胀度、毛细血管回流、手指、足趾运动情况。

(2)针孔处覆盖碘仿纱布，预防感染：注意观察伤口渗血情况，定期更换针孔处敷料，保持敷料清洁、干燥。操作时应注意检查外固定支架螺丝有无松动，钢针是否弯曲、滑出，防止因外固定支架松动造成骨折移位。

(3)指导患者进行功能锻炼：首先向患者讲明正确的功能锻炼可防止关节僵硬、肌肉萎缩，有利于骨折愈合及功能恢复，消除患者认为锻炼会影响骨折愈合及使骨折再移位的顾虑。

①术后第3日指导患者行肌肉收缩锻炼，如股四头肌等长收缩运动，每日2～3次，每次20分钟。

②术后2～3周可扶拐下床行走，活动次数及时间逐渐增加，从部分负重到完全负重，以活动后患者不感到疲劳、骨折处不发生疼痛为度。

③下床活动早期可能出现下肢肿胀、青紫情况，应向患者做好解释，通过功能锻炼后可恢复正常。

【健康教育】

1.股骨干骨折　疼痛减轻后，即开始进行股四头肌等长收缩，以促进血液循环。

2.胫腓骨骨折　伤后早期进行髌骨的被动活动和趾间关节活动。夹板固定期练习膝、踝关节活动。禁止在膝关节伸直状态下旋转大腿，以免影响骨折的稳定性。待除去外固定后，全面进行关节活动，逐步下地行走。

3.肱骨干骨折　复位固定后即开始进行手指主动屈伸运动。夹板外固定或手术内固定者，2～3周后开始腕、肘关节的主动活动和肩关节的外展、内收活动。4～6周进行肩关节的旋转活动。

4.肱骨髁上骨折　伤后1周内开始练习握拳、伸指、伸腕活动。

5.尺桡骨骨折　复位固定后即开始练习握拳，运动手指、掌指、肘关节等，进行功能锻炼时应避免骨折端再移位。

十、膝关节疾病

膝关节是下肢的主要关节，其结构和功能都是人体关节中最复杂的。

【评估】

1.一般评估　生命体征，有无外伤史及慢性损伤史，心理及社会支持状况。

2.专科评估　评估患者膝关节疼痛的性质及疼痛持续的时间，评估膝关节的关节活动度(ROM)，股四头肌和腘绳肌肌力。

【非手术治疗的护理要点】

1.一般护理　减少关节负重，理疗减轻症状，保持关节稳定，是骨性关节炎的主要治疗措施。患者应适当休息，在正常生活工作的范围内，应尽量减少膝关节的负重，一般不需要完全休息。在日常活动中注意减少或避免一些有害动作，上下楼梯应扶楼梯扶手。坐位站起时，用手支撑椅扶手以减少关节软骨所承受的压力。病情严重时应扶手杖行走。膝关节积液严重时则应卧床休息并进行膝部理疗：激光照射、体外冲击波、骨科疾病治疗等。

2.功能锻炼　为了保持膝关节稳定性及减少股四头肌萎缩，应每日适当地进行肌肉锻炼，每日可进行15分钟直腿抬高锻炼和股四头肌等长收缩。

3.药物治疗　目前关节炎的治疗药物分为改善症状和改善病情两类药物。

(1)关节炎治疗以抗炎止痛和非类固醇类抗炎药的症状治疗为主，消炎止痛药首选对乙酰氨基酚，该药具有良好的止痛效果。也可选用罗非昔布或美洛昔康等，如仍无效可用曲马朵或塞利西卜。

(2)透明质酸钠作为黏性补充剂，关节腔内注射可缓解关节疼痛，增加关节润滑度。

【膝关节镜手术的护理要点】

关节镜手术是一种借助腔镜系统对膝关节进行探查治疗的微创手术方法，为一些不明原因的膝关节疼痛明确诊断，并且可以在镜下施行手术。具有伤口小、损伤轻、明确诊断、恢复快、并发症少等优点。

1.术前护理

(1)一般护理：膝关节损伤或病变的患者术前常有关节肿痛，入院后让患者卧床休息，尽量减少膝关节的负重活动，使膝关节充分休息，以便肿胀消退，取得更好的手术效果。向患者讲清练习股四头肌肌力的重要性，以避免术后该肌更严重的肌肉萎缩。

(2)术前准备：充分做好术前各项检查，完善术前各项准备。

(3)心理护理：大多数患者渴望尽快解除病痛，但又害怕手术的创伤，针对患者的这一心理特点，向患者说明关节镜是一种微创手术，损伤小、恢复快，树立患者的信心，同时向患者及家属交代手术的必要性、安全性、预后及可能发生的并发症，取得家属及患者的配合，使其解除思想顾虑，积极配合治疗及护理。

2.术后护理

(1)术后体位：患者术后6小时内取平卧位，患侧膝关节伸直抬高，膝下不能垫枕，防止关节屈曲挛缩。

(2)生命体征观察：术后24小时内做好血压、脉搏、呼吸、血氧饱和度的观察和记录。因患者年龄大多为60岁以上，应密切观察血压、心电图变化，预防脑血管意外和脏器功能障碍。

(3)伤口护理：一般术后切口采用弹力绷带加压包扎，弹力绷带松紧要适宜，过松容易引起关节腔积血、积液，过紧会影响末梢血液循环。术后膝关节处放置冰袋，以防止关节腔内渗血、渗液，并且有一定的镇痛作用。一般冰袋放置24～48小时。

(4)观察患肢末梢血供及感觉运动情况：要密切观察患肢的皮肤色泽、温度和动脉搏动，毛细血管充盈情况及有无肿胀、麻木等，发现异常要及时报告医生，给予处理。

(5)并发症的护理

①关节腔内积血、积液：多因术后加压包扎不够紧所致，少量出血或积液在短时间内可自行吸收，如果术后5～6小时内即出现剧烈疼痛，患肢不能直腿抬高，膝关节肿胀明显，应考虑关节内大量积血所致，出现上述情况要及时通知医生，确定后在无菌条件下行关节穿刺抽血或行关节冲洗，术毕应继续加压包扎，绷带松紧要适宜。

②关节内感染：关节抗感染能力差，所以手术前后都应给予抗生素预防感染；术前要仔细检查患者的皮肤准备是否清洁、合乎要求；术中一定要严格无菌操作；术后密切观察患者的体温及伤口情况。如果发现伤口有感染征象，必须给予及时处理，并注意与膝关节积血吸收热的体温改变区别。

③下肢深静脉血栓：术后早期活动患肢，嘱患者主动及被动进行踝关节及足趾伸屈活动，促进血液回流，配合应用降低血液黏稠度药物及抗血栓泵治疗，可有效预防。

(6)术后康复护理

①麻醉消失后开始活动足趾、踝关节，指导患者做踝泵、股四头肌等长舒缩练习。

②术后1～7天，进行直腿抬高训练，开始时角度应小于30°，以后可逐渐增加至90°，对个别不能完成的患者，可由家属每天为患者做患肢的肌肉按摩。

③CPM机的使用：术后6小时即可借助于CPM机进行患肢的连续被动训练，开始时角度宜小，速度要缓慢，角度控制在20°～30°，根据训练情况可以每天增加10°，每次30分钟，每天2或3次，一般使用2周，以后以主动训练为主。

【膝关节置换术的护理要点】

1.术前护理

(1)一般护理：同膝关节镜手术。

(2)术前准备：同膝关节镜手术。

(3)心理护理：全膝置换患者大多数为老年人，由于膝关节长期疼痛、功能障碍、对手术治疗的认识不足，常会出现以下情况：焦虑、恐惧、对手术持怀疑态度或对手术期望值过高，根据患者的不同情况让患者和家属了解手术治疗的目的及手术效果，了解通过手术可以缓解疼痛并可改善和提高生活质量，消除患者的顾虑，进一步增加患者对手术治疗的信心。

2.术后护理

(1)术后体位：同膝关节镜手术。

(2)生命体征观察：同膝关节镜手术。

(3)观察患肢末梢血供及感觉运动情况：同膝关节镜手术。

(4)疼痛的护理

①心理护理：护士与患者进行及时有效的沟通，与患者家属一起关爱患者，进行良性暗示，可引导患者摆脱痛苦意境或淡化疼痛意念，分散注意力，视患者情况允许、鼓励患者参加富有情趣的文化娱乐活动，分散注意力。

②实施健康教育：为患者提供与疼痛相关的信息，如疼痛产生的原因，控制疼痛的方法等，以提高患者对疼痛的认知程度，减少疼痛所带来的恐惧与焦虑，增强患者对疼痛的自控能力。

③止痛药物的应用：一般术后保留硬膜外镇痛泵持续止痛，必要时加服非甾体消炎止痛药。

④物理方法止痛：应用适当的物理方法为患者缓解疼痛，如术后 24 小时内术区持续冷敷、理疗，以及选择合适体位均能缓解某些疼痛。

(5)引流管的护理：术后需保持引流管无松动、脱落，引流持续通畅，术后 1～2 天内特别是 24 小时内要密切观察引流液的颜色、性状和量，准确记录引流液的量，术后 24 小时量一般不超过 500ml。引流管一般术后放置 48～72 小时，24 小时引流液少于 50ml 即可拔出引流管。如引流量较多，可根据情况适当延长 1～2 天。如伤口渗血过多应及时通知医生，更换敷料，加压包扎，并用止血药物进行处理。

(6)自体血回输的护理：人工膝关节置换术是出血量较大的手术之一，而接受该手术的患者一般年龄较大，部分患者还合并有内科疾病，对失血的耐受性差，因此输血已成为人工膝关节置换手术的常规治疗手段。自体输血可避免病毒感染和溶血反应，减少与输血相关的疾病如过敏反应、免疫抑制等。注意事项如下。

①在回输引流血时一定要加强无菌操作，勿将收集罐倒置。严防引流期间血液被污染，一般仅回输术后 6 小时内的引流血。

②收集罐内血液注入血袋后，仍将有 70ml 液体残留在收集罐中，这些液体不可回输。

③一般每个患者回输血量不要超过 2000ml。

(7)并发症的护理

①出血：人工全膝关节置换术中出血量为 600～800ml，术后 1～2 小时出血量应在 200～400ml 以内，如术后 10～12 小时内持续出血超过 1000ml，则需引起重视。

②感染：由于患者多为类风湿关节炎，术前长期服用激素导致机体抵抗力低下，术后易出现伤口感染。术前 3 天给予足量有效的抗生素，术后继续使用 7～10 天，预防感染。

③患膝肿胀：术后采取平卧位，并将患肢抬高，抬高物应置于小腿或踝部，严禁在膝关节下方垫枕，睡眠时要将患肢膝关节保持伸直位，定时按摩患肢，促进肿胀消退。

④下肢深静脉栓塞(DVT)：同膝关节镜手术。

(8)饮食护理：指导患者进食高热量、高蛋白、富含胶原蛋白、微量元素和维生素 A、维生素 C 的食物，如瘦肉、猪皮、肝、蛋黄、豆制品、胡萝卜、新鲜蔬菜和水果等易消化吸收和促进肠胃蠕动的食物，补充营养，尤其是血浆蛋白的提高，减少渗出，促进患膝肿胀的消退。

(9)康复护理

①预防屈曲挛缩：采用沙袋压迫或膝关节支具保持关节伸直位，夜间睡觉时可使膝关节处于强迫伸直位。

②麻醉过后即可行股四头肌等长舒缩训练，并主动或被动活动踝关节(具体方法同膝关节镜手术)。

③术后当天或次日起使用 CPM 机被动活动膝关节(具体方法同膝关节镜手术)，术后第 3 天可进行下地负重和行走训练：一旦疼痛缓解，患者即可使用助行器或扶拐下地。

④术后第 2 周：加强患肢肢体不负重状态下的主动运动，改善关节主动活动范围，CPM 机使用角度增加至 90°～120°。鼓励患者下床扶拐行走，并将肢体重心逐渐向患肢过渡。

⑤术后第3周:恢复患肢负重运动,训练患肢平衡能力,利用拄拐练习行走,逐渐脱离拐杖。

十一、人工髋关节置换术的护理

人体髋关节是由股骨头、髋臼和周围的软组织构成。人工髋关节置换术就是利用生物相容性与机械性能良好的人工材料将人体的股骨头和髋臼置换,是帮助患者消除疼痛和重建关节功能,以提高生活质量的一种重要手段。

(一)人工髋关节置换的类型

Ⅰ.股骨头置换术

人工股骨头置换术是用人工材料将病变的股骨头置换。

1.适应证

(1)75岁以上髋臼无病变的股骨颈头下型骨折。

(2)老年移位明显的股骨颈骨折,一般情况较差且活动量小,需要尽早下地活动者或老年患者因长期卧床而引起并发症。

(3)股骨颈骨折患者合并有偏瘫、帕金森病或精神障碍等疾病,不能很好配合治疗者。

(4)股骨头颈部位的良性肿瘤,不能行刮除植骨术者。

(5)股骨近端恶性肿瘤髋臼未累及者。

2.禁忌证

(1)老年体弱,不能耐受手术者。

(2)有严重的内科疾病,如糖尿病、高血压、心脏病、肝肾肺功能不全者。

(3)关节及临近部位有未治愈的感染病灶者。

(4)髋臼软骨已有破坏或伤前已有病理性改变者。

Ⅱ.人工全髋关节置换术

人工全髋关节置换术是利用人工材料将人体的股骨头和髋臼置换。具有解除关节疼痛,保持关节活动度、关节稳定性和不影响或修复肢体长度的综合优点。

1.适应证

(1)原发性或继发性骨关节炎。

(2)类风湿性关节炎。

(3)强直性脊柱炎引起的髋关节强直。

(4)成人股骨头无菌性坏死。

(5)创伤性骨关节炎。

(6)股骨颈骨折有移位的头下型或经颈型,年龄>55岁。

2.禁忌证

(1)各种炎症,包括有全身或局部的化脓性感染灶。

(2)神经性病变,术后不能恢复运动功能。

(3)臀部肌力不足。

(4)骨骼发育未成熟。

(5)严重冠心病,未控制的高血压或糖尿病,心、脑、肺、肾功能不全不能耐受大手术。

(6)严重骨质疏松。

Ⅲ.髋关节表面置换术

髋关节表面置换术于20世纪70年代重新兴起。优点是创伤小、出血少、恢复快、疗效好、费用低,股骨头颈不用切除,保留了较多的骨质,不影响未来行全髋关节置换术。

1.适应证

(1)创伤性、医源性或继发性股骨头缺血性坏死年龄较轻。

(2)髋关节骨性关节炎、关节疼痛,活动受限。

2.禁忌证

(1)股骨头颈破坏缺损较多。

(2)髋关节有化脓性感染。

(3)类风湿关节炎、强直性脊柱炎引起的髋关节强直。

(二)护理

Ⅰ.术前护理

1.心理护理　患者大多数需要家属的照顾,生活质量明显下降,容易产生沮丧、自卑、绝望心理;再加上对疾病知识的缺乏,对手术治疗的顾虑,容易出现焦虑、恐惧感。应根据患者的年龄、职业、文化程度针对性地做好患者的精神安慰和心理疏导,讲解关节置换术的有关知识,介绍同种病例康复期患者的现身说法,以增加患者对手术的认识和信心。同时倡导尊重和关爱护理,寻求社会支持系统的帮助,对于患者来说,家庭和社会的关心无疑是一副良药。护士要充分利用和发挥家庭及社会支持系统的功能,鼓励家属多陪伴患者,减少孤独感,争取社会、家人的支持,做好家属的思想工作,不在患者面前流露出厌烦的情绪。并告诉家属不要在患者面前表现不快,避免患者情绪波动,使患者顺利度过围手术期,尽早康复。

2.特殊准备

(1)患者身体状况的准备糖尿病、心脏病、高血压等经系统的内科治疗,病情平稳;类风湿性关节炎的患者,血沉和C反应蛋白检测指标较好,停用非甾体药物,如阿司匹林、芬必得、双氯芬酸(扶他林)、戴芬、英太青等以防止出血或对肾功能的影响;全身隐匿性感染病灶,如龋齿、中耳炎、鼻窦炎等经治疗已控制。

(2)患者心理状况的准备向自愿接受人工髋关节置换术患者提供有关手术及康复训练的资料,使其了解手术的意义、结果,帮助树立信心。一般患者入院后即可发给"人工髋关节置换术科普宣教与康复指导手册"供阅读。让患者了解术前各项准备工作,使其产生一种参与感,以缓解紧张心理。

(3)制订功能锻炼计划要使患者认识锻炼的重要性,指导患者进行功能训练,包括关节活动、肌力、步态的训练及拐杖或助行器的使用方法。

(4)术前训练帮助患者训练体位、深呼吸、有效咳痰、床上大小便等,有助于避免术后髋关节脱位、坠积性肺炎、尿潴留、便秘等并发症的发生。

3.一般准备

(1)根据患者的年龄、全身情况,评估患者对手术的耐受情况,术前做好各项常规检查,包括血，大小便，肝、肾功能，血电解质，空腹血糖，出凝血时间，心电图，胸片，骨盆正位片，髋关节正侧位片，以及根据内科病史所需要的特殊检查。

(2)常规术前准备备皮、备血，做好青霉素和普鲁卡因皮试。

(3)围手术期用药根据医嘱术前半小时使用抗生素一次。

Ⅱ.术后护理

1.生命体征的观察　由于手术创伤较大，术后24h内应密切观察患者意识、生命体征的变化，有条件时使用床边心电监护仪，0.5～1h监测血压、脉搏、呼吸、经皮血氧饱和度一次，持续吸氧4～6L/min，防止窒息、失血性休克、心律失常的发生。

2.切口引流管的观察　由于手术创口大，术后要密切观察切口敷料的渗血情况和引流液的色、质、量。为了达到术后创腔既充分引流又避免过多失血，采用手术当天非负压引流，术后一天改为持续负压引流。在引流过程中要保持引流管的通畅，防止扭曲、折叠和堵塞，定时挤压记录一次，如发现引流液流速过快(＞100ml/h时)，应通知主刀医生，必要时予夹管30min后放开，并要注意观察腹股沟、髋部和大腿外侧有无肿胀，防止引流液积聚在创腔。术后24h引流量＜10ml即予拔管。要保持切口敷料的清洁干燥，一旦污染及时更换；按医嘱正确及时使用抗生素，防止手术切口感染。

3.体位护理　术后予去枕平卧6h，在双腿间放置一个三角形垫防止髋部内收及外旋，并可减轻疼痛，患肢保持外展15°～30°中立位，膝部垫一薄软枕，防止髋关节脱位和避免皮肤、神经的不必要的压迫。6h后可适当摇高床头15°～30°。术后1天，可半卧位休息，但屈髋不能大于90°；避免患侧卧位，健侧卧位时两腿间置枕定位，保持患肢外展位，避免过度屈髋内收。术后3～5天，可扶步行器或双拐下地部分负重行走；术后1月可用单拐行走，至逐步弃拐行走。

4.患肢肢端血循的观察　密切注意观察患肢感觉、活动和肢端皮温、肤色，出现异常及时通知医生处理。

(三)术后并发症的护理

髋关节置换术后并发症按出现时间的先后可以分为早、中、晚期并发症。早期并发症是指发生在术中或术后3周以内，如术中血管、神经的损伤，出血及血肿的形成，肢体不等长等；中期并发症是指发生在术后3周至3月之间，如转子不愈合和移位等；晚期并发症是指发生在术后3个月以后，如异位骨化、假体松动等。有一些并发症可发生于早、中、晚各期，如感染、脱位和股骨骨折，还有一些并发症可见于早期和中期，如血栓栓塞等。

1.全身并发症的观察和护理　肺部并发症在老年患者围手术期很常见，包括肺不张、肺水肿和肺炎，表现为一定程度的肺功能不全，如呼吸急促、发热、咳嗽和心动过速，而且年龄越高发生肺部并发症的危险性越高；心脏并发症常见为心绞痛、心肌梗死、充血性心力衰竭和心律不齐。应用与甲基丙烯酸甲酯有关的骨水泥植入综合征主要表现为术中低血压，严重的可出现心搏停止；胃肠道并发症最常见是术后麻痹性肠梗阻，应激性胃出血；肾和尿道并发症主要由电解质紊乱(最常见的是低钠血症)、尿潴留和尿道感染。要密切观察患者的体温、呼吸、心律变化；按医嘱正确及时使用抗生素；做好饮食护理，根据个体差异选择食物，一般应清淡宜消化，适当增加蛋白质、维生素、粗纤维食物，注意有无腹胀、恶心、呕吐及呕吐物的性质和量；要鼓励患者多饮水(2000～3000ml/d),对老年患者要严格掌握和控制液体量、速度,记录24h尿量,动态监测血电解质的变化,保持进出量和电解质的平衡。

2.血管和神经损伤的观察和护理　在髋关节置换术中,发生血管损伤十分罕见,但可发生坐骨神经、股神经、闭孔神经和腓神经损伤。原因有手术的直接损伤、肢体延长时的牵拉伤、骨水泥的灼热伤和血肿的压迫伤等。术后要密切观察患者的肢体感觉、活动情况,尽早通知医生给予营养神经等对症处理,必要时手术探查粘连松懈,一般预后较好。

3.骨折的观察和护理　骨折的并发症可发生在髋关节置换术中或术后,如髋关节脱位、股骨髓腔准备和股骨假体插入、髋关节复位操作中均可发生股骨劈裂或骨折,发生率为3.4%～8.2%。股骨干骨折也可发生在髋关节置换术后数月至数年,如术后肢体活动量增加引起的应力性骨折、失用性骨质疏松、外伤引起的骨折。术后要密切观察患肢肢端血运、活动、感觉情况,有异常及时汇报医生,尽早摄片明确诊断,及时处理。对近端假体周围骨折,骨折若无错位,稳定性良好,患者可早期下地,但避免负重,一般8～12周后骨折自行愈合;对不稳定性近端假体周围骨折,需解剖复位钢丝捆绑环扎,将骨折部位固定;对远端假体周围骨折或假体远外骨折,一般采用长柄假体。对术后发生的骨折,治疗的关键在于预防,平时要多做户外活动,预防骨质疏松的发生,日常生活要注意安全防外伤。

4.出血和血肿形成的观察和护理　髋关节置换术后出血常发生在术后24h内,血肿形成发生在术后第一个48～72h内。原因有患者凝血功能下降、术中止血不彻底和创口各层间隙内引流不畅。所以对于出血和血肿形成的关键是预防,术前要仔细询问患者有无家族出血倾向,既往有无出血病史、肝病史及最近有无水杨酸类药物、激素、抗凝药物的应用等,遵医嘱停用非甾体类抗炎药至少2周,控制肝病,对血小板减少及贫血患者应与血液科会诊治疗后才考虑手术;术中要预防损伤大血管.止血要彻底;术后创口引流要通畅,尽可能将创口内血液引出。要密切观察患肢腹股沟及大腿外侧有无肿胀、波动感、皮肤发紧、发紫等,有异常情况及时通知医生处理。必要时行穿刺引流和手术切开引流,穿刺引流通常在术后第8～15日进行,穿刺后用髋人字弹性绷带加压包扎24h。当怀疑为感染性血肿或出现继发性血色素下降、并出现大腿紧张和疼痛时,一般采用手术切开引流,在原手术切口切开并开放关节,清理血肿,彻底引流。

5.肢体不等长的护理　肢体不等长多发生在手术侧肢体被延长,患者主诉较多,一方面要做好解释和心理安慰,使患者克服心理障碍;另一方面建议其加高短侧患肢鞋垫,以矫正残留的双下肢不等长,训练正确的步态,随着步态的熟练、骨盆倾斜的矫正,患者的症状也随之改善。

6.脱位的观察及护理　其处理关键是找到原因。Bernasek等分析一组因脱位而需翻修的病例后发现,37%由于假体撞击,30%由于软组织张力因素,28%是因为假体的位置改变。多位学者发现后路手术入路与脱位的发生存在一定的关系。因此强调后侧软组织及关节囊(保留者)的修复非常重要。至于用大直径的股骨头假体是否可以降低脱位的发生率还存在争议。

搬运患者及使用便盆时要特别注意,应将骨盆整个托起,切忌屈髋动作。指导患者翻身、取物、下床的动作应遵循一个原则——避免内收屈髋。注意观察双下肢是否等长、肢体有无内旋或外旋、局部有无疼痛和异物突出感,如有上述异常情况应及时报告医生,明确有无脱位,及时给予复位。

7.深静脉血栓形成的观察及护理 为最常见的并发症，发生率为50%～70%。在欧美国家这是THA最常见的并发症。关于它的争论主要集中于何种预防或治疗方法是最有效的。Freedman等的研究结果显示华法林和低分子肝素具有一定的优势，但是使用低分子肝素有较高的出血并发症，并且认为定剂量的肝素(fixed-dose heparin)风险最高。对于具体给药方法尚未达成共识，新药的研究也在开展。Pitto等通过改进手术技巧(植入假体时采用bone-vacuum方法)降低髓腔压力来降低静脉血栓的发生，取得了较满意的效果。

术后应积极预防深静脉血栓的形成，应注意观察肢体有无肿胀情况，肢端皮肤颜色、温度及有无异常感觉、有无被动牵拉足趾痛，有无胸闷、呼吸困难，发现以上情况应警惕下肢深静脉血栓形成或继发肺栓塞。高龄、肥胖、心功能不全、长期制动等是血栓形成的危险因素，对此类患者可使用下肢静脉泵、足底泵或口服阿司匹林、华法林、低分子右旋糖酐、肝素等药物预防。同时要密切观察皮肤黏膜的出血情况，定时检测凝血酶原时间，预防突发性出血。

8.感染的观察和护理 感染是髋关节置换术后最严重的并发症，发生率为0.5%～1%。根据患者首发症状出现的时间和感染的临床原因分为3期：Ⅰ期感染发生于术后急性期，包括典型的暴发性切口感染、深部血肿感染及表浅感染扩散形成的深部感染；Ⅱ期感染为深部迟发性感染，病情发展缓慢，手术后6～8个月症状逐渐明显；Ⅲ期感染为晚期感染，发生在术后2年以上，一般认为是血源性感染。研究表明：近来此类患者中HIV感染者的情况受到广泛的关注。Lehman等在他们进行的29例HIV阳性或静脉吸毒的THA或TKA患者中18%发生深部感染，患者感染的危险性明显增加。THA感染的患者最常用处理原则为两步再植入法(two-stagereimplantion)，先行抗生素骨水泥旷置约3个月，复查血常规，CRP正常后再次手术，术中组织冰冻切片确认无感染征象后再植入假体。

术后要密切观察切口有无红、肿、热、痛等局部感染症状，保持伤口敷料的清洁干燥，避免被大小便污染。如术后体温持续升高，3天后切口疼痛加剧，血实验室检查提示白细胞、中性粒细胞百分比升高，虽胸部X线正常，也应考虑切口感染。预防术后感染要严格手术操作和手术室环境，围手术期正规使用抗生素，尽量避免或缩短插导尿管时间；出院时要告知患者防止髋关节的远期感染，及时治疗牙周炎、扁桃体炎、呼吸道感染、泌尿生殖系和皮肤感染。术后感染的治疗措施包括：抗生素治疗、髋部切开引流、清创和改良关节切除成形术、一期或分期全髋关节翻修术。

晚期并发症还有假体松动、异位骨化、骨吸收、骨溶解、假体柄损坏等。

(四)健康宣教

Ⅰ.功能锻炼

主要以肌力、关节活动度和步态训练为主，分三个阶段进行。

1.第一阶段 为了促进血液循环，防止下肢深静脉血栓的形成，术后1～2天，主要以患肢肌肉的静力收缩运动和远端关节的活动为主，包括如下活动：

(1)踝关节主动背伸、跖屈运动患者仰卧位，最大限度地进行踝关节背伸及跖屈活动，每个动作保持10s后，再放松。

(2)股四头肌、腘绳肌训练患者仰卧位，患肢外展30°保持中立位，膝下可垫以软枕，主动下压膝关节，足跟尽量向前，保持大腿肌肉收缩状态 10s，然后放松。

(3)臀肌收缩运动患者平卧位伸直腿，上肢舒适地放在身体的两侧，收缩臀部肌肉，保持 10s，放松。以上每组动作持续做 10～15min/次，2～3 次/d。

2.第二阶段　为了增强股四头肌和腘绳肌的肌力，改善关节活动范围，使患肢在不负重或部分负重的情况下借助步行器开始行走，术后 3～5 天，主要以患肢肌肉力量和髋、膝关节活动度的训练。包括如下活动：

(1)直腿抬高运动患者平卧位，患肢伸直向上抬起，要求足跟离开床面 20cm 以上，在空中能滞留 5～10min，以患者不感到疲劳为宜。

(2)屈髋、屈膝运动患者平卧位，移去膝下软枕，医护人员一手托在患者膝下，一手托住足跟，在不引起患者疼痛的情况下行屈髋、屈膝活动，幅度由小到大，活动量由少到多，逐渐过渡到主动屈髋、屈膝锻炼，但屈髋不能>90°。

(3)髋关节伸直练习患者平卧位，屈曲健侧髋、膝关节，做患肢髋关节主动伸直动作，充分伸展屈髋肌及关节囊前部。

(4)髋部外展练习仰卧位，使患肢向外滑向床沿，然后慢慢恢复原位。以上动作 10～20 次/组，2 组/d 为宜。

3.第三阶段　为了增加患者身体的平衡性和肢体的协调性，防止意外的发生，术后 6 天～3 个月，在锻炼髋关节活动度和加强股四头肌力量训练的同时做好下床和步态的训练。包括如下活动：

(1)从卧位到坐位的训练嘱患者双手拉住床上拉手或用力在床上撑起，屈健肢伸患肢，移动身体至健侧床沿，护士在健侧协助，拖住患肢移至床边让小腿自然下垂。注意屈髋不能>90°，患肢外展。

(2)坐位到站位训练护士站在患侧扶住患者，让其健肢用力着地，递给拐杖或步行器，利用双手和健肢的支撑力站起，患肢根据个体差异可不负重或部分负重，负重的力量逐渐递增，从开始的 20～30kg(不超过自身体重的 50%)，直到可以完全负重。

(3)站位到行走训练行走时健肢在前先行，患肢跟上，再移动步行器向前。

(4)平衡能力训练为了患者的安全，在行走前让患者在床尾或用两手扶步行器站立，两腿分开与肩同宽，护士在患者身后左右摇晃其腰部，以了解患者的平衡能力，然后借助步行器行走。整个过程速度要慢，应防止体位性低血压和休克的发生。

(5)上、下楼梯拐杖行走法上楼梯时健肢先上，拐杖和患肢留在原阶；下楼梯时患肢和拐杖先下，再则是健肢跟下，但不宜登高。

(6)训练日常生活自理能力指导患者独立完成各项日常生活所必需的动作，如穿裤、穿鞋、穿袜、上下床等，增强患者日常生活的自理能力。

值得注意的是：在指导患者康复训练过程中不可操之过急，要注意幅度、强度和整体协调性，防止强硬牵拉，避免引起患者的疼痛和骨折，以免影响手术治疗效果和术后康复。尤其对有骨质疏松、强直性脊柱炎和发育性髋关节脱位行股骨粗隆下截骨术的患者，建议术后第 1～2 个月内使用步行器或双拐，第 3 个月使用单拐，第 3 个月后可弃拐或用手杖行走。负重的力量逐渐递增，从开始的 20～30kg(不超过自身体重的 50%)，直到可以完全负重。此阶段许多患者术侧膝关节在站立位时始终处于伸直状态，随着步态的熟练，步伐的加快，术侧膝关节的活动多能自然过渡到正常。

Ⅱ.出院指导

1.休息　术后2～3个月内以平卧或半卧为主，避免患侧卧位，向健侧卧位时，需用外展垫或两个普通枕头分隔双下肢；屈髋不宜大于90°，避免两下肢交叉动作、髋后伸时外旋肢体和髋屈曲时内收肢体。不坐低矮沙发和凳子；坐在椅子上时不要将身体前倾；一次连续坐位时间宜＜45min，不要弯腰捡地上物品或屈膝坐在床上。

2.饮食　指导患者加强营养，多进含蛋白质、维生素、钙、铁丰富的食物，增加自身抵抗力，但要控制体重的增加，以减少对关节的负重。

3.复查　术后3个月内每月复诊一次；6个月内每3个月复诊一次，以后每6个月复诊一次，按时去医院复查。患肢出现胀痛，肢体位置异常或感觉髋关节脱臼，局部切口出现红肿、热、痛等情况应及时就诊。

十二、创伤性高位截瘫患者的护理

由于脊髓是支配人体感觉、运动等的低级中枢，脊髓损伤后患者大多合并有不同程度的四肢或双下肢、马尾的功能障碍，临床上称为“截瘫”。颈椎骨折、脱位合并颈髓1～4节段损伤，脊髓断裂造成损伤平面以下一切感觉、运动及自主神经功能消失，称高位截瘫。

（一）病因及发病机制

Ⅰ.病因

脊髓损伤是脊柱骨折或者脱位直接导致的后果，脊髓损伤的程度取决于椎体受伤移位压迫的情况。当椎体骨折脱位或附件骨折时，移位的椎体、碎骨片、椎间盘等组织突入椎管，可直接压迫脊髓引起局部水肿和缺血变性等改变。根据不同程度的损伤，可造成不完全性瘫痪和完全性瘫痪。重度损伤，可发生硬脊膜外血肿，随着血肿的被吸收，大部分功能可恢复，仅留有少部分后遗症。极严重的损伤，可发生脊髓完全横断，神经细胞受损，神经纤维断裂，造成不可恢复的终身瘫痪。据估计，全世界每年新发生脊髓损伤约50万人，其中交通伤40%～50%、运动和娱乐意外10%～25%、坠落伤20%、工作意外伤10%～25%、暴力伤10%～25%。

Ⅱ.脊髓损伤机制

脊髓损伤根据发生的急缓可以分为急性脊髓损伤和慢性脊髓损伤，前者主要是各种急性脊柱创伤引起的，包括脊髓神经组织的出血、水肿、挫裂伤、牵拉伤，甚至脊髓连续性完全中断；后者主要有脊髓慢性压迫或缺血性损伤，包括脊柱退变、肿瘤及炎症破坏引起的慢性压迫，缺血性损伤是由于局部血供的中断或者血管栓塞等原因造成。

脊髓损伤包含脊髓组织原发损伤和一系列组织代谢障碍所致的继发性损伤，原发性损伤是指脊髓组织遭受机械性外力损伤后瞬间引起的组织损害；继发性损伤在原发性损伤后较长一段时间内起作用，是一种细胞和分子水平的主动调节过程，具有可逆性，其组织破坏程度甚至超过原发性损伤。目前研究较多的参与机制有：血管机制、自由基学说、氨基酸学说、钙介导机制、电介质失衡、炎症及细胞凋亡等。

（二）脊髓损伤分类和分级

Ⅰ.脊髓损伤分类

脊髓损伤早期很难确定损伤分类及判断预后，在伤后24～48h内可以表现为脊髓休克。在脊髓休克期后，再次神经学检查可以确定损伤程度和病理类型。

1.脊髓震荡与休克　脊髓震荡为轻度脊髓损伤，脊髓功能处于生理停滞状态，脊髓实质无损伤，损伤平面以下感觉、运动及反射消失，于数小时内开始恢复，至6周可完全恢复。脊髓休克是脊髓与高级中枢的联系中断后，断面以下脊髓处于无反应状态，损伤后不久也可逐渐恢复，脊髓休克很少超过24h，但也有持续数天至数周不等。在恢复过程中，原始简单的反射先恢复，复杂高级的反射后恢复。球海绵体反射阳性或肛门反射的恢复是脊髓休克的标志。

2.完全性脊髓损伤　脊髓实质完全性横贯性损害，损伤平面以下感觉、运动完全丧失，包括骶段感觉和运动（括约肌收缩）丧失。

3.不完全脊髓损伤　损伤平面以下感觉、运动不完全丧失，骶段感觉存在，可分为：

（1）前脊髓损伤脊髓前侧受损，多见于椎体爆裂骨折，骨折块移位进入椎管，损伤或压迫前部脊髓，表现为受伤平面以下大多数运动功能丧失，而下肢深感觉和位置觉存在。

（2）后脊髓损伤见于椎板骨折下陷压迫脊髓后部，受伤平面以下感觉障碍较运动障碍严重。

（3）中央脊髓损伤见于脊柱过伸性损伤，因上肢的皮质脊髓束的躯干纤维组成近中央，故特征是上肢功能丧失重，下肢功能丧失轻，肛门周围感觉存在，括约肌可无障碍或轻度障碍。

（4）脊髓半切综合征（Brown-Sequared综合征）损伤平面以下同侧运动障碍，对侧感觉障碍，括约肌功能多存在。

（5）混合性脊髓损伤临床上脊髓不完全性损伤并不具有上述损伤的典型表现，临床表现可能是多种不完全损伤的综合。

4.圆锥损伤　脊髓圆锥属于骶髓部分，位于胸12～腰1水平，脊髓终端位于腰1～2椎间隙。圆锥损伤发生于胸腰段脊柱损伤，可以单独发生或者合并马尾损伤，圆锥损伤表现为马鞍区感觉丧失、会阴部肌肉弛缓性麻痹，直肠、膀胱和性功能障碍。如果球海绵体反射和肛门反射消失，说明损伤是不可逆的。单纯的圆锥损伤容易被忽略。

5.马尾神经损伤　可分为完全性和不完全性马尾神经损伤，完全性马尾神经损伤表现为平面以下感觉运动丧失，肛门反射和跟腱反射消失，病理反射不能引出，阴茎勃起也有障碍；不完全性马尾神经损伤则仅表现为损伤的神经根支配区的肌肉运动和感觉区功能障碍。应该明确的是，圆锥损伤无再生能力，遗留永久功能障碍，而马尾作为周围神经具有一定再生能力，只要神经根丝未完全断裂或毁损，就有功能恢复的可能。

Ⅱ.脊髓损伤分级

对治疗前脊髓损伤程度和治疗后神经功能恢复情况进行准确、科学的评估仍是脊髓损伤临床研究中必不可少的，神经损伤功能评价、Frankel分级或ASIA分级是国际公认的脊髓神经功能损伤评价标准。

1.Frankel脊髓损伤分类法　Frankel分类方法由Frankel在1969年提出的，一直沿用至今。Frankel脊髓损伤分类法对脊髓损伤程度进行了粗略的分级，对脊髓损伤治疗前后的神经功能评估和比较有重要价值,在临床上广为使用(见表 2-1)。

表 2-1　Frankel 脊髓损伤分类法

分级	特点
A	损伤平面以下感觉运动功能完全丧失
B	损伤平面以下只残留部分感觉(包括骶区感觉),但随意运动消失
C	损伤平面以下感觉存在,并保留一些运动功能,但无实用价值(2-3 级肌力)
D	损伤平面以下感觉存在,且存留了部分有用的运动功能(肌力 4 级),可扶拐行走
E	感觉运动功能正常,既无神经损伤的症状和体征,但可有病理反射

2.ASIA 脊髓损伤分级系统　ASIA 分级系统是 1982 年由美国脊髓损伤协会提出的脊髓损伤分类方法,并在 1997 年进行修订,是目前国际上最为精确和全面的脊髓损伤分类方法,可以进行量化分析和比较,包括损伤水平和损伤程度的评价,见表 2-2。

表 2-2　ASIA 脊髓损伤分级系统

分级	特点
A 级(完全性损伤):	在脊髓损伤神经平面以下,包括骶段 S4～S5(鞍区)无任何运动及感觉功能保留。
B 级(不完全性损伤):	在脊髓损伤神经平面以下,包括骶段 S4～S5 区有感觉功能保留,但无任何运动功能保留。
C 级(不完全性损伤):	在脊髓损伤神经平面以下有运动功能保留,但脊髓损伤神经平面以下有一半以上的关键肌肌力等于 3 级。
D 级(不完全性损伤):	在脊髓损伤神经平面以下有运动功能保留,且脊髓损伤神经平面以下至少有一半的关键肌肌力等于或大于 3 级。
E 级(正常):	感觉和运动功能正常。

(三)临床表现及诊断

Ⅰ.临床表现

严重外伤后,脊髓损伤平面以下的感觉、运动、反射、括约肌和自主神经功能均出现障碍。脊髓损伤的部位与所造成的残障程度有着密切的关系,如第三颈椎和第四颈椎损伤后表现为四肢瘫痪,会影响到呼吸功能而导致死亡;颈椎、平面以下损伤,由于膈神经未受累,所以仍可维持呼吸,而上肢活动功能丧失;颈椎 6 平面损伤,肩部能活动,能屈肘,但不能伸肘、伸腕,手指不能活动。颈椎 7 平面损伤,则颈 8 胸 1 神经受累,该神经支配的小鱼际肌肉瘫痪,能伸肘、伸腕,不能屈无名指、小指和对掌。

Ⅱ.诊断

诊断脊髓损伤的严重程度是确定治疗方案和判断预后的重要依据,对评价各种治疗方法的实际价值也有重要意义。

1.神经学检查　包括截瘫指数法，Frankel 分级法，国际脊髓损伤神经分类标准等。

2.影像学检查　在所有影像学检查中，MRI 能准确评价损伤范围，对脊髓损伤提供最直接的、有价值的资料。脊髓损伤后 MRI 信号变化可分为出血型、水肿型、混合型。

3.诱发电位检查　包括体感诱发电位、运动诱发电位、皮层体感诱发电位等检查。

（四）治疗原则

根据脊髓损伤病理改变，目前认为伤后 6h 内是治疗黄金时期，24h 内为急性期，故应遵循尽早治疗的原则，根据病史，查体以及影像学检查，确定脊柱和脊髓损伤程度，结合药物及手术等综合方法治疗脊髓损伤，并预防和治疗并发症，后期行功能重建。

1.全身治疗　对减少早期病死率非常重要。在全身治疗中保持呼吸道通畅、保证供氧、预防并发症、维持血液循环和水电解质平衡是早期应重视的处理。

2.药物治疗

(1)皮质激素损伤 8h 内应用可明显改善完全性和不完全性脊髓神经损伤的功能。常大剂量应用甲泼尼龙，首次剂量可达 30mg/kg 体重，15min 内静脉滴入，隔 45min 后采用 5.4mg/kg 静脉点滴，维持 24h。

(2)渗透性利尿可排除脊髓损伤后细胞外水肿。常用 20％甘露醇或 50％葡萄糖。

(3)神经节甘酯在颈脊髓损伤 48～72h 后给予 100mg/d，持续 3～4 周。

(4)其他如神经营养因子、氧化剂和自由基清除剂、钙离子阻滞剂等。

3.高压氧治疗　在损伤早期 4～6h 为治疗黄金期。可提高组织含氧量，促进脊髓中胶原形成。

4.手术治疗　有颈椎前路减压植骨融合术、脊椎后路手术、胸腰段骨折前路手术、胸腰段骨折后路手术等。手术目的是解除脊髓压迫，重建脊椎稳定性、生理曲度及其高度，为恢复脊髓功能创造条件。

（五）护理

Ⅰ.术前护理

1.现场急救　要注意防止脊髓损伤加重。搬动前首先检查肢体活动及感觉有否异常，如无异常，可在头颈部固定位置下搬运患者，平卧于硬板上，头颈部两侧加垫避免摆动；如检查有神经症状，固定并轻轻牵引头颈纵轴方向移至硬板上，迅速转送。

2.病情观察　损伤早期生命体征变化很大，需密切观察体温、脉搏、呼吸、血压，对 C_4 平面以上的脊髓损伤尤其注意呼吸和血氧饱和度的变化；观察患者的神志、情绪，注意有无烦躁不安和淡漠等异常状态；评估瘫痪肢体活动及感觉变化、运动及反射等功能的恢复情况，并详细记录对照。观察瘫痪肢体的功能位及皮肤的颜色、温度。

3.心理护理　颈椎外伤合并高位脊髓损伤伴截瘫是一种严重的创伤性损伤，伤情常较严重而复杂，导致患者恐惧、悲哀、绝望的心理。因此，护士应多巡视病房，用鼓励性的语言，多与之交谈，给予安慰和必要的病情解释，稳定其情绪，使他们树立战胜疾病的信心。

4.并发症的护理　多数患者并非死于颈椎骨折本身，而是由于各类并发症所导致。因此，并发症的护理极其重要，很大程度上决定了颈椎外伤的治疗结局。

(1)中枢性高热的护理:颈椎骨折脱位造成高位截瘫时,可引起体温调节中枢障碍,且植物神经功能障碍影响出汗散热,故可发生中枢性高热,常在伤后一周内出现。应保持病室通风,调节室温 20～23℃,鼓励多饮水,补充足够的水、电解质。温水擦浴或酒精擦浴,头部置冰帽,腋窝、腹股沟等大血管部位放置冰袋。综合物理降温时注意密切观察病情变化及降温效果,注意观察是否有面色苍白、口唇发绀、四肢冰冷、皮肤发花、寒战等寒冷反应症状,出现症状应暂停物理降温。使用冰袋不得置于前胸、腹部及后颈等部位,因这些部位对冷刺激敏感,以防发生冻疮及反射性心率减慢、腹泻等并发症。

(2)呼吸道梗阻和感染:呼吸道梗阻和感染是截瘫患者早期死亡的主要原因。高位截瘫患者因呼吸肌麻痹,长期卧床,呼吸道分泌物不易排出而易发生肺部感染。因此需要保持室内空气新鲜、对流、温湿度适宜,定期进行室内空气消毒,采用湿式打扫。鼓励患者进行有效的深呼吸、咳嗽、咳痰,每 2h 协助患者翻身拍背,以助排痰。对于气管切开患者应正确吸痰、湿化气道、清洁口腔等护理,用双层湿纱布覆盖气管口,雾化吸入 2 次/d。

(3)应激性溃疡:脊髓损伤后,胃肠道的交感和副交感神经支配失调,受患者紧张及抑郁情绪的影响,以及医源性因素如大剂量激素的应用,易发生应激性溃疡。因此,应重视患者主诉,密切观察有无腹痛、恶心、呕吐物及大便的颜色、量、性状的变化,及早发现出血症状,及时处理。

(4)深静脉血栓:脊髓损伤后,患者长期卧床静脉血液淤滞,血液处于高凝状态,以及外伤同时使静脉血管内膜损伤,血小板黏附发生聚集并释放生物活性物质,促进血栓形成。药物预防的应用:①间接凝血酶阻滞剂如普通肝素或未分级肝素。②直接凝血酶阻滞剂如水蛭素、华法林及阿司匹林等。③其他如低分子右旋糖酐。机械性预防措施有早期运动、等级弹力袜、间歇气体加压装置、足底静脉泵等。注意早期观察双下肢有无色泽、皮温改变、水肿、浅静脉怒张,必要时测量比较两下肢周径,若相差 0.5cm 以上及时通知医生。一旦血栓形成,患肢应制动,禁止热敷、按摩、膝下不垫枕,下肢垫不要太硬。饮食宜进低脂、富纤维素食物,保持大便通畅。进行溶栓治疗的同时应监测生命体征,尤其注意呼吸,以防发生肺栓塞;定时检查身体其他部位出血情况,患肢情况,定期复查凝血功能。

(5)低钠血症:颈髓损伤后出现低钠血症多尿原因:颈髓损伤后使视丘脑下部受到刺激或轻微损伤,植物神经调节发生障碍,迷走神经支配占优势,截瘫平面以下血管张力低下,有效循环血量减少,使抗利尿激素分泌增加;住院期间使用呋塞米、甘露醇脱水治疗发挥利尿作用;受伤后进食量减少导致钠的摄入量减少。低钠血症多于伤后 2～15 天发生,尿钠在低钠血症前 6～12h 就明显上升。因此,颈髓损伤后患者入院后立即给予血钠和尿钠的检测。尿的检查包括 24h 尿钠、尿密度的测定,记 24h 尿量。发现患者有倦怠、淡漠、恶心呕吐,就应疑为低钠。出现低钠血症颈髓损伤后患者多表现为头晕、烦躁、易激惹,夜间重,白天轻,有时镇静剂也难控制。血钠在 130mmol/L 以下时,会出现脉搏细速、血压不稳定或下降、脉压变小等症状。低钠血症程度与脊髓损伤程度及发热明显相关,血钠在 125～135mmol/L 时,可口服补钠,喝含盐汤类,少喝白开水,每日入水量少于 1000ml;血钠＜125mmol/L,应限制饮水,采用静脉输液补钠。一般预防剂量的静脉补钠 4～8g/d。如发生低钠血症者,根据血钠降低的严重程度,静脉补钠 12.5～21.08g/d。补纳速度不宜过快,一般用 3%氯化钠注射液,速度为 5ml/min。

(6)泌尿系感染与结石:高位截瘫患者因神经系统受损,膀胱失去收缩功能,逼尿肌麻痹,内括约肌收缩,外括约肌松弛而发生尿潴留,长期留置导尿易造成泌尿系感染与结石。鼓励患者多饮水,不输液的患者每日饮水达3000～4000ml,清洗会阴部2次/d,保持局部清洁、干燥,并用5%PVP-I消毒尿道口2次。男性患者清洗后可用1块纱布缠绕龟头以避免被褥污染。集尿袋每周更换1～2次,每月更换导尿管并妥善固定,定时开放导尿管,训练膀胱括约肌舒缩功能,开始间歇时间可为2～3h,逐渐延长至4～6h开放1次。观察记录尿液的性质、量、颜色,定期做尿常规检查,发现问题及时处理。

(7)压疮:截瘫患者由于全身抵抗力下降,皮肤弹性降低,局部组织长期受压缺血缺氧而易发生压疮。翻身是预防压疮的根本措施。保持床单位干燥、平整无皱折。每2h翻身一次,避免拖、拉、拽而损伤皮肤,患者可卧特制翻身床、气垫床、明胶床等。慎用热水袋,勿用热水浸泡手脚以防烫伤。同时给予高蛋白、高热量、高维生素饮食,增加机体免疫力。已发生褥疮应分析原因,避免继续受压,定时用周林频谱仪照射,改善局部血供,使创面干燥早日愈合。

5.功能锻炼　截瘫患者由于损伤平面以下的躯体运动功能丧失,易发生肌肉萎缩、关节强直或屈曲挛缩等。功能锻炼应与治疗同时进行,可行推拿、按摩、被动活动四肢各个关节,向心性按摩下肢,3～5次/d,30min/次。四肢各个关节置于功能位,保持踝关节90°位,预防足下垂畸形。根据患者的肌力水平、截瘫平面,与患者家属共同制订锻炼计划,逐渐增加锻炼强度,增加肌肉力量和神经系统的协调锻炼。

Ⅱ.术后护理

1.生命体征监测　术后入复苏室待完全清醒后回病室,持续心电监护72h,每15～30min监测血压、心率、心律、呼吸和血氧饱和度,每小时观察呼吸频率、深浅度及呼吸的音调有无异常,有无憋气、呼吸困难、血氧饱和度下降等症状。重视患者的主诉,夜间加强巡视,警惕呼吸睡眠暂停综合征;当呼吸≤10次/min,及时唤醒患者。并要注意创面有无渗血、出血及引流量,记录尿量评估出入量是否平衡,观察患者有无血容量不足早期征象,如面色改变、烦躁、哈欠、头晕等。

2.脊髓神经功能观察　术后要重视观察患者截瘫平面、四肢感觉、运动及肌力情况,评估手术减压效果。多数患者术后脊髓压迫症状有不同程度改善,也有患者术后四肢肌力、感觉、运动有所减退,多与术后脊髓水肿有关。可于术后3天内预防性静脉使用20%甘露醇250ml,2次/d,或用甲泼尼龙40mg微泵静推2次/d。如发现有麻木加重、活动障碍及时通知医生,以免脊髓受压过久造成不可逆的损伤。

3.切口引流管的护理　颈椎术后为避免创面渗血对脊髓、气管造成压迫,常规放置引流管行负压引流。引流管一般放置24～48h。应严密观察切口有无红肿、渗液、渗血等情况,检查切口周围皮肤张力有无增高,当发现张力增高时应通知医生,给予脱水消肿治疗。保持负压引流有效,防止堵管及逆行感染。记录引流物量、颜色和性状,如血性引流液每小时>100ml、持续3h提示有出血可能,需立即报告医生并去负压引流;如引流物颜色为淡血性或洗肉水样,24h引流量超过500ml,应考虑有脑脊液漏。

4.体位护理　由于颈椎手术的解剖特殊性,尤其颈椎减压术后,以及内固定不确切者,术后尤其要重视体位护理。

(1)正确搬运协助患者佩戴颈围,搬运时至少有三人以保证头颈中立位。由一名医生专门负责患者头部,其他人员将患者身体水平抬起,同时用力移至病床,取平卧位,两侧头颈砂袋制动。

(2)术后6h内去枕平卧,颈部沙袋制动,6h后协助仰卧和45°半侧卧,每2小时交替轴向翻身,保持头、颈、胸一直线。术后第1天,可摇高床头15°,或垫薄枕保持颈椎生理前凸。第2天拔除颈部伤口引流管,拍片复查内固定位置良好,可予颈围固定,鼓励患者半坐位活动。按照先90°坐位→床旁坐位→床旁站立→床周行走→病室内行走的顺序进行。起床活动时必须佩戴颈托,确保颈部不扭曲、避免剧烈旋转,以防内固定松动。护士在旁指导和保护。

(3)支具穿戴护理颈椎骨折行后路寰枢融合术,虽然固定疗效确切,能明显提高寰枢段前后方向的稳定性,但抗侧弯和抗旋转能力较差。为提高植骨融合率并保证内固定的可靠性.仅依靠颈围保护不能达到固定效果,术后5天为患者量身定做头颈胸支具,以确保头颈中立位不前屈不旋转,鼓励患者在支具保护下早期离床活动。穿戴支具时必须松紧合宜,并在枕后、下颌、肩胛等骨隆突处加海绵衬垫以免皮肤破损。护士教会患者家属正确的穿戴方法。

5.饮食护理 颈椎前路手术由于术中牵拉气管食管、或麻醉鼻插管引起鼻咽部黏膜损伤水肿,患者可出现一过性咽喉痛及吞咽困难。因此,术后24～48h内指导患者多食冷饮,以减轻咽喉部的充血水肿;进清淡易消化半流质饮食,避免辛辣刺激食物及甜食,以减少患者呛咳和痰液,同时注意食物温度不宜过烫,以免加重咽喉部水肿,待疼痛减轻后进普食。对于进食少和病情危重的患者应给予静脉营养支持。

Ⅲ.术后并发症护理

1.颈部血肿 是颈前路手术较危急的并发症,处理不及时可造成患者窒息死亡。主要由于血管结扎不牢固、止血不彻底、术后引流不畅,或患者凝血功能不良所致的创日出血而引起的血肿。因此在手术后48h,尤其是在12h内,除严密观察生命体征外,应密切注意颈部外形是否肿胀,引流管是否通畅和引流量,有无呼吸异常等,另外要认真听取患者主诉,严密观察,及时巡视。对有高血压病史者,应注意控制血压,预防和减少创口出血。

2.喉上、喉返神经损伤 喉返神经位于气管、食管沟内,在手术暴露过程中,颈部粗短暴露颈椎间盘较困难,或有些患者本身解剖变异、特殊体质等,因为手术暴露过程误夹、误切、牵拉过久所致。表现为声音嘶哑、憋气,应做好解释安慰,解除顾虑。喉上神经损伤表现为术后出现一过性呛咳,不能进水等流质,发现患者进流食出现呛咳,应告知患者暂禁食流质,并报告医生给予增加输液量;根据情况给予固体食物,嘱咐慢嚼细吞,一般都能自行恢复。

3.脊髓损伤加重和神经根损伤 多见于手术止血不彻底,血肿压迫引起或减压时操作的震动对脊髓的冲击、基础疾病影响;神经根的损害多源于器械的刺激、直接挫伤或对神经的牵引过度引起。该类手术患者妥善安置后,应及时观察四肢的感觉活动及大小便情况,以便及时发现异常,报告医生处理。

4.脑脊液漏 为后纵韧带与硬膜囊粘连严重,手术分离或切除后纵韧带时损伤硬膜囊所致。发现上述情况后,立即将切口负压引流改普通引流袋引流,去枕平卧,术后采取严格的颈部制动、切口局部用1kg砂袋加压。对头晕、呕吐患者,抬高床尾30°～45°,予头低脚高位。同时报告医生,遵医嘱静脉滴注平衡液,必要时予拔管,切口加密缝合。

5.植骨块部分滑脱　与术后颈椎前屈后伸幅度较大，挤压植骨块向前移位；植骨块过大、重击后嵌入椎间隙；骨块碎裂后易移位；搬运不当、颈部制动控制不严有关。术后回病房在搬运、翻身时要保持脊柱一条直线，避免颈椎前屈、后伸幅度过大。另外选择合适的颈托或颈部外固定支架固定颈部，固定时间为3个月。严格限制颈部活动，平卧时颈部两侧用砂袋制动。严密观察，如影响吞咽及时告知医生，必要时行手术治疗。

6.供骨处感染及血肿　主要与供骨处为松质骨，容易渗血；患者早期剧烈活动等有关。对于感染患者应加强换药，保持创口敷料的清洁干燥，延长起床活动时间，从5天延长至10天，以减少活动，指导合理营养。发热者做好发热护理，进行对症处理，遵医嘱全身应用抗生素。血糖偏高者监测血糖，积极进行糖尿病治疗以控制血糖。对于血肿患者，拆除缝线，清除积血并切开引流，积极抗感染治疗。供骨处有引流者要保持引流通畅。

7.肺部感染　是颈椎前路手术患者死亡的主要原因，发生率高。注意保持呼吸道通畅，及时清除分泌物，予吸氧、雾化吸入、沐舒坦口服或静脉滴注化痰治疗。指导、鼓励患者做深呼吸，有效咳嗽。对于呼吸肌麻痹患者，在患者吸气末用双手从胸廓两侧向内挤压向上推，并指导患者做咳嗽动作，以协助排痰；同时使用抗生素控制感染。预防肺部感染的最好方法是让患者尽早从床上坐起，如戴好颈围或定制的颈部外固定支架支托坐起，有利于患者呼吸道通畅，便于排痰。

Ⅳ.康复教育

1.功能锻炼和重建　近年来人们也用功能重组来解释脊髓损伤后肢体运动功能的恢复问题。即认为在正常情况下脊髓内已经存在的神经网络，在脊髓损伤后通过一定的功能锻炼可以发生功能重组，但应强调，这种功能重组具有“功能依赖性”也就是依赖于功能锻炼，否则就不能出现肢体运动功能的恢复。要做好患者及家属的思想工作，充分调动患者积极性，持之以恒，使患者的功能损害减少到最低限度，早日回归社会。

2.泌尿系统的康复　脊髓损伤后膀胱括约肌失去神经支配后发生尿潴留、尿路感染，严重者可导致患者死亡。脊髓损伤患者神经性膀胱治疗的最终目的是尽早建立自主排尿节律，不施行或少施行导尿，尽可能提高患者生活质量。目前常采用手法训练，在拔除导尿管后，要定时按摩下腹部膀胱区，由轻到重从上腹部慢慢向下推按，直到膀胱内尿液全部排出为止。在发达国家，普遍采用间歇性导尿，已成为急慢性脊髓损伤患者最常见的方法。间歇性导尿可使患者相对处于不带导尿管，以便膀胱周期性扩张刺激膀胱功能的恢复。

3.呼吸系统的康复　脊髓损伤患者长期卧床或呼吸肌运动障碍，呼吸道分泌物排出不畅，可引起肺部感染。应每天勤做深呼吸和有效咳嗽。

胃肠功能的康复：可提供足够的热量、蛋白质以恢复细胞免疫功能，增强肌体免疫力，减少伤后感染的发生。如患者无明显腹胀，应尽可能在伤后1～2天开始进食，并辅以静脉营养，以维持肠黏膜的完整性和免疫功能。患者因脊髓神经损伤和长期卧床，肠蠕动减慢而易发生便秘，鼓励患者保持每日饮水量在1500ml以上、多食富含粗纤维的蔬菜、水果，教会家属以脐为中心顺时针方向环形按摩腹部3min，4次/d；也可给予热敷，养成定时排便的习惯，保证每2～3天解大便1次，必要时可应用润滑剂或缓泻剂。

4.心理康复　几乎所有的脊髓损伤患者在伤后均有严重的心理障碍，包括极度抑郁、烦躁，甚至发生精神分裂症。因此必须与家属协同向患者进行细致耐心的沟通，多给予鼓励性语言，帮助患者建立信心。同时加强安全防护，应特别对家属强调截瘫患者因皮肤感觉丧失，加上行动不便，在家中不仅要防止烫伤、冻伤、跌伤、碰伤等意外伤害，而且要预防自伤、自杀等情况。

参考文献

1.盛志勇,郭振荣.烧伤学临床新视野.北京:清华大学出版社,2010.

2.姜丽华.临床烧伤科护理细节.北京:人民卫生出版社,2008.

3.李亚杰,曹秉振,等.实用内科危重症监护学,北京:人民卫生出版社,2009.

4.尤黎明,吴瑛,内科护理学.4 版,北京:人民卫生出版社,2010.

5.叶任高.内科学,北京:人民卫生出版社,2010.

6.曹伟新,李乐之.外科护理学.4 版.北京:人民卫生出版社,2008.

7.何进姣,最新消化内科临床护理操作规范指南,北京:人民卫生出版社,2012.

8.陆再英,钟南山.内科学.7 版,北京:人民卫生出版社,2008.

9.陈文彬.诊断学.北京:人民卫生出版社,2009.

10.杨莘.神经疾病护理学.北京:人民卫生出版社,2005.

11.王海燕.肾脏病学.3 版,北京:人民卫生出版社,2008.

12.陈灏珠.实用内科学.6 版.北京:人民卫生出版社,2009.

13.宁宁.康复护理学,北京:人民军医出版社,2005.

14.黄霭莲.瓣膜置换术围手术期护理,护理实践与研究,2008,5,(11):89—90.

15.肖翠容.创伤性血气胸的护理体会.中华现代临床护理学杂志,2008,3(1):73.

16.张纯玲.创伤性血气胸并伴休克病人的急救护理.临床肺科杂志,2008,13(8):1086.

17.蒋福云.创伤性血气胸的观察与护理.实用临床医药杂志,2014,3(5):42.

18.沈颖丽,陈青娥,符秀娟.全髋关节置换术围手术期的护理.中国现代临床医学,2008,7(10):62—63.

19.吴秋霞,张玲,马丽红.经皮激光椎间盘减压术与传统颈椎前路减压术的护理比较,武警医学,2009,20(2):183.

20.崔玉玲,杨立霞,赵立.骨盆兜的改进及临床应用.中国实用护理杂志,2014,20(12):69.

21.马开兰."损伤控制骨科"在严重骨盆骨折救治中的实施和护理,中华护理杂志,2008,43(4):312—313.

22.张凤清,方军,颈椎前路手术围手术期气管推移训练的指导,护士进修杂志,2013,20(1):88.